BASICS

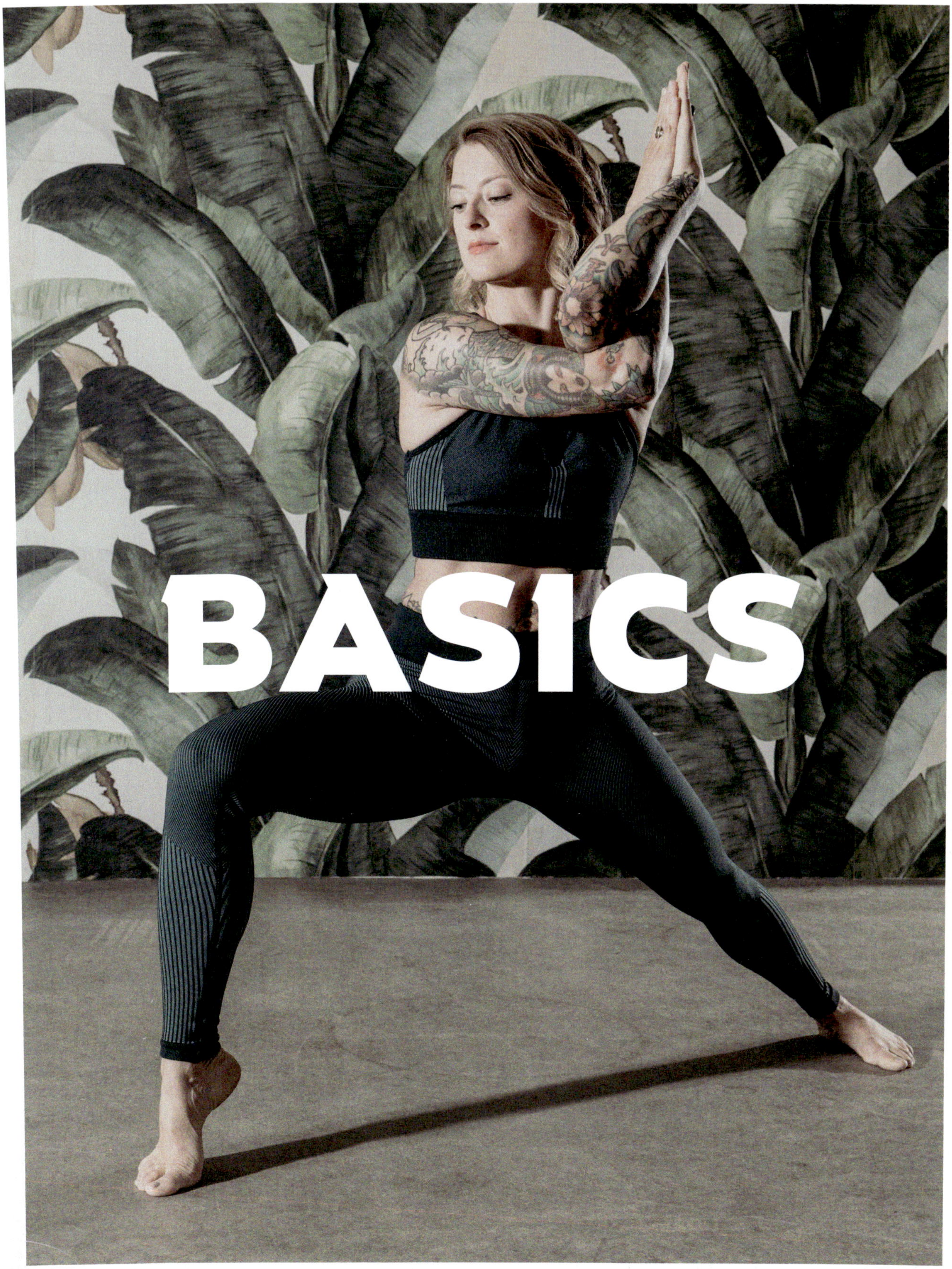

SAPERE AUDE – WAGE ZU VERSTEHEN!

Meine Liebe zu Yoga begann schon, als ich 12 Jahre alt war: Meine Mutter besaß ein serbokroatisches Yogabuch von 1974, das mich faszinierte. Die Dame in dem Buch trug einen schlichten, langärmligen, schwarzen Body und eine Strumpfhose. Heute, in Zeiten schicker, funktionaler Yoga-Mode, wäre dieser Look fast undenkbar, damals gehörte er zum guten Ton. Vielleicht war es auch eine Möglichkeit, sich von der damaligen quietschbunten Aerobic-Szene abzugrenzen – denn im Gegensatz dazu ist Yoga ein ganzheitliches und spirituelles Thema. Yoga ist eine Methode, um Zugang zu sich selbst zu finden. Man tritt dabei keinem Kult bei und folgt auch keinem Trend – dafür gibt es Yoga schon zu lange.

Ich wünsche mir, dass du dieses Buch mit der unvoreingenommenen Neugier eines Kindes liest und mit Freude die verschiedenen Positionen entdeckst, in die man den menschlichen Körper »verbrezeln« kann. Auf dass der Funken überspringe!

ROAR!

THEORIE

Besonders auf Social-Media-Kanälen werden Yogainteressierte mit Bildern von »Gummimenschen« konfrontiert, die sich an himmlischen Stränden in die unmöglichsten Positionen begeben – lächelnd und mit einer beneidenswerten Leichtigkeit. Doch ist das überhaupt noch Yoga? Zuallererst müssen wir lernen, zwischen Yoga und der Kunstform Kontorsion zu unterscheiden. Auf der Suche nach sicheren und effektiven Methoden, Dehnungen im Yoga zu erleichtern, ist mir der Begriff der Kontorsion (lat. *contortio* = Drehung, Windung) häufig begegnet. Er beschreibt eine Form von sinnlicher Akrobatik, bei der die Künstler ihre Körper in Positionen verdrehen und verbiegen, die für mich als Yogalehrerin nach Schmerz und Bandscheibenvorfall aussehen. Diese Art von Akrobatik-Vorführungen gibt es oft im Zirkus, wie etwa im kanadischen Cirque du Soleil, wo man allein mit menschlichen Künsten und ohne Tierquälerei für Verblüffung sorgt. Kontorsionisten besitzen meist schon von Natur aus eine ungewöhnlich hohe Beweglichkeit, die durch jahrelanges Training extreme Formen annehmen kann. Diese »Schlangenmenschen« können sich entweder extrem nach vorn beugen (*Frontbender*) oder nach hinten (*Backbender*). Ein *Oversplit*, der überdehnte Spagat, kann in Frontbending- und Backbending-Übungen ausgeführt werden. Als Breitensportart ist Kontorsion also nicht zu bezeichnen. Wer sie erlernen will, muss sich mit dem eigenen Alter und den körperlichen Voraussetzungen auseinandersetzen. Es handelt sich um eine Kunst, für die man durch

jahrelanges Training Muskeln, Sehnen und Bänder enormen Belastungen aussetzt und so eine Beweglichkeit erlangt, die weit über das gewöhnliche Maß hinausgeht. Das Training kann zwar bei jungen Menschen unter fachkundiger Anleitung den Körper fitter und dynamischer machen. Auf lange Sicht kann es jedoch zu Gelenkabnutzungen und -fehlstellungen, bei Absetzen des Trainings im Alter sogar zu falschem Rückbau der Weichteile kommen, weshalb eine mehrjährige Ausklangphase ratsam ist.

YOGA – EIN WEG ZU UNS SELBST

Im Yoga geht es nicht um Verrenkungen, sondern darum, die gesunde Beweglichkeit des Körpers wiederherzustellen und zu fördern. Yoga bedeutet außerdem Kontrolle des Geistes, Einklang mit sich selbst und der äußeren Welt. Yoga schult und klärt die Wahrnehmung, befreit uns von belastenden Gedanken. Wir lernen wieder, die Welt in ihrer Schönheit wahrzunehmen. Der Geist wird ruhig und wir fühlen uns frei. Yoga ist also kein athletisches Training, sondern ein spiritueller Weg. Dabei sind die Zielsetzungen der einzelnen Besucher einer Yogaklasse durchaus unterschiedlich: Sie reichen von »Ich möchte fitter werden« oder »Ich möchte abnehmen« bis hin zu »Ich möchte ein besserer Mensch werden«. Alle diese Einstellungen sind in Ordnung. Wer den Wunsch nach Spiritualität und einem gesunden Maß an Beweglichkeit hat, ist im Yoga genau richtig. Dieses Buch bietet dir Anleitungen für die regelmäßige Übungspraxis. Ich lege dabei besonderen Wert auf die saubere Ausführung der Bewegungsabläufe. Alle »Fehler«, die ich zeige, sind mir als Yoganeuling auch untergekommen, weshalb ich mich in den »DO's & DON'T«-Bildern selbst wiederfinde. Es geht darum, aufzudecken, in welche Fallen man zu Beginn tappen kann und worauf man besonders achten sollte.

Dieses Buch stellt eine Sammlung von klassischen und modernen Yogahaltungen (Asanas) dar. Moderne Asanas können Hybridposen sein, bei denen zwei oder mehrere Haltungen kombiniert werden. Die Bezeichnungen in Sanskrit habe ich bei diesen Übungen so gewählt, wie ich sie passend fand. Auf dem Weg in komplexere Asanas, können die Vorbereitenden Posen nach Herzenslust wiederholt werden. Und es is OK, wenn du die vollendete Position nicht erreichen solltest. Yoga lehrt uns vor allem tolerant mit uns selbst zu sein und Mitgefühl für unsere liebenswerten Makel zu entwickeln.

Ich wünsche dir viel Spaß beim Üben – tue es am besten immer mit einem Lächeln!

WAS BRAUCHE ICH UNBEDINGT

- eine ruhige Umgebung (Handy aus! Wäscheständer & alles, was ablenkt, raus)
- übe auf leeren Magen (2 bis 3 Stunden vorher nichts essen)
- eine gute Yogamatte (diese sollte an den Händen nicht rutschen)
- Yogaenthusiasten können sich auch eine leichtere Matte für unterwegs zulegen
- bequeme Kleidung (ohne Reißverschlüsse)
- gegebenenfalls einen Zopfgummi

YOGA-EXTRAS:

- Yogaenthusiasten können sich mit einer Faszienrolle ihren Muskelkater kneten (mehr dazu gibt's in meinem Buch: KICKASSYOGA Functional Training für mehr Power, Flexibilität und innere Ruhe)
- Yogaenthusiasten lassen ihren inneren Fakir mit einer Stachelmatte strahlen, helfen ihrer Durchblutung und werden mit besserem Schlaf verwöhnt (z.B. www.jelenalieberberg.com/blog Stachelmattenliebe)
- Yogaenthusiasten vertiefen ihre Rückbeugen mit einem Yoga-Wheel
- Yogaenthusiasten, die gerne meditieren, können mit einer Zählkette, einer sogenannten Mala, zum Beispiel ihre Atemzüge zählen
- bei Handgelenksproblemen lassen sich mit Hilfe von Mini-Paralettes Schmerzen vermeiden
- bei Schwierigkeiten mit Kopfstand & Co eignet sich ein Umkehrhaltungshocker

Be fearless in the pursuit of what sets your soul on fire.

SAPERE AUDE - DARE TO BE WISE!

My love for Yoga began at the young age when I was about 12 years old: my mom owned a Serbo-Croatian Yoga book, published in 1974, which fascinated me. The lady in the book wore a very humble, black catsuit and tights. This look would be a no go today, but was essential at that time. Maybe it was a possibility to define Yoga as something different, a wholesome, spiritual practice opposed to the extremely colorful and cheery aerobic scene. Yoga is a method to find a connection with yourself. You are not entering a dark cult and not participating in a trend - yoga has been out there for too long to be seen as a temporary hype.

I wish for everyone who stumbles over my book to enjoy the humorous and honest approach to a great tradition that I am very grateful to become part of and hoping to inspire you with. Practice with a wink in the corner of your eye and the curiosity of a child!

THEORY

As a passionate Yoga Teacher I am always looking for safe and effective ways to assist especially my stiff students with their stretches. That‘s how I stumbled across the term CONTORTION. We‘ve all seen these incredible acts with rubber people sitting on their butts in the circus. But how healthy is this contortion for the average yogi? Through social media we are bombarded with flexible, young fairies, male and female, and get the notion that they‘re doing yoga. First of all we need to understand what contortion really is, before we can start to draw the line between this art form and yoga. The term contortion (lat. contortio: “twist, turn”) describes a form of sensual acrobatic performances where artists twist their bodies in such a way, that I - as a Yogi - already cringe in my seat because of the fear of pain or spinal disc prolapses in my own body. (Just to let you know, I am not super bendy and I might never be able to sit on my head in this life time - and I‘m ok with that.) Contortion often happens in a circus environment like the Cirque du Soleil from Canada, an enchanting circus act with human monkeys only. Most Contortionists are already naturally very flexible which increases through years of training from a young age. This ability of bending the body in extreme forms has led to the description “snake-“ or “rubber humans”. Being extremely bendy in forward folds has coined the term of a Frontbender. Extremely backbendy people are described as Backbenders, depending on the spine and in which direction it is more flexible.

Contortion is not a sport that can be done by anyone. It is more an art form, that requires years of training to achieve a more than usual amount of flexibility. In physiotherapy, rehabilitation and yoga it is more about relearning and regaining the natural amount of mobility. In Contortion not only muscles must lengthen but also tendons and ligaments and even the length of the organs increases.

YOGA - A PATH TO OURSELVES

In Yoga we strive to understand and control the mind. It's about being at peace with yourself and the outside world. A state that can only be reached by perceiving reality filter free. Our mind tends to falsify our perception and we easily fall to believe these stories instead of reality, which leads to suffering and complaining. As soon as the mind is still, we are free from regarding any part of our existence as suffering.

The main difference between Yoga and Contortion is in its aim and the manner this aim is achieved, which makes Yoga a more spiritual practice than Contortion. The mindset of going into a yoga class ranges from "I want to be fitter" or "I want to lose weight" to "I want to be a better person" while in Contortion training the athlete is working towards a specific goal, like performing and excelling at something, whilst enduring pain and a massive amount of endurance. A Contortionist is a performer and an artist, who needs to know his body very well. As Yogis we must understand that we do not need to become incredibly flexible to still our minds. If you're working towards a specific asana in yoga, it is interesting to compare the techniques that are taught in Yoga and Contortion. In Yoga Backbends we are taught to relax the belly and the butt, while in Contortion backbends are practiced with feet hip width apart and belly and low butt engaged, to avoid forcing the backbend into the lower back. In Forward Folds, depending on the style and studio, we are told to relax the legs, while in Contortion the Quads are engaged to deepen the stretch in the hamstrings.

WHAT IS YOUR AIM?

We as yoga practitioners need to decide what we want to find the right way to go: do you long for more spirituality and a healthy amount of mobility? Then yoga is the perfect thing for you. If you want more than the usual amount, then you need to dig deeper into this topic, you need to understand your body, look at your age (for some this might be unpleasant but is important) and maybe you need to have a chat with your physiotherapist. The later you start, the longer your body might need to learn extreme positions. Potential contraindications might be hip dysplasia, disc prolapse or degenerative diseases of the spine.

This book represents a collection of classic and modern Yoga poses. Modern asanas are

playful hybrid poses, created by combining two or more poses. The Sanskrit terminology of these hybrid asanas are simply a try and in no way claim to be perfect.

STAY SAFE

Practicing Yoga is the practice of respecting your own limitations. These limitations are different from day to day, so you need to continually observe your body and mind and make sure that you are not fighting against your limitations. To overcome them, work slowly, doing enough preparatory poses. On your way to more complex yoga poses, you can add more forward bends, and repeat if necessary. And it is OK if you never get to the full expression of the pose. Yoga teaches us tolerance and compassion for ourselves, as well as for others.

Have fun practicing! And remember:
You‘re never fully dressed without a smile.

**YOGA ACCESSORIES:
WHAT DO I REALLY NEED?**

- a quiet room
  (Turn off your phone! And remove laundry and everything that could distract you)
- practice on an empty stomach
  (do not eat 2–3 hours prior)
- a good yoga mat (that does not slip underneath your hands)
- Pros: might get another light mat that you can take with you on your travels
- comfy yoga clothes (without zippers)
- a hairband
- Pros: might get a black roll to work on fascia and muscle aches
- Pros: might get a spiky mat to channel their inner Fakir
- Pros: might find support in backbends with a Yoga wheel
- for meditation, a Mala necklace can be helpful when counting your breaths
- when dealing with wrist pain, mini paralettes might be a useful tool
- headstands & friends get easier with the use of an inversion stool

Become who you are.

F. NIETZSCHE

CONTENT

OUTRO

INHALT

INTRO

BASICS: DO'S & DON'TS

KATEGORIEN / CATEGORIES

Vorbeugen Forward Bend
Rückbeugen Backbends
Bauchübungen Core
Umkehrhaltungen & Armbalancen Inversions & Armbalances
Drehungen Twists
Hüftöffner Hip Opener
Seitstrecker Extensions

INTENSIVES: STEP BY STEP

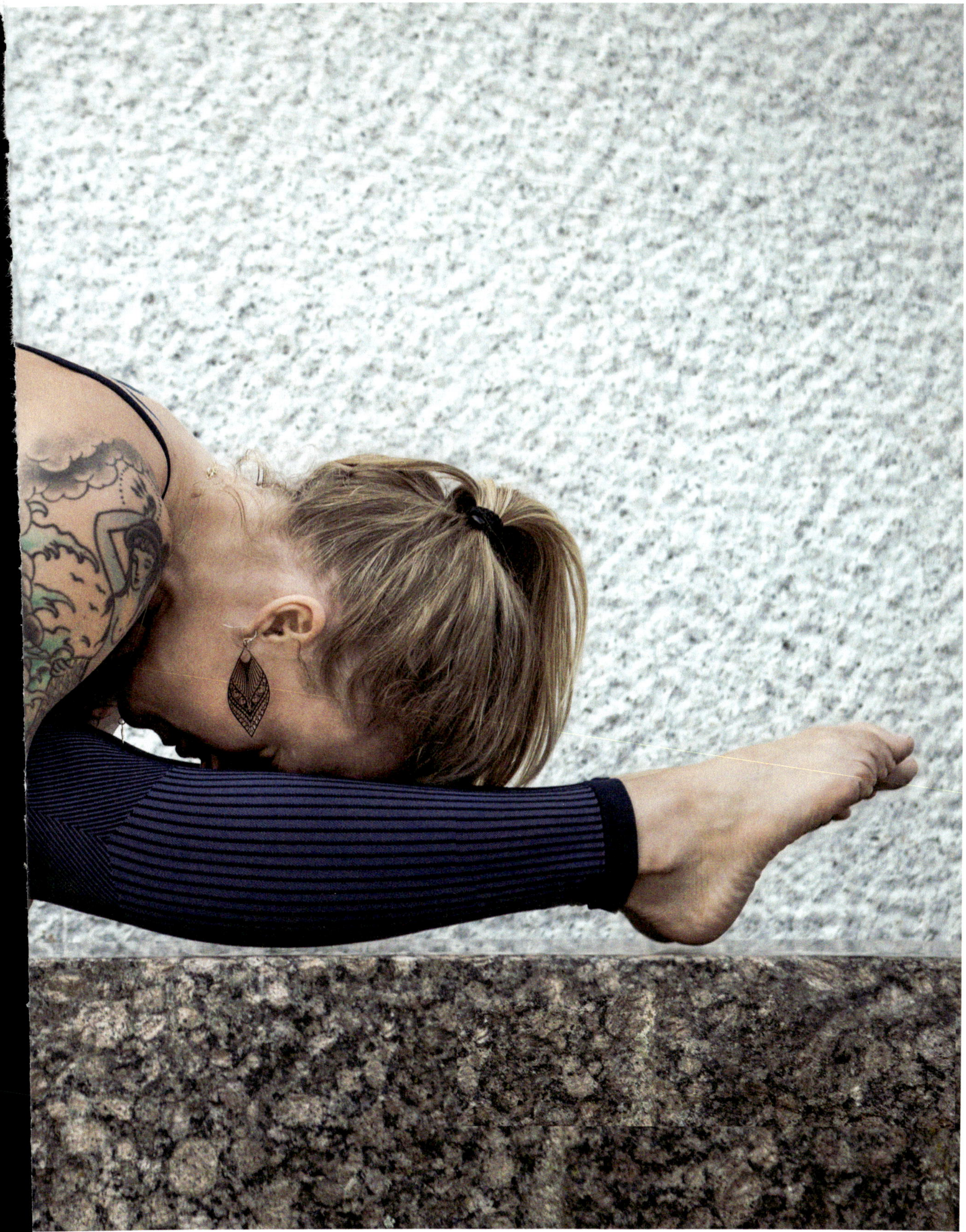

JELENA LIEBERBERG

KICK ASS ASANAS

108 YOGA POSES FOR OVERALL STRENGTH, MOBILITY AND FUN

YES!

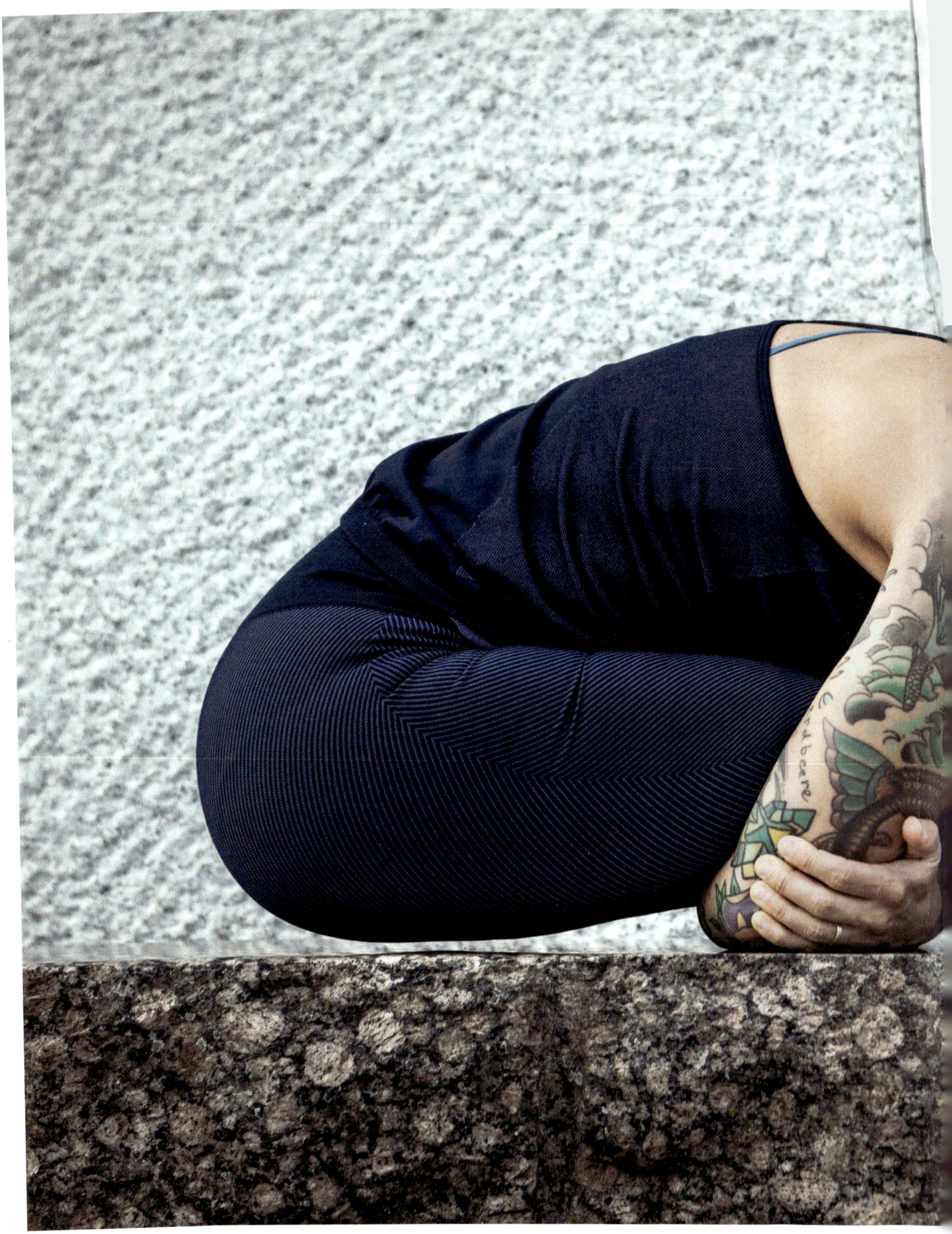

Kick Ass
Yoga

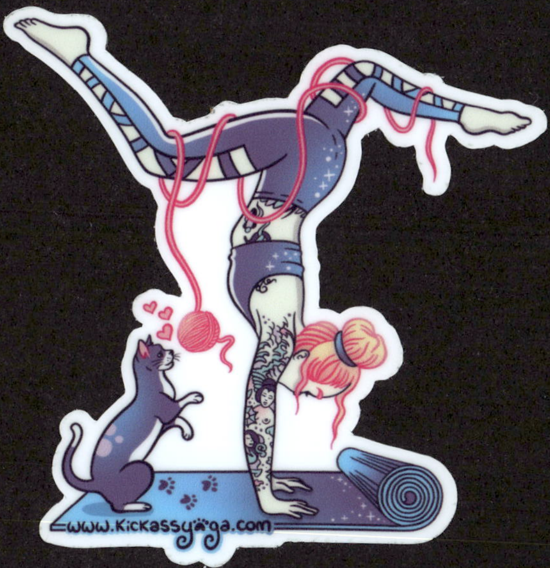
www.kickassyoga.com

Der Sonnengruß, Surya Namaskar, gehört zu den Grundlagen aller fließenden Yogastile. Es gibt, je nach Stil, verschiedene Möglichkeiten, den Sonnengruß zu üben. Dieser wird klar vorgegeben oder individuell erarbeitet, je nachdem ob eine öffentliche Yogaklasse besucht oder im Einzelunterricht geübt wird.

DIE ATMUNG

Durch bewusstes Atmen können wir nicht nur das Nervensystem beeinflussen, sondern auch innere Hitze erzeugen. Diese Hitze erwärmt uns und schützt das Weichgewebe, vor allem die Muskulatur, vor Verletzungen. Im Yoga werden Atmung und Bewegung in Einklang gebracht, indem der Atem die Bewegungen ummantelt. Dadurch wird das Atemvolumen vergrößert und wir lassen mehr Bewusstsein in den Körper fließen, statt uns täglich auf Autopilot durchs Leben zu schleppen.

BANDHA

Bandha bedeutet Verschluss. Im Yoga-Kontext reden wir von 3 (manche von 5, 6, 7 ...) Toren, die Energie leiten und davon abhalten können zu entweichen. Mula Bandha wird oft mit dem Beckenboden assoziiert, Uddiyana Bandha mit dem Bauch und Jalandhara Bandha mit dem Hals. Wenn sich all diese Energien treffen, entsteht eine reinigende Kraft und weckt Prana und die Kundalini, die schlafende Schlange.

STEP BY STEP
BASIC SONNENGRUSS-FLOW

1. Ausgeglichener Stand
2. Einatmen – Arme heben
3. Ausatmen – Vorbeuge
4. Einatmen – Halbe Vorbeuge
5. Ausatmen – dabei 2 Schritte über die Schiefe Ebene in den Herabschauenden Hund
6. Im Hund 5 Atemzüge atmen
7. Einatmen – Schiefe Ebene
8. Ausatmen – Ablegen zum Boden: eine gute Gelegenheit, Kraft aufzubauen
9. Einatmen – Kobra oder Updog
10. Ausatmen – zurück zum Downdog
11. Am Ende der Ausatmung 2 Schritte nach vorn treten
12. Einatmen – Arme heben
13. Ausatmen – Ausgeglichener Stand

Arbeite immer mit Blick auf deine eigenen Fähigkeiten und Grenzen.
Im Zweifel konsultiere deinen Hausarzt, bevor du mit Yoga beginnst.

Sun Salutes are the foundation of all modern yoga styles, taught under the roof of Vinyasa Yoga. There are many possibilities to practice Surya Namaskar, Sun Salutes, depending on the style, open classes or individual lessons.

BREATH

Through conscious breathing we can influence the nervous system and create inner fire. This heat helps us warm up, and protects us from injuries especially in soft tissues, like our muscles. Breath and movement are combined, creating a harmonious flow in which the breath sheathes all motions. This increases our respiratory volume and creates awareness for our bodies, instead of dragging yourself through life on auto pilot.

BANDHA

Each bandha acts as an energetic lock. In Yoga we talk about the 3 main bandhas (some say it's 5, 6, 7 ...), which direct energy and keep it contained. Mula Bandha, our root lock which is associated with the pelvic floor, pushes energy up, Uddiyana Bandha, associated with the core and Jalandhara Bandha with the throat, pushing energy down. When upward and downward energies meet, and Uddiyana is activated, a purifying heat is created which awakens prana, and the Kundalini, symbolised with a snake sleeping at the base of the spine.

STEP BY STEP
BASIC SUN SALUTE-FLOW

1. Equal Standing Pose
2. Inhale - Arms up in Mountain
3. Exhale - Forward Fold
4. Inhale - Half Forward Fold
5. Exhale - step back through Upper Plank into Downdog
6. Stay for 5 breaths in Downdog
7. Inhale - Upper Plank
8. Exhale - lie down
9. Inhale - Cobra or Updog
10. Exhale - back to Downdog
11. Step forward after the exhale
12. Inhale - Rise up & extend arms
13. Exhale - Equal Standing Pose

Always work within your own range of limits and abilities. If you have any medical concerns, check in with your doctor before practicing yoga.

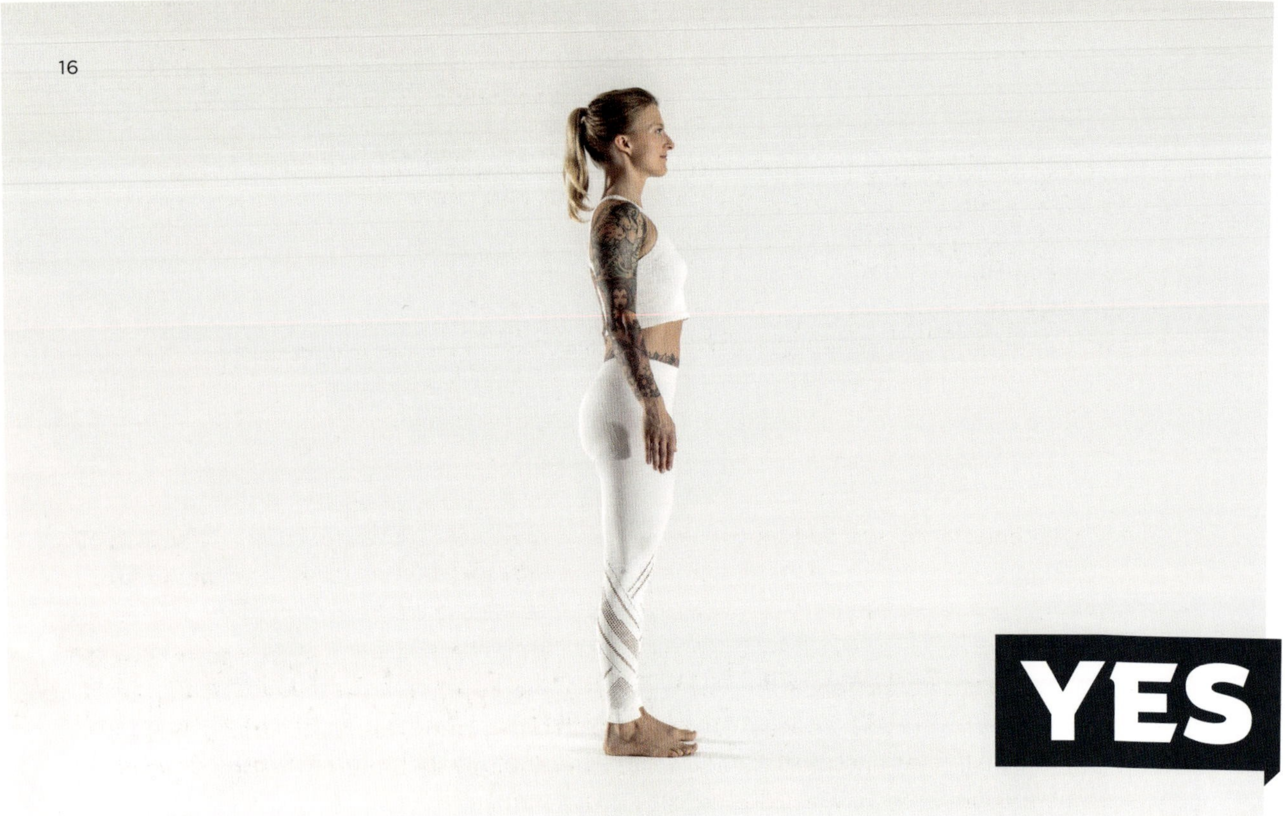
YES

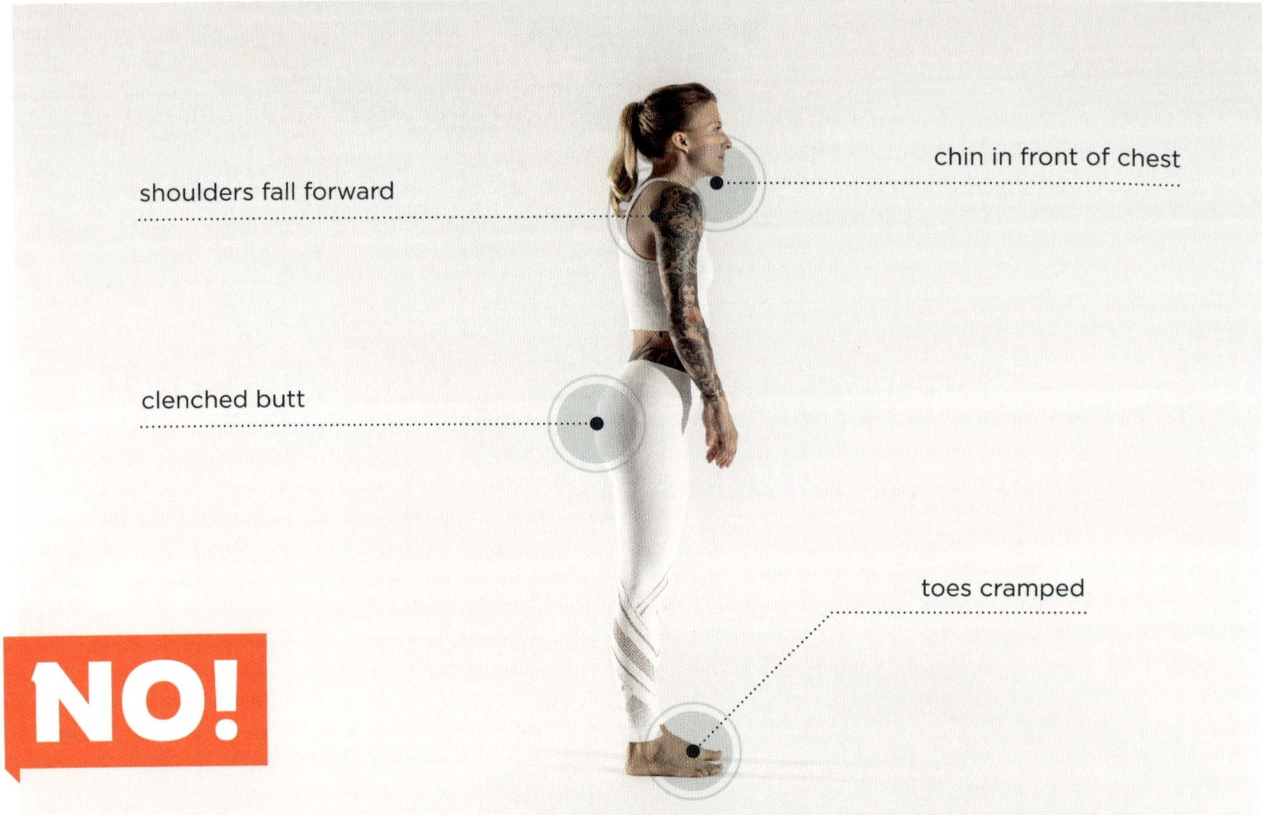
chin in front of chest
shoulders fall forward
clenched butt
toes cramped
NO!

1 AUSGEGLICHENER STAND EQUAL STANDING POSE SAMASTHITI

Der Ausgeglichene Stand ist Anfang und Endpunkt eines Sonnengrußes. Es geht um das richtige Maß an Grundspannung. Der Körper ist weder über- noch unterspannt. Der Zustand des entspannten Wachseins beginnt mit dem Gespür in den Füßen und zieht sich bis zum Scheitel hoch. Es ist nicht notwendig, mit gefalteten Händen im Stand zu verharren. Die Arme neben den Seiten mit Handflächen nach vorn helfen den oberen Rücken zu aktivieren.

VERMEIDE

- Abzuwarten, bis es endlich vorbei ist.
- Zu übertreiben, indem du zum Beispiel deinen Po zusammenkneifst.
- Deine Schultern nach vorn fallen zu lassen.

BEACHTE

- Dich auf einen aufrechten Stand zu konzentrieren, indem du wach, bereit und gelassen bist.
- Mit dem Blick auf Augenhöhe verbindest du dich mit dem Boden.
- Breite deine Konzentration aus der Körpermitte in alle Richtungen bis in die Fingerspitzen aus.

Equal Standing Pose is beginning and end of sun salutes, focusing on the right amount of relaxed presence. This feeling begins in the feet and ends at the top of your head. It is not necessary to fold the hands in prayer in front of the heart. With arms beside you, engage more of the upper back and rotate shoulders back gently.

DON'T

- wait until it's finally over.
- overdo it i.e. by clenching your butt like a nutcracker.
- allow your shoulders to fall forwards.

DO

- stand upright and awake with a sense of strength and calm.
- gaze ahead with eyes on eyehight and connect to the floor through your feet.
- spread your awareness through your body center out into your fingertips and the crown of your head.

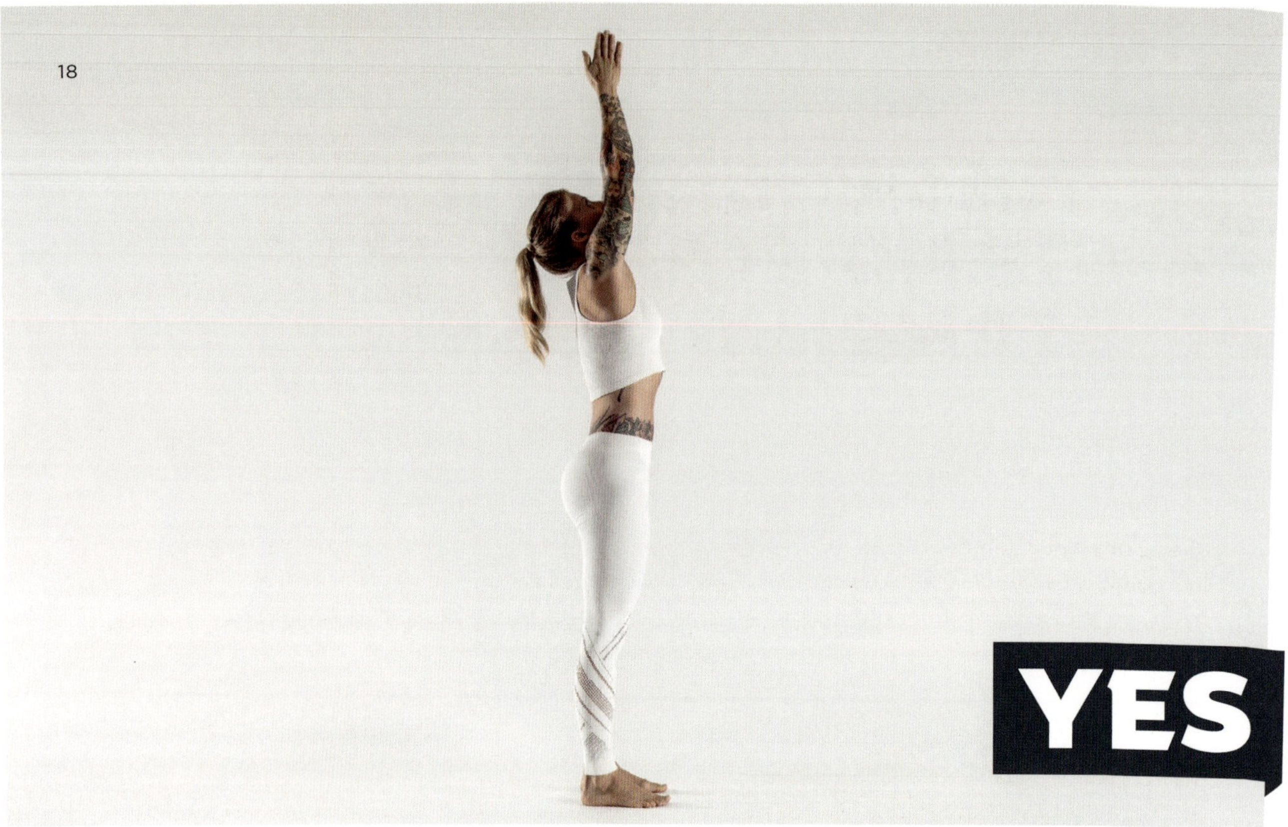
YES

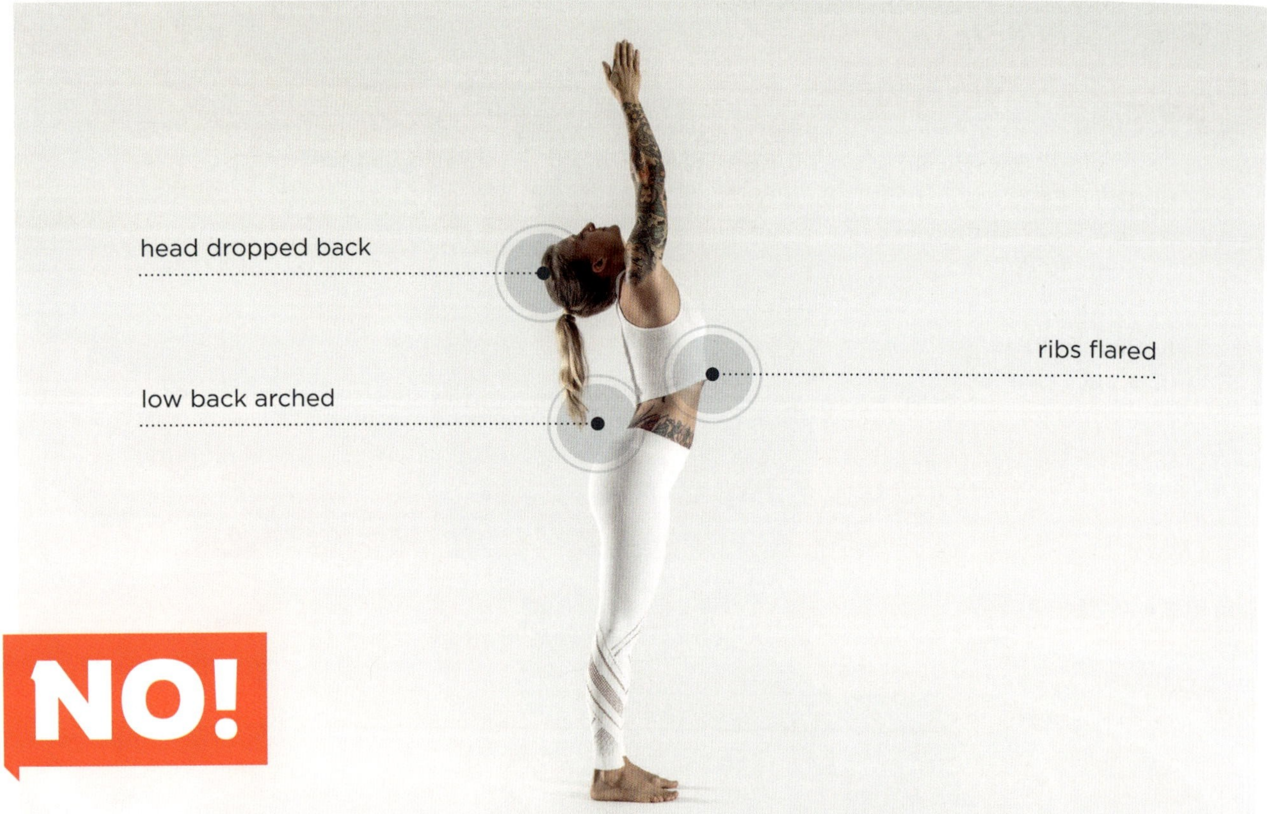
head dropped back
ribs flared
low back arched
NO!

2 NACH OBEN GESTRECKTE ARME
ARMS-UP POSE URDVA HASTASANA

Der Berg mit nach oben gestreckten Armen ist Übergang zwischen dem Stand und der Vorbeuge und sorgt für eine Streckung und Konzentration zugleich.

This pose connects mountain pose with forward fold in our basic sun salute flow and creates length and centeredness at the same time.

VERMEIDE

- Diese Position bei Schulter- oder Nacken-problemen einzunehmen.
- Die vorderen Rippen herauszustrecken.
- Ins Hohlkreuz zu fallen.

BEACHTE

- Du konzentrierst dich auf Länge in beiden Körperseiten.
- Du hältst eine gute Grundspannung der Körpermitte.
- Das Steißbein lässt du Richtung Boden schwer werden.

DON'T

- practice with shoulder or neck injuries,
- allow your lower ribs to protrude.
- compress your neck.

DO

- think in terms of lengthening the sides of the body.
- be aware of the bandhas from the soles of your feet up to the crown of your head.
- lengthen your tailbone toward the floor.

TIP

Fortgeschrittenere Yogis können diese Position in eine Rückbeuge verwandeln.
Advanced practitioners may transform this pose into a backbend.

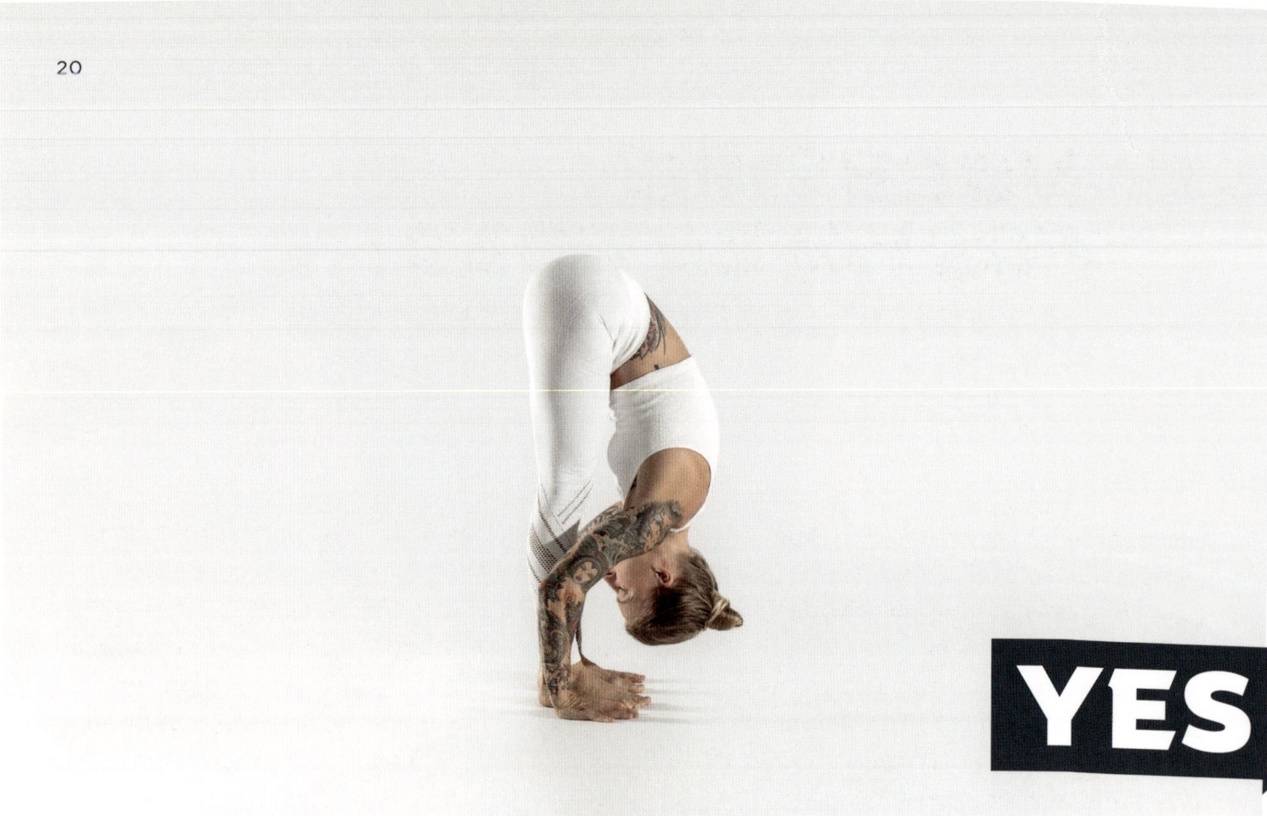
YES

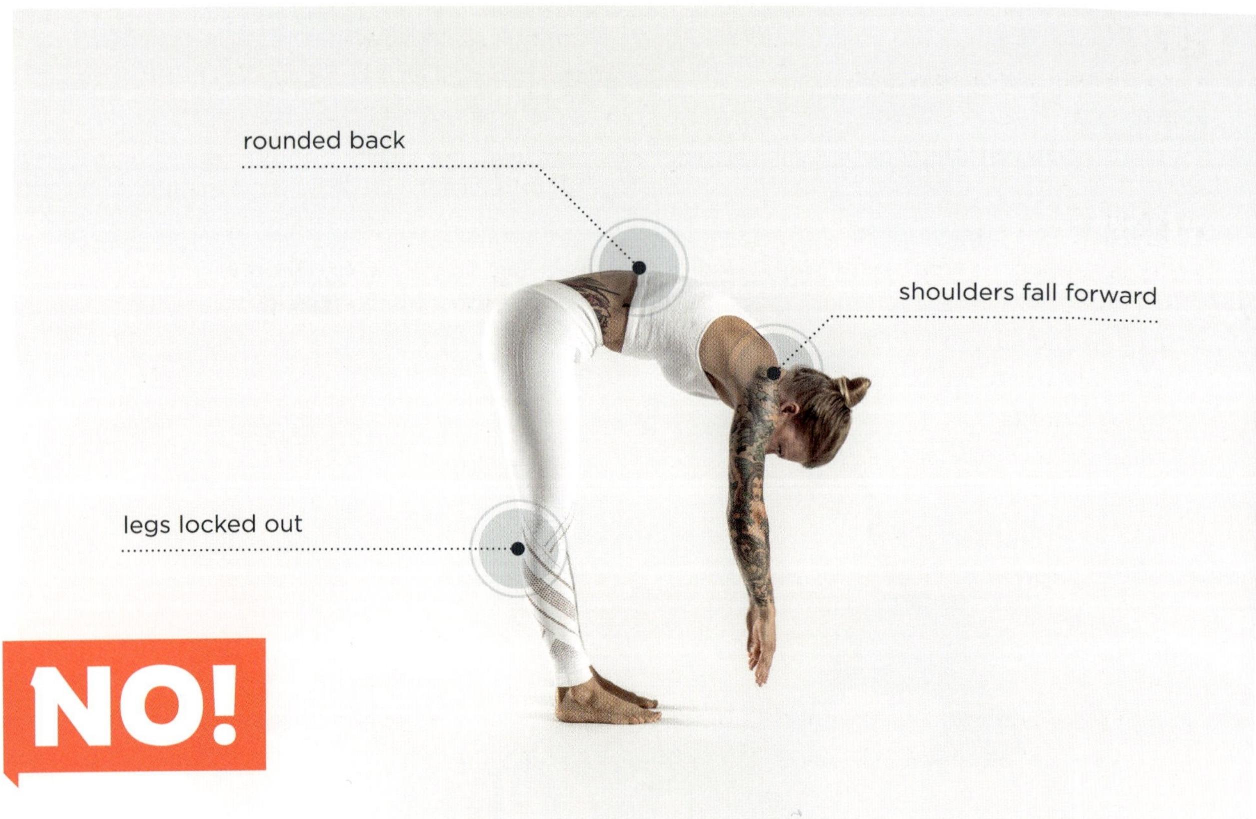
rounded back
shoulders fall forward
legs locked out
NO!

3 VORBEUGE UTTANASANA FORWARD FOLD

Die stehende Vorbeuge ist wichtiger Bestandteil des Sonnengrußes und bietet die wunderbare Möglichkeit, die Rückseite des Körpers regelmäßig zu strecken, ohne die Lendenwirbelsäule zu schädigen. Die Vorbeuge ist eine sehr symmetrische Position, in der es um das Gefühl des Gleichgewichts zwischen linker und rechter Körperseite geht.

Intense Forward bending pose is an important part of the Sun Salutes, because it is a great and frequent opportunity to stretch the back of your body, without injuring your back. Forward fold is a symmetric position and therefore you're looking for a feeling of balance between right and left side of your body.

VERMEIDE

- Zu schnell zu viel zu wollen.
- Einen Buckel zu machen.
- Den Kopf zu sehr zu den Knien zu ziehen.

BEACHTE

- Finde ein gutes Maß an Dehnung in den Rückseiten deiner Beine.
- Wenn du ein übermäßiges Rundwerden des Rückens spürst, beuge die Knie so weit wie nötig.
- Dein Nacken bleibt entspannt.

DON'T

- go too fast too low.
- round your back like a scared cat.
- look towards your knees too much.

DO

- focus on the right amount of stretch needed in the back of your legs.
- bend your knees if necessary to avoid rounding the back.
- relax your neck.

TIP

Beginner dosieren die Intensität der Dehnung, indem sie die Knie mehr oder weniger beugen.

Beginners may bend knees to dose the intensity of the stretch.

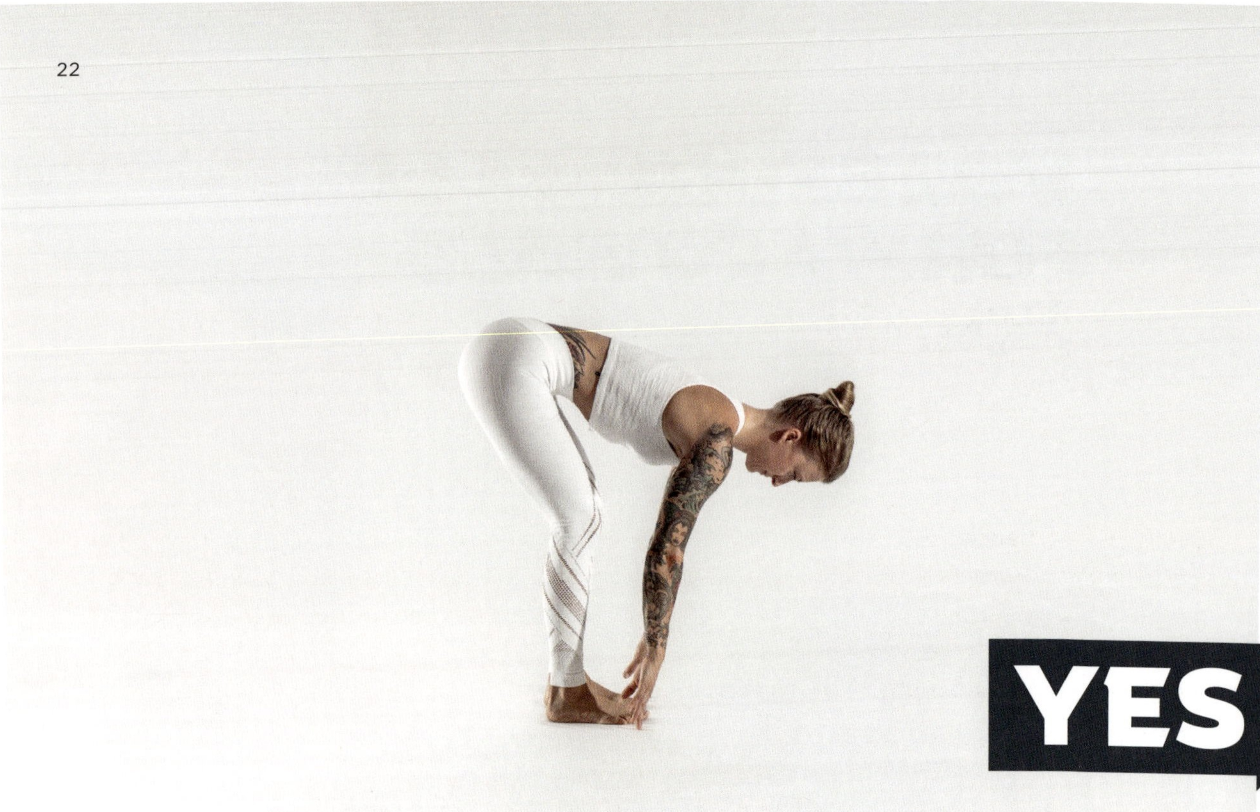
YES

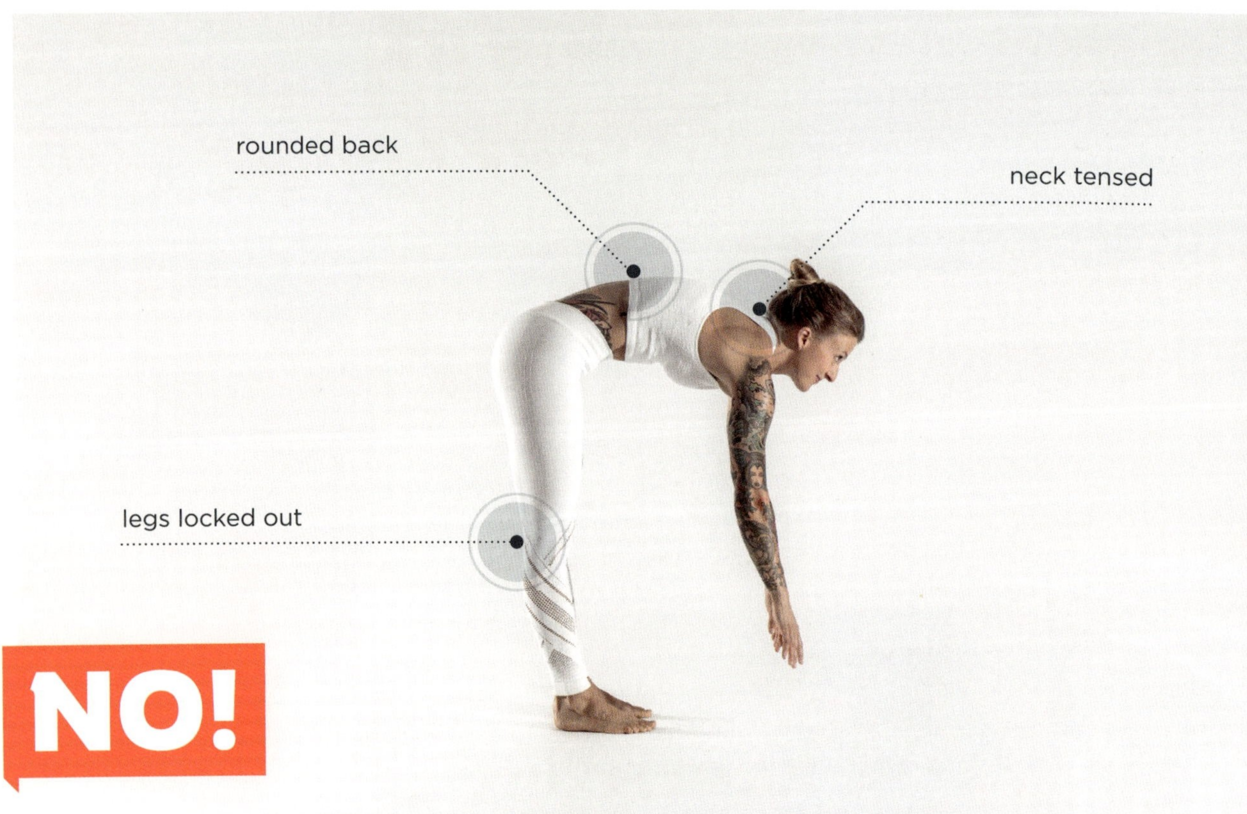
rounded back
neck tensed
legs locked out
NO!

4 HALBE VORBEUGE HALF FORWARD FOLD

ARDHA UTTANASANA

Die Halbe Vorbeuge dient mehr dem Übergang und der Vorbereitung der ganzen Vorbeuge, als dass sie intensiv einzeln geübt werden sollte. Gut zu wissen ist, dass es um die Länge im Rücken geht, mehr als um gestreckte Beine.

VERMEIDE

- Den Kopf in den Nacken zu werfen.
- Einen »Buckel« zu machen.
- Dich zu sehr nach vorn zu lehnen.

BEACHTE

- Du konzentrierst dich vor allem auf Länge im Rücken und im Nacken.
- Bei Bedarf kannst du die Knie beugen und die Hände auf die Knie setzen.

This is more a transition than a pose itself and it's more about preparing the length in the back for the full version, the forward fold.

DON'T

- throw your head back.
- round your back.
- lean too much forward.

DO

- focus on length in your back and in your neck.
- bend knees and place hands on knees if necessary.

TIP

Anfänger können die Knie beugen, um gleichzeitig den Rücken zu strecken.
Beginners can bend knees as much as necessary to straighten the back.

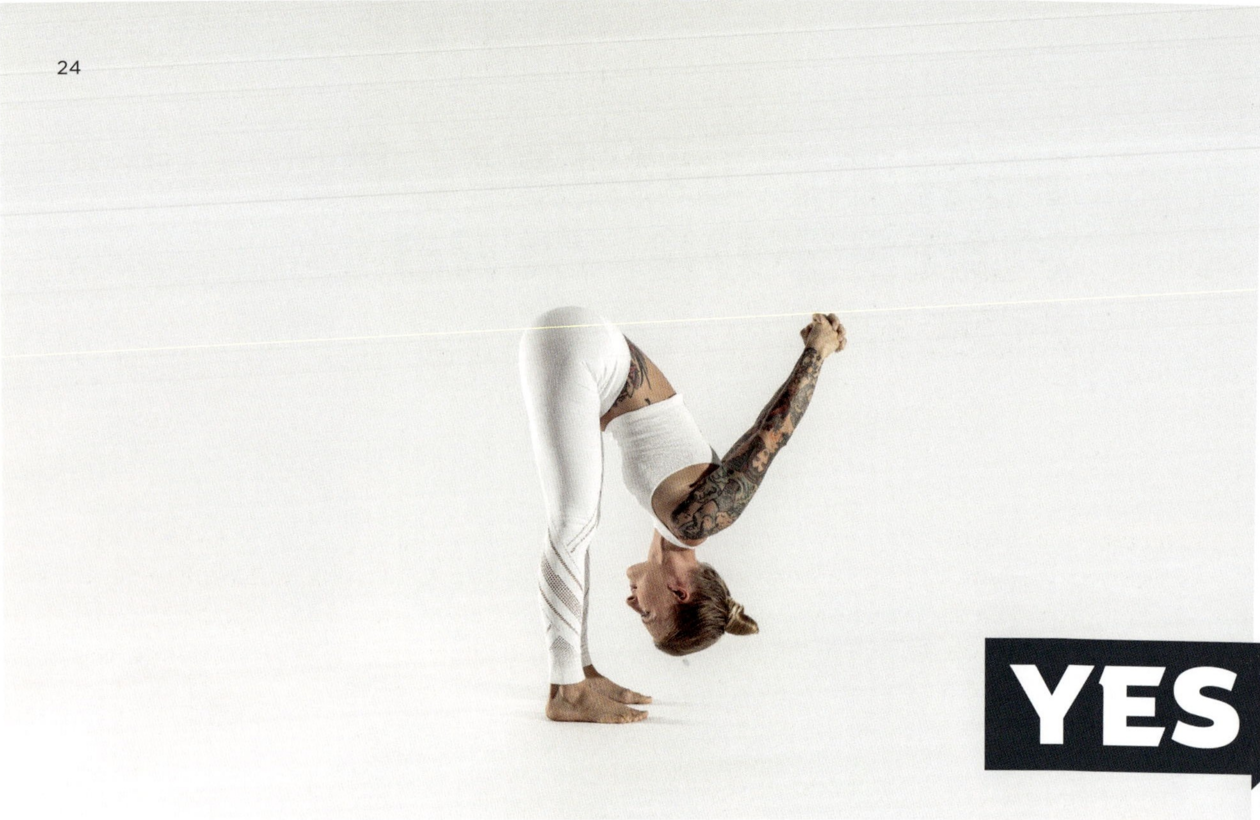
YES

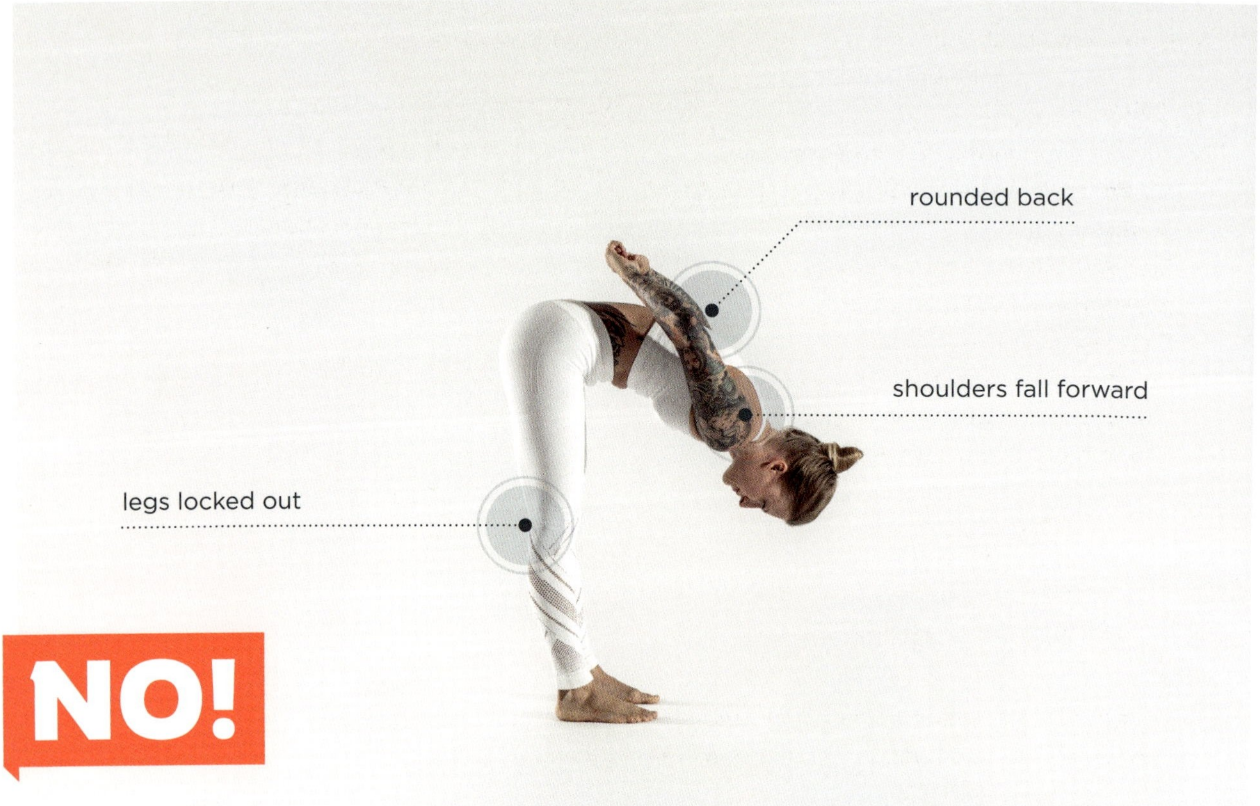
rounded back
shoulders fall forward
legs locked out
NO!

5 VERBUNDENE VORBEUGE BOUND FORWARD FOLD

BADDHA UTTANASANA

Die verbundene Vorbeuge ermöglicht ein Öffnen der Schultern und der Brustvorderseite. Wenn sie sehr schwerfällt, sollte zunächst nur das Verschränken der Finger im Stehen geübt werden.

This variation of forward fold is harder than it looks, at least for some people with hinged shoulders or muscular upper backs. If this is too much in forward fold, practice interlacing the fingers standing up.

VERMEIDE

- Ruckartige Bewegungen.
- Zu schnell zu tief zu gehen.
- Den Atem anzuhalten.

BEACHTE

- Drücke die Handflächen möglichst zusammen und halte dabei die Handgelenke gestreckt.
- Ziehe bewusst die Schulterblätter zueinander, sodass dazwischen eine Furche entsteht.
- Steigere dich beim Nach-vorn-Beugen behutsam, und bleibe nach und nach für immer mehr Atemzüge in der Position.

DON'T

- move suddenly or abruptly.
- go too deep too fast.
- hold your breath.

DO

- press palms together.
- squeeze shoulderblades together.
- deepen the pose over time, staying for more breaths each time.

TIP

Versuche dabei die Handflächen aneinanderzulegen, da sonst die Belastung auf die Ellbogen erhöht wird. Try bringing palms together to avoid tension in elbows.

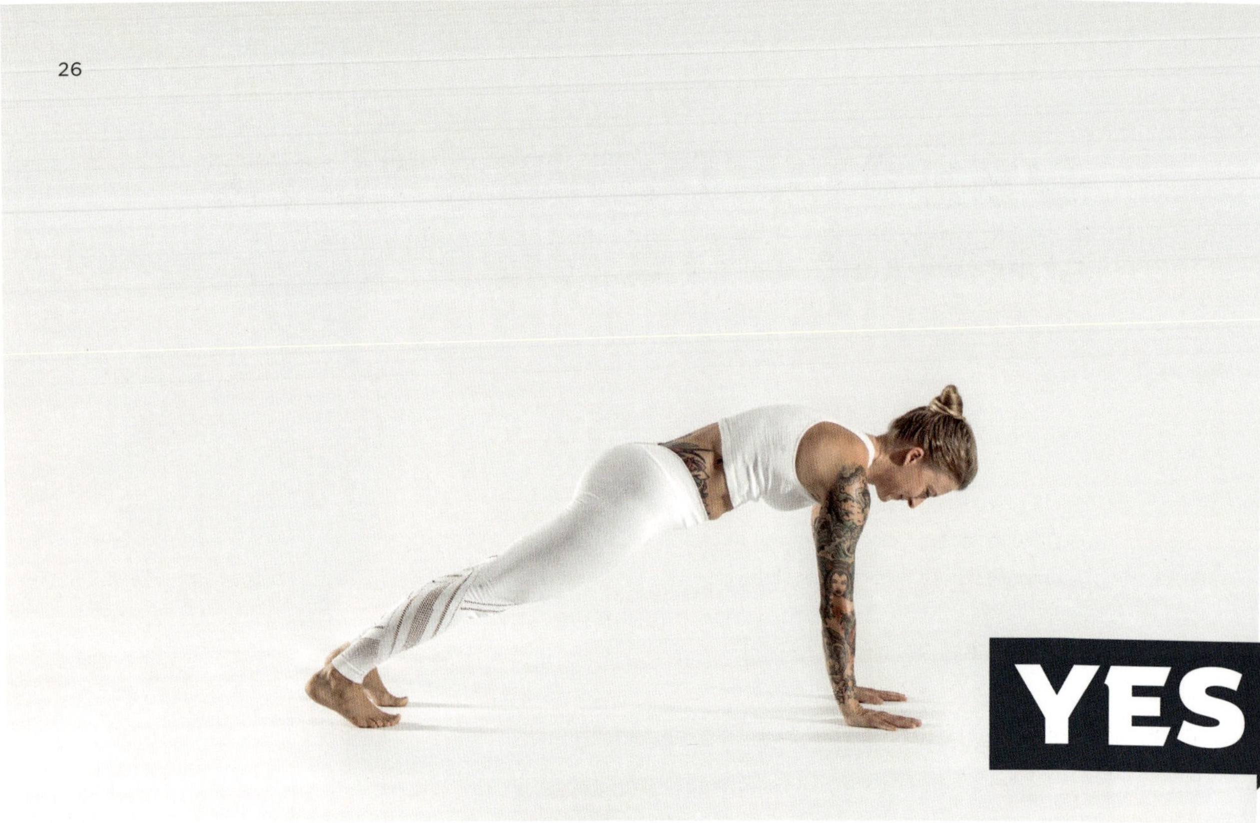
YES

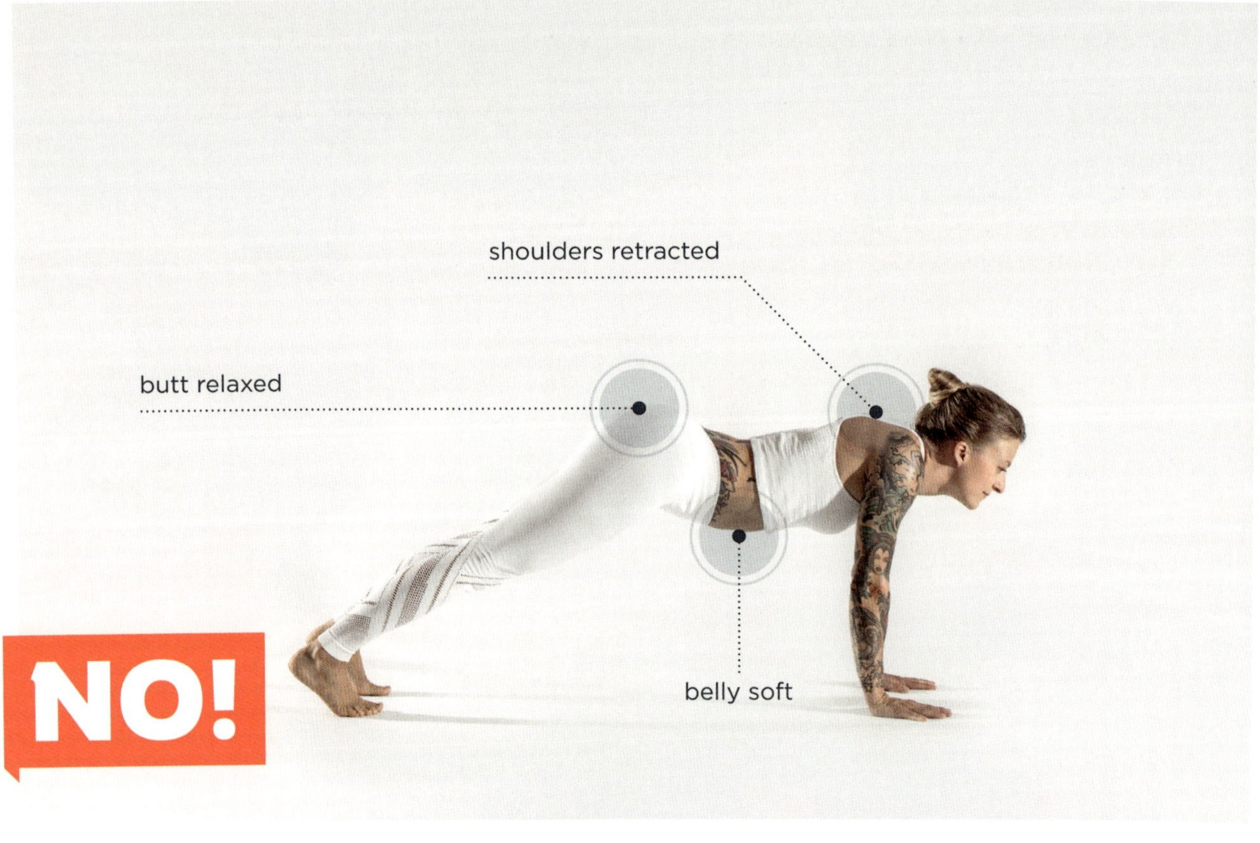
shoulders retracted
butt relaxed
belly soft
NO!

6 OBERER LIEGESTÜTZ UPPER PLANK POSE

KUMBHAKASANA

Die Schiefe Ebene, die auch als Ausgangsposition für Liegestütze oder Chaturanga Dandasana dient, ist eines der wichtigsten Basics. Im Vinyasa Flow wechseln wir immer wieder fließend in diese Asana und von hier in die nachste.

Plank pose is one of the most basic transitioning poses and can be practiced by itself to strengthen the core, arms and legs. It is the starting position for push-ups and Chaturanga Dandasana and our transition to flow from one pose to another.

VERMEIDE

- Ein Erschlaffen der Bauchdecke und somit ein Kollabieren der Lendenwirbelsäule.
- Das Einknicken im Nacken.

BEACHTE

- Kippe das Steißbein Richtung Boden und ziehe dabei die unteren Rippen zueinander.
- Das Brustbein nach innen & den Bereich zwischen den Schulterblättern nach oben zu schieben

DON'T

- allow the belly to go soft.
- allow the low back to collapse.
- look too far forward.

DO

- tilt tailbone down & under.
- pull low ribs together.
- pull chest in & lift between shoulderblades.

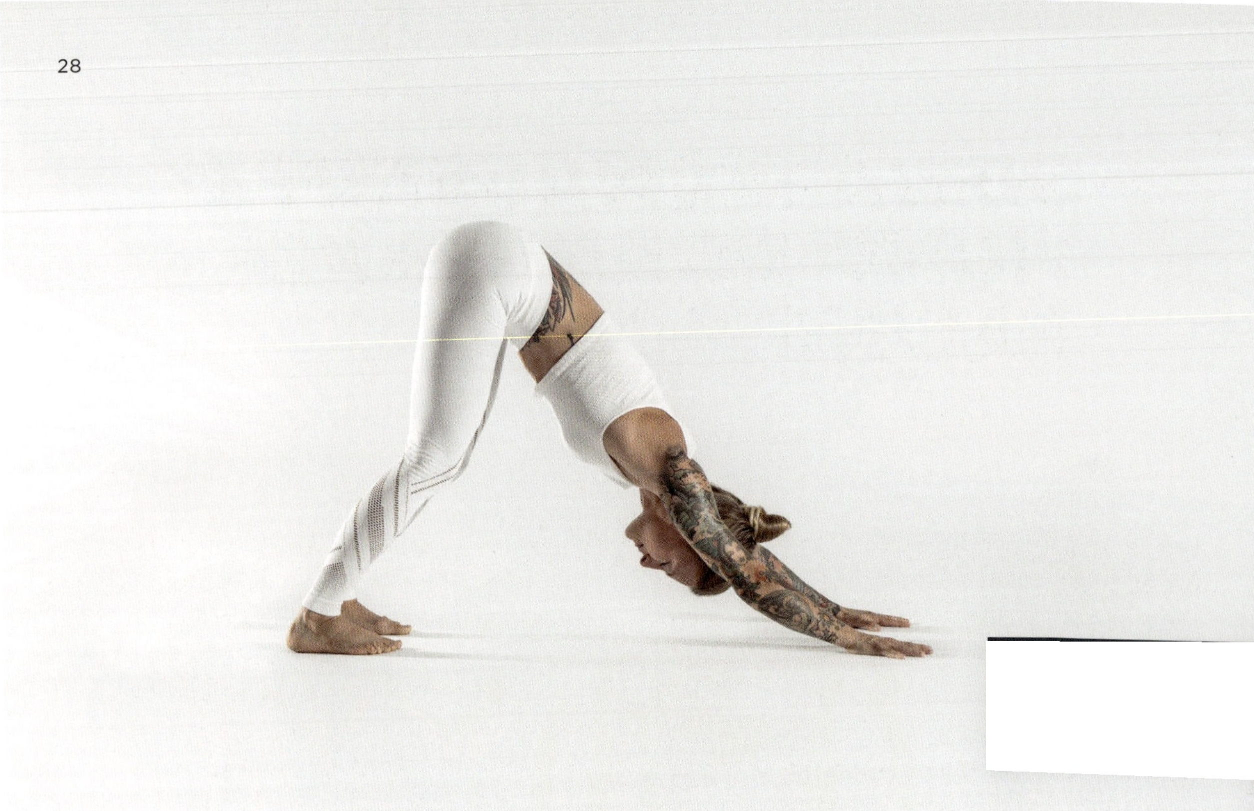

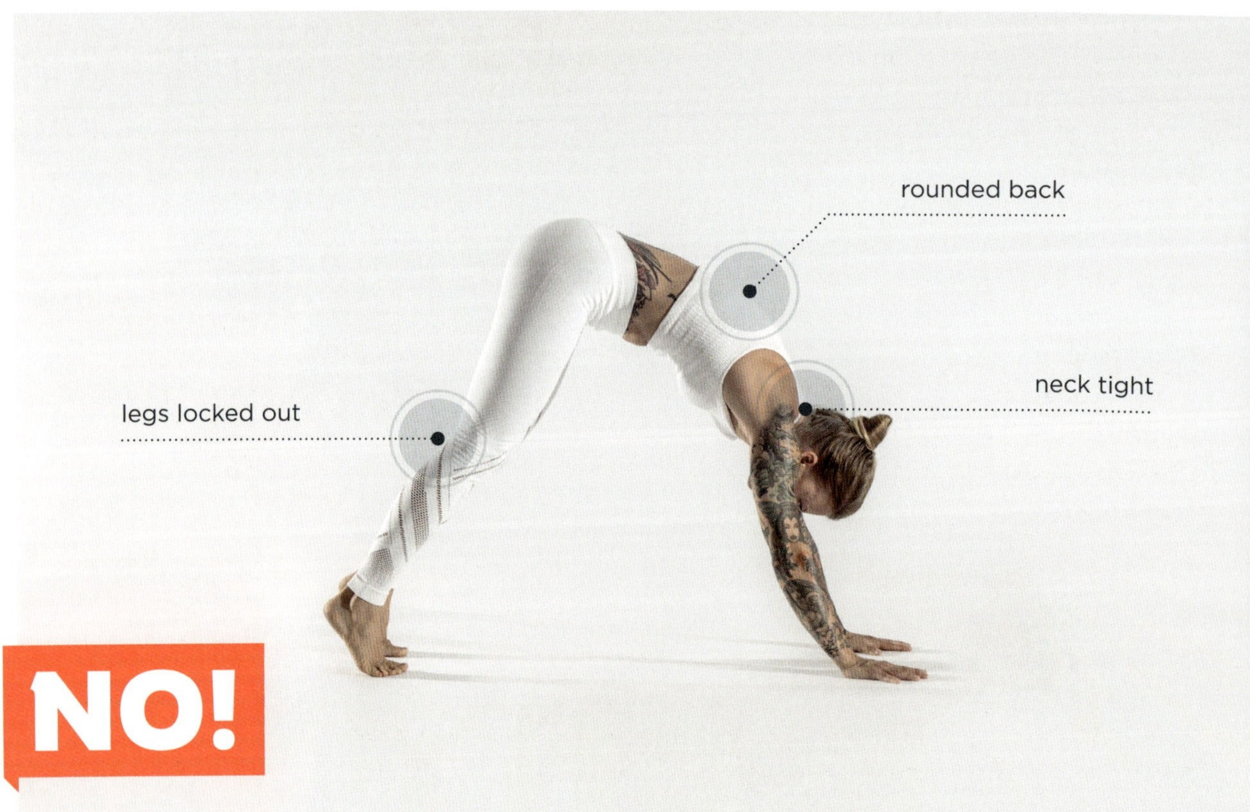
rounded back
neck tight
legs locked out
NO!

HERABSCHAUENDER HUND DOWNWARD-FACING DOG ADHO MUKHA SVANASANA

Der Herabschauende Hund, kurz »Downdog« genannt, ist Teil des Sonnengrußes, kann aber auch einzeln geübt werden. Wir nutzen ihn als kleinen »Umsteigebahnhof«, der zum Verweilen einlädt und von dem wir in weitere Positionen reisen. Der Downdog sorgt für Länge in der Rückseite der Beine, stärkt Beinvorderseiten und Rücken und streckt und kräftigt die Arme. Die Asana lädt zum Üben ein, da sie sich täglich anders anfühlen kann und uns so Feedback über unseren Tag gibt.

VERMEIDE

- Einen Buckel zu machen.
- Zu sehr Richtung Füße zu schauen.
- Den Atem anzuhalten.

BEACHTE

- Die Außenrotation der Oberarme.
- Kopf zwischen den Armen baumeln lassen.
- Knie bei Bedarf beugen und den Rücken strecken.

Downdog can be practiced as a resting pose or as a part of the Sun Salutes and is an invitation to lengthen and strengthen the whole body: lengthen the back and strengthen the front. Downdog can be practiced daily, because it changes through our regular activities and can feel different each time.

DON'T

- round your back by trying to press the heels down.
- look towards feet too much, putting stress on the neck.
- hold your breath.

DO

- externally rotate the upper arms.
- drop head between arms.
- bend knees if necessary to lengthen the back.

TIP

Beginner dürfen die Knie so weit beugen, dass der Rücken gestreckt bleibt.

Beginners may bend knees as much as needed to straighten the back.

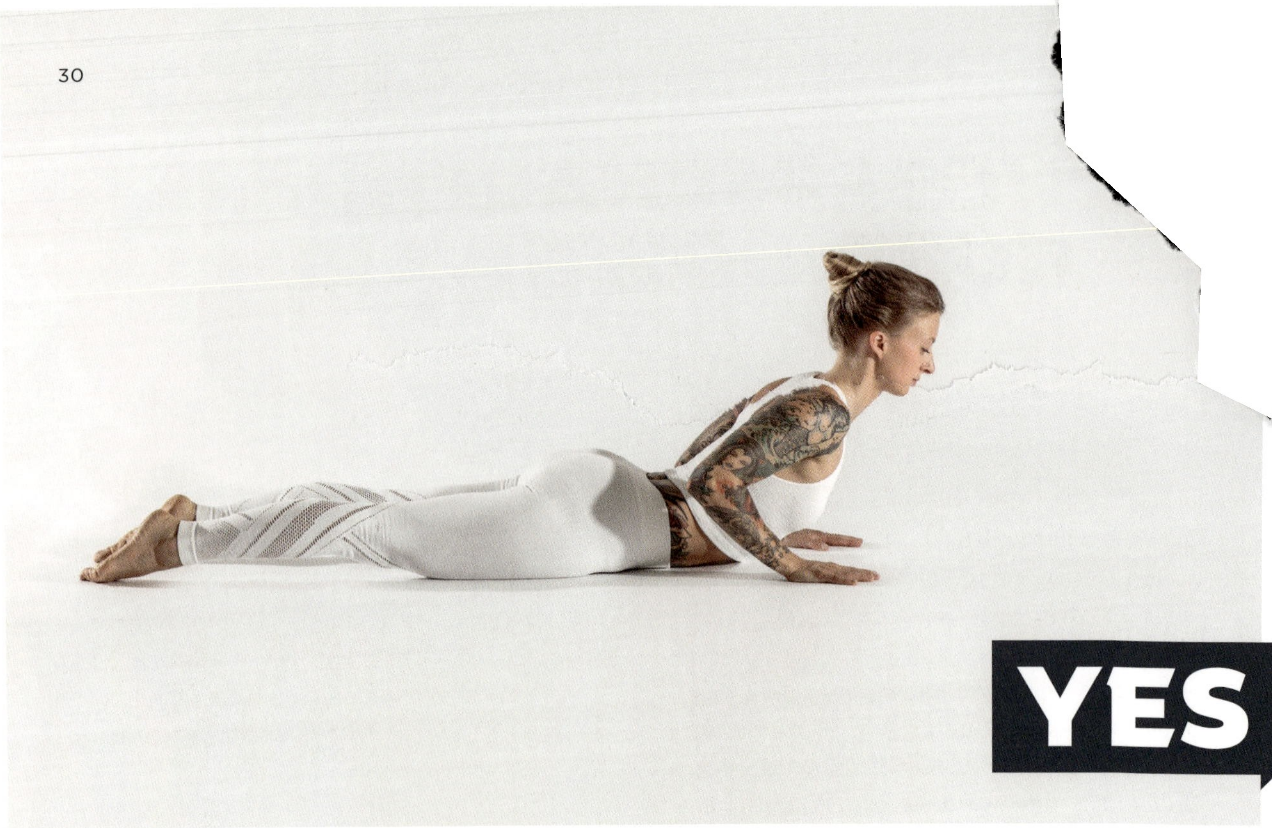
YES

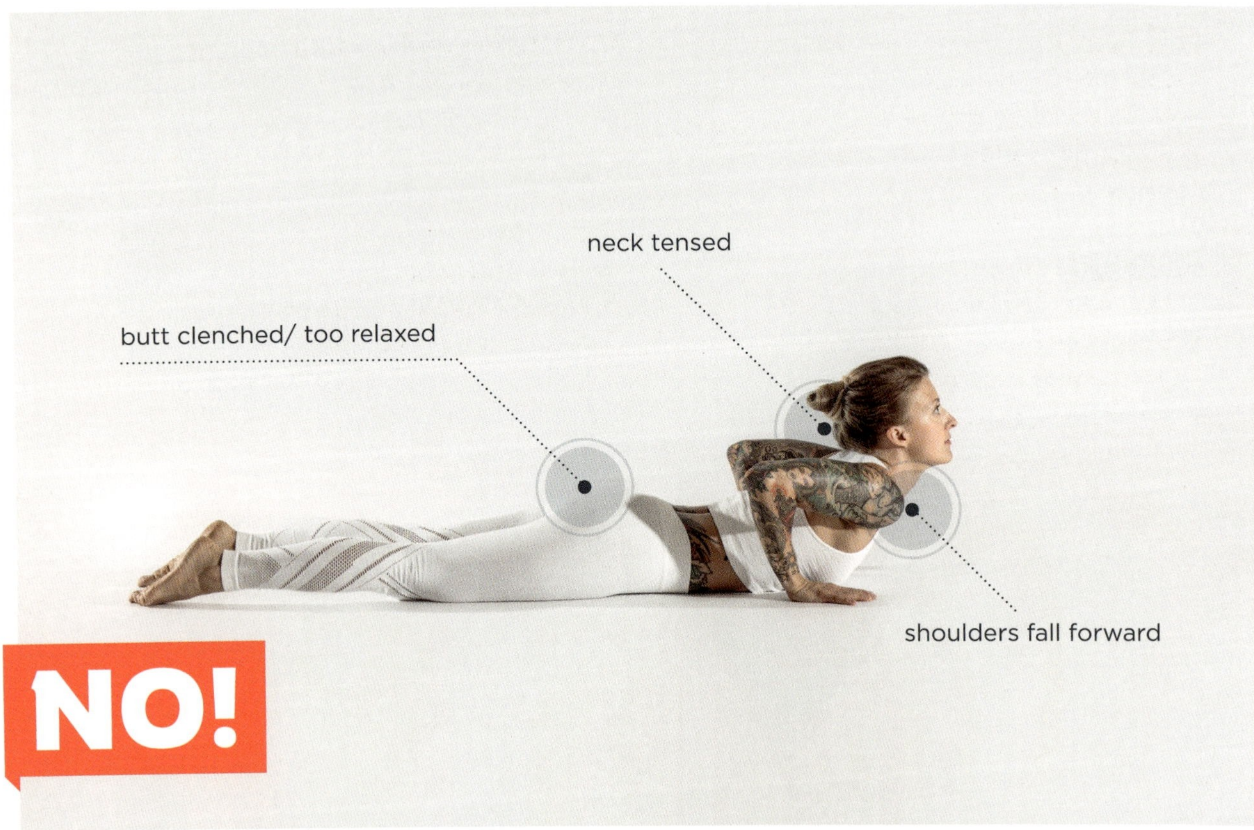
neck tensed
butt clenched/ too relaxed
shoulders fall forward
NO!

8 KOBRA BHUJANGASANA COBRA POSE

Die Kobra gehört zu den einfacheren Stationen des Sonnengrußes und bietet somit einen Einstieg in die Welt der Rückbeugen. Dabei geht es nicht darum, sich mit Elan in eine Position zu schmeißen, sondern darum, bewusst Kraft im oberen Rücken aufzubauen. So kannst du die Brustwirbelsäule öffnen, ohne Druck im Lendenwirbelbereich zu erzeugen.

Cobra Pose is part of the easy Sun Salutes and offers an entry into the world of backbends. It's not about throwing yourself back as much as possible but moving with care to build enough strength in the upper back to open up the thoracic spine without tension in the lower back.

VERMEIDE

- Schlaffe Hände.
- Einen schlaffen Bauch.
- Ein Zurückwerfen des Kopfes in den Nacken.

BEACHTE

- Aktive Beine; aktiver Bauch durch bewusstes Kippen des Steißbeins.
- Das Zusammenziehen der Schulterblätter.
- Länge im Nacken.

DON'T

- let your hands collapse.
- let your belly rest.
- throw your head back.

DO

- practice with strong legs, tilting tailbone and activating the low belly.
- pull shoulderblades together.
- lengthen the neck.

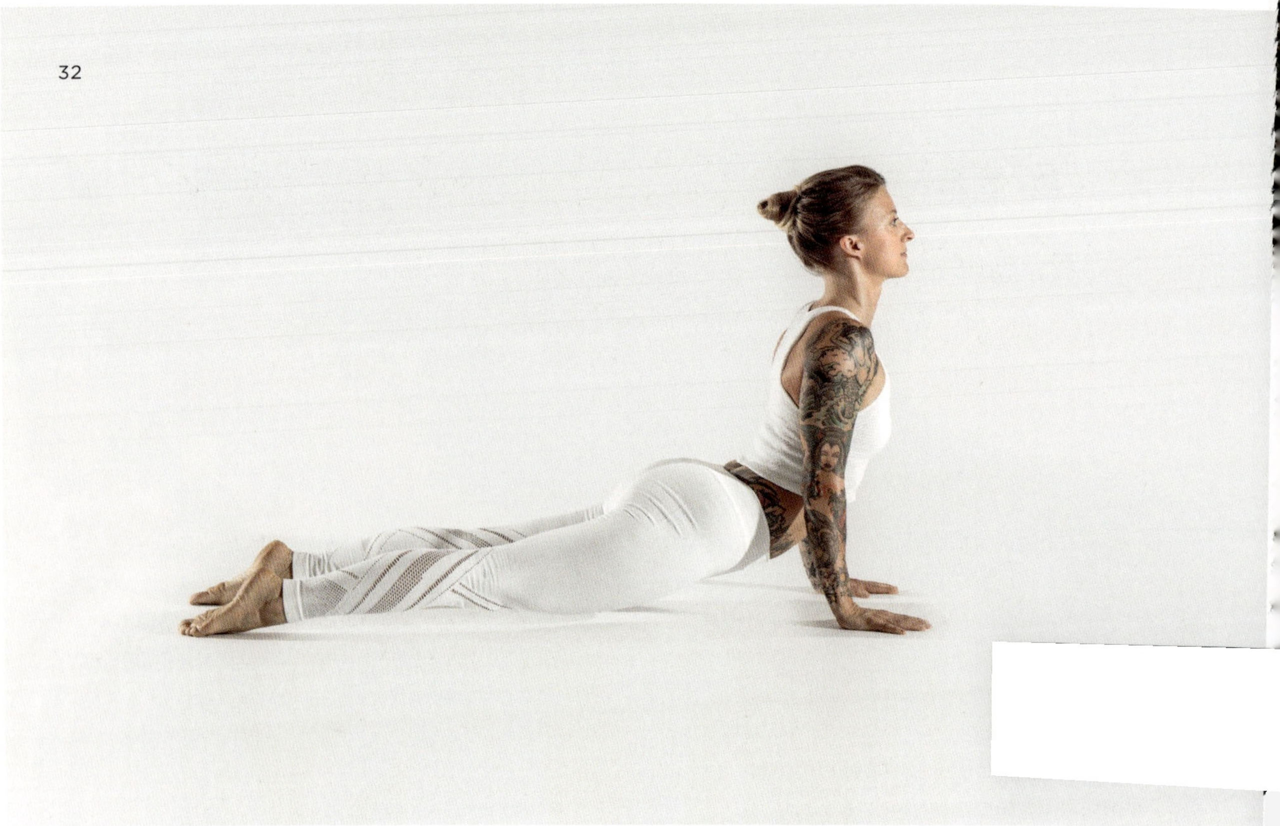

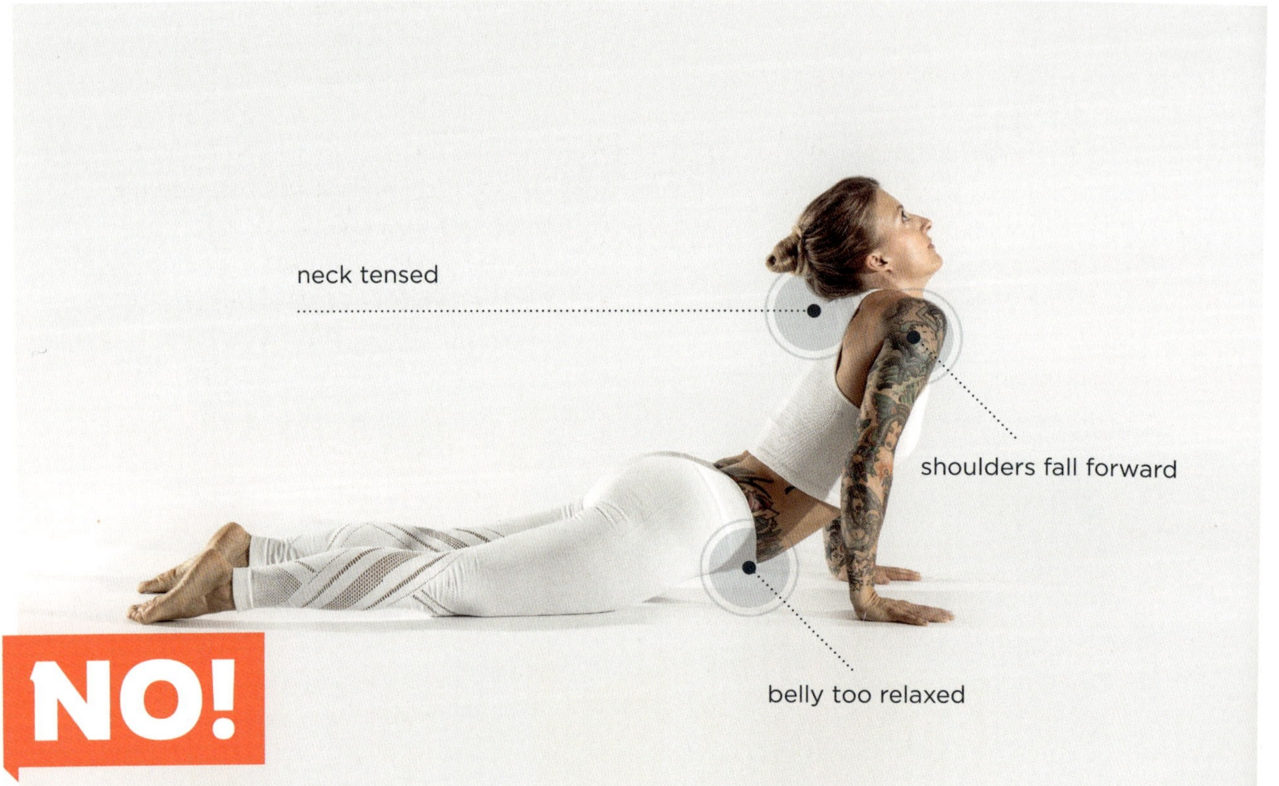
neck tensed
shoulders fall forward
belly too relaxed
NO!

9 HERAUFSCHAUENDER HUND UPWARD-FACING DOG URDVA MUKHA SVANASANA

Der Heraufschauende Hund, auch kurz Updog genannt, zählt in manchen Yogastilen zu den Basics, weshalb er hier auftaucht. Er sollte jedoch nicht von Anfängern ohne vorherige Einweisung in die wichtigsten Details geübt werden, da es gerade bei dieser Asana und dem Übergang von Chaturanga in den Updog viele Möglichkeiten zum Schummeln gibt.

VERMEIDE

- Dich in den unteren Rücken zu werfen.
- Den Kopf in den Nacken zu schmeißen.
- Die Hände erschlaffen zu lassen.

BEACHTE

- Das Nach-vorn-Ziehen des Brustbeins, um so den Stretch in die Vorderseite zu bringen.
- Die Oberarme nach außen zu rotieren.
- Eine aktive Rückseite, von den Füßen bis zu den Schultern.

Updog belongs to the basics in Sun Salutes in some yoga styles. It's important to check with a teacher before practicing this intense backbend to know the most crucial details and avoid cheating, especially when transitioning from Chaturanga Dandasana into Updog.

DON'T

- throw yourself into your low back.
- throw your head back.
- allow hands to collapse.

DO

- pull yourself forwards from your sternum, to stretch the front of the body.
- externally rotate upper arms.
- activate back of the body from soles of the feet up to shoulders.

TIP

Blöcke unter den Händen erleichtern zu Beginn den Zugang zu dieser intensiven Rückbeuge.
Yoga blocks underneath hands can help ease this pose.

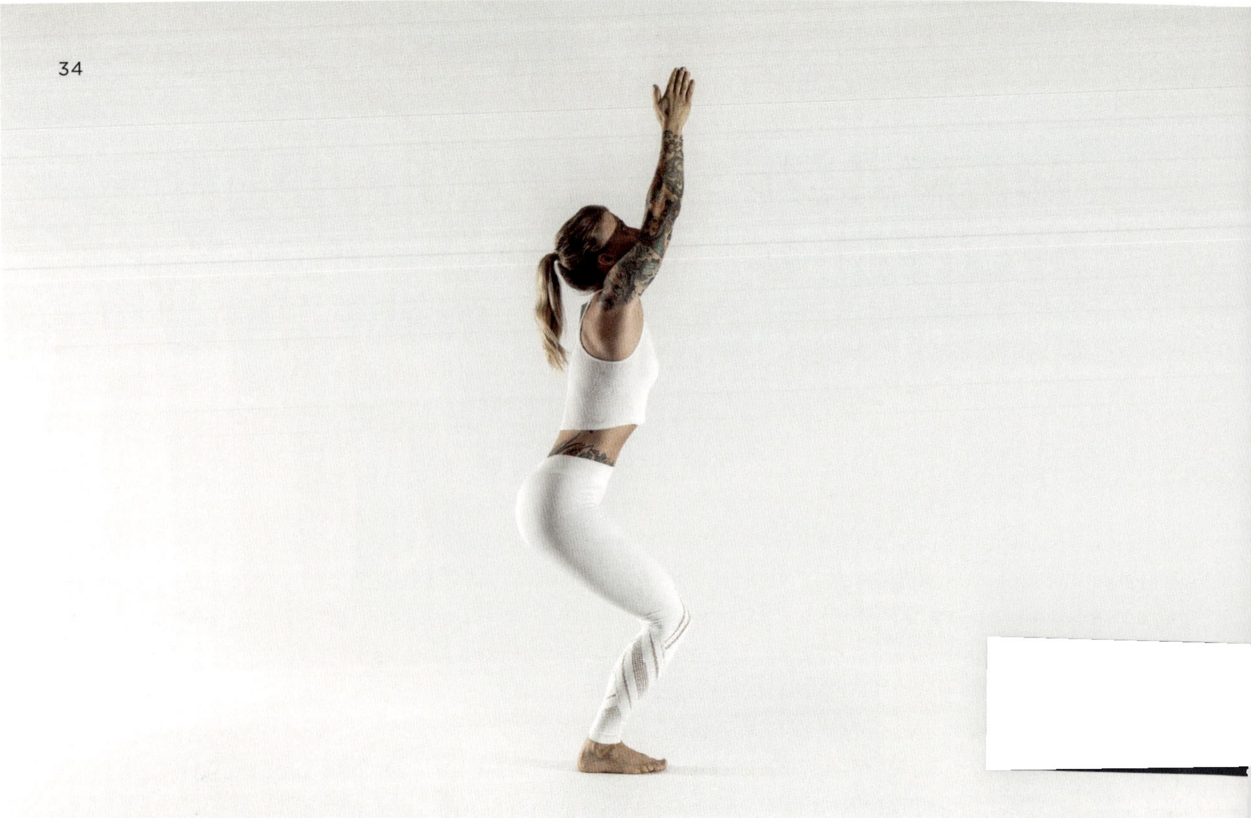

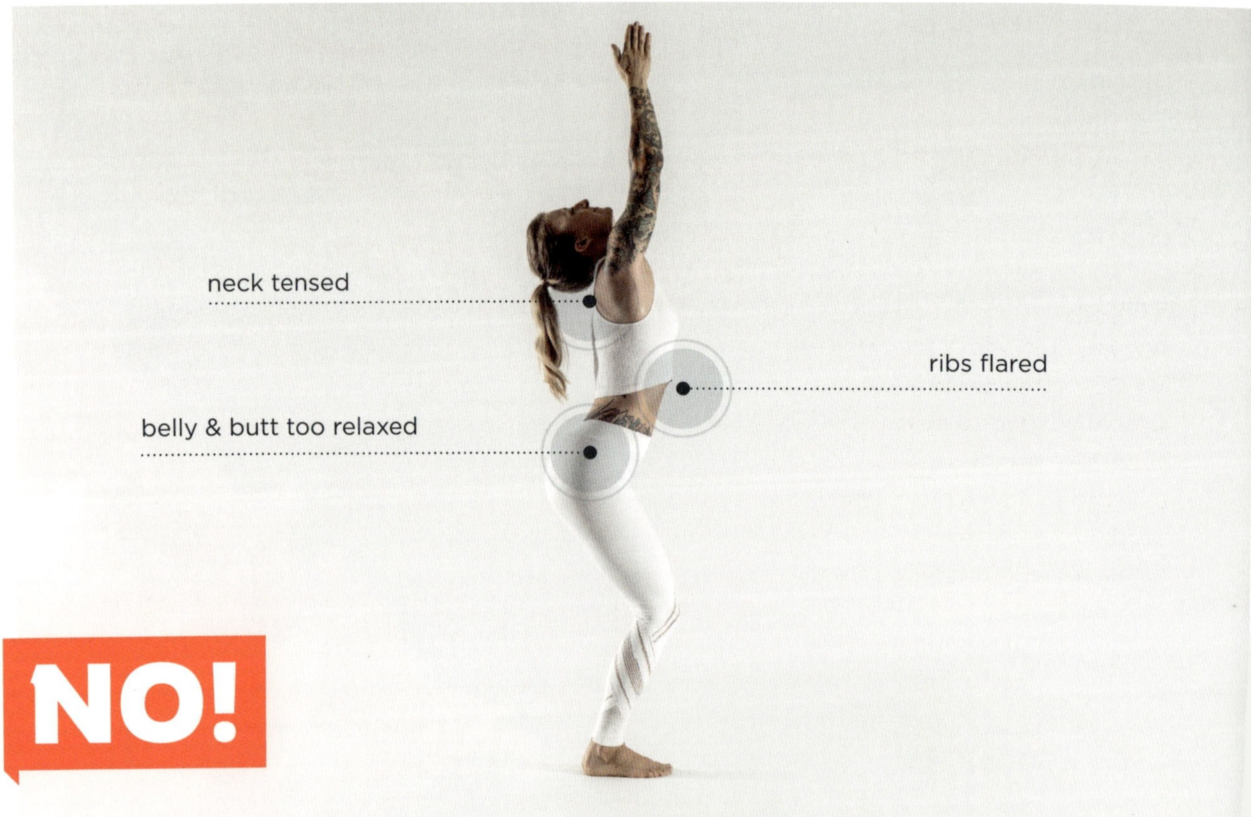
neck tensed
ribs flared
belly & butt too relaxed
NO!

10 STUHL UTKATASANA CHAIR POSE

Wie ein gespannter Bogen ist diese Position voller Energie. Sie wird zum Einstieg in schwungvollere Vinyasa-Abfolgen genutzt. Die Asana stärkt vor allem die Beinmuskulatur und streckt einen Teil der Brustmuskeln und des Rückens. Sie soll auch stimulierend auf die inneren Organe, das Zwerchfell und das Herz wirken. Tipp: Beginner können die Wand zu Hilfe nehmen und am Anfang das Gesäß dagegenlehnen.

VERMEIDE

- Ein Vorspringen der Rippen.
- Ein übermäßiges Hohlkreuz.
- Enge im Nacken.

BEACHTE

- Aktive Beine und aktiver Po helfen, die Oberschenkelköpfe Richtung Boden schwer werden zu lassen, um das Becken zu stabilisieren.
- Eine aktive Bauchdecke und aktive Hüftbeuger.
- Schultern weg von den Ohren!

This pose is like a loaded bow and it's full of potential energy and is used to initiate a more powerful vinyasa. Chair Pose strengthens and tones the legs and stretches some parts of the chest and back muscles. It is said that it stimulates the inner organs, diaphragm and heart. Tip: beginners may practice this pose by leaning at a wall at first.

DON'T

- let your ribs flare out and bulge forward.
- collapse in your low spine.
- crunch your neck.

DO

- practice with active legs and glutes, imagining the heads of the thigh bones heavy towards heels to stabilize the pelvis.
- engage your core.
- draw shoulders away from neck.

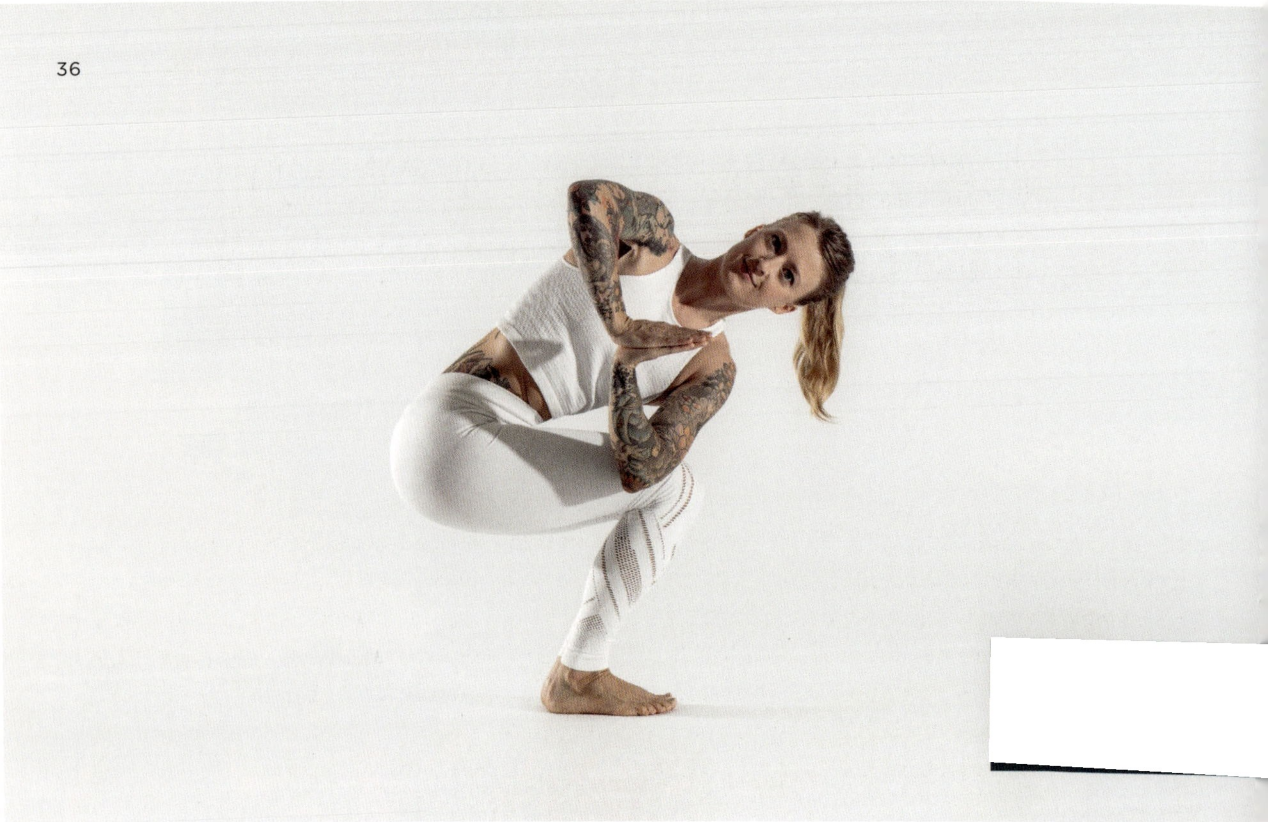

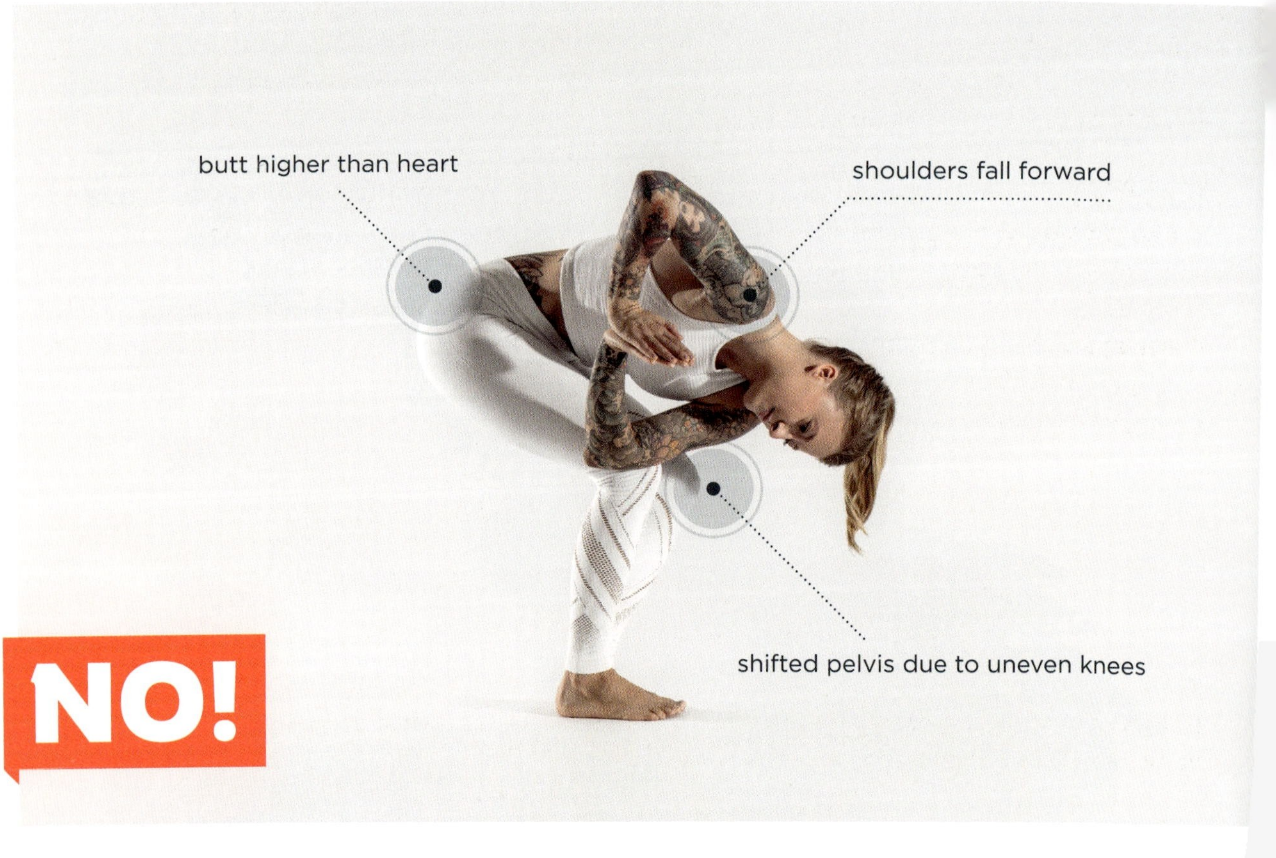
butt higher than heart
shoulders fall forward
shifted pelvis due to uneven knees
NO!

11 GEDREHTER STUHL TWISTED CHAIR POSE

UTKATASANA

Der Gedrehte Stuhl ist eine Variante des Stuhls, bei der wir tiefer in die satte Kraft der Beine gleiten und uns von dort in eine Rotation der Brustwirbelsäule begeben. Langfristig geht es darum, die Wirbelsäule so geschmeidig zu halten, dass sich die Handflächen im Twist vor dem Herzen befinden.

This pose is a variation of Chair Pose in which we can go deeper into the strength of our legs and to rotate our mid spine. With time, we try to maintain a smoothness in the back which allows the palms to arrive in front of the chest during the twist.

VERMEIDE

- Ein Verschieben der Knie.
- Ein Verschieben der Hüften.
- Die Schultern zu den Ohren zu bewegen.

BEACHTE

- Aktive Beine, die gegen den Ellbogen drücken, und Ellbogen, die gegen die Knie schieben.
- Bewege dich mit dem Atem und aus der Körpermitte.
- Länge im Nacken.

DON'T

- allow one knee to slide in front of the other.
- allow hips to shift.
- allow shoulders to move toward neck.

DO

- activate legs to push against elbow, and elbow to push against knee to stabilize pelvis.
- move with your breath from your core.
- lengthen the neck.

TIP

Falls dir dieser Twist noch schwerfällt, übe Drehungen zunächst im Sitzen.

If this pose is too hard, practice seated twists first.

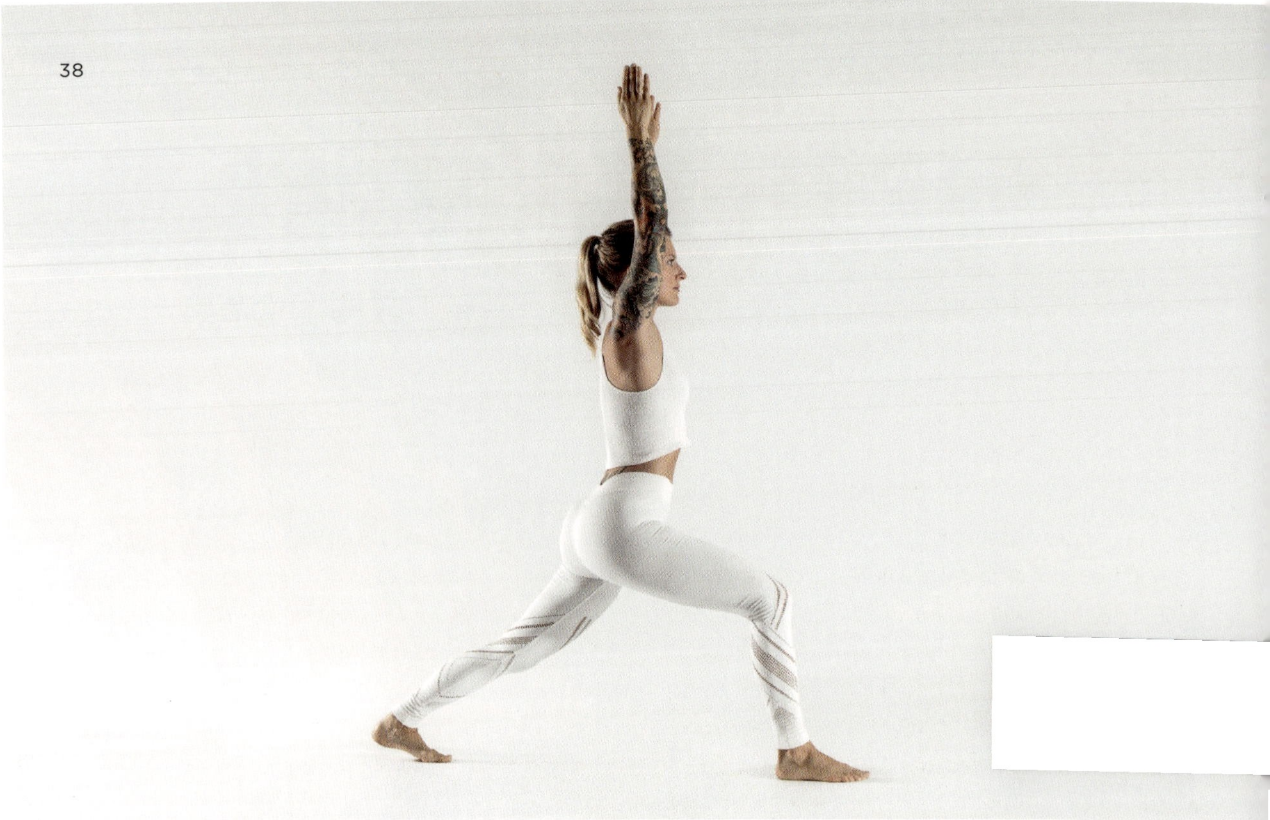

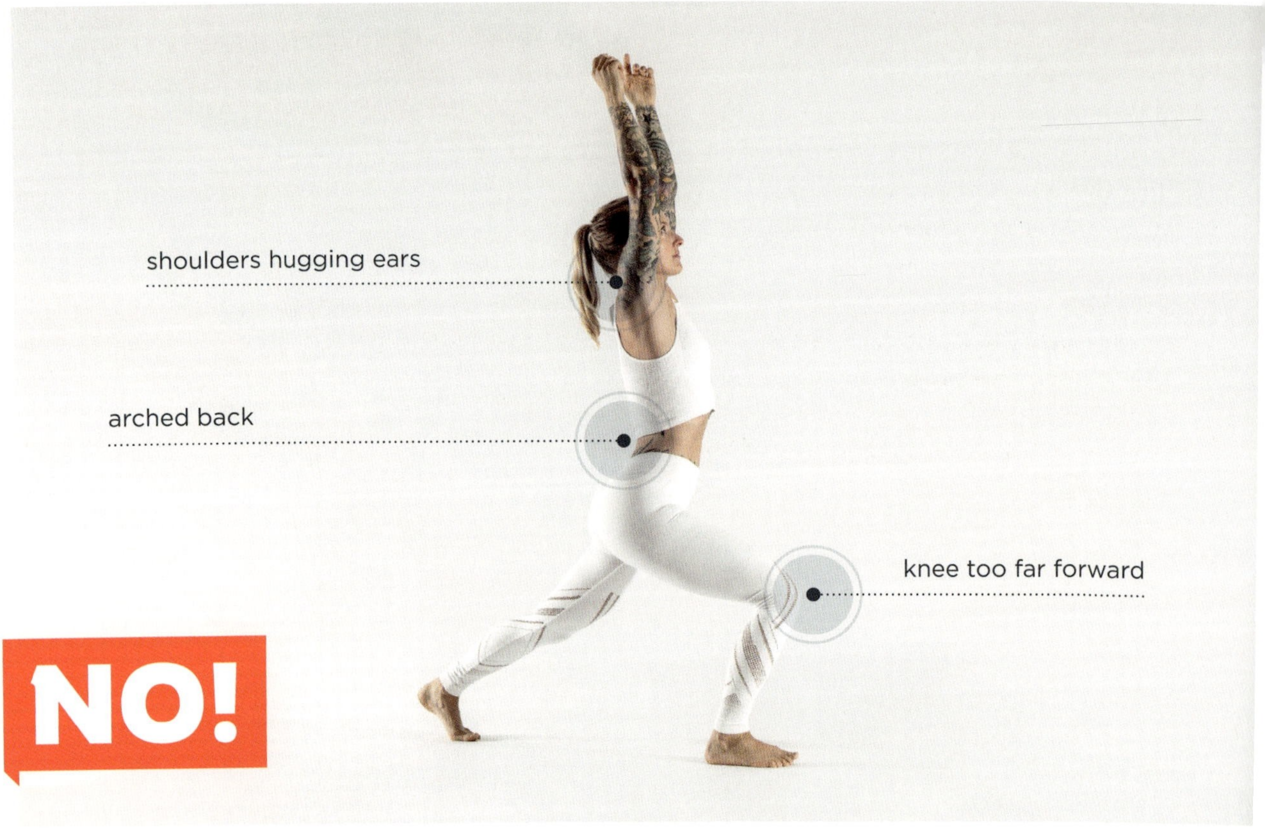
shoulders hugging ears
arched back
knee too far forward
NO!

12 KRIEGER 1 VIRABHADRASANA 1
WARRIOR 1

Diese Krieger-Position kann in zwei Varianten praktiziert werden: Für Anfänger empfiehlt es sich, die hintere Ferse zunächst anzuheben und sie nach einiger Zeit zu senken. In Krieger 1 bleiben die Hüften geschlossen, wie bei Krieger 3, Krieger 1 ist jedoch mit abgesetzter Ferse anspruchsvoller als Krieger 2. Krieger 1 sorgt für Erdung und Kraft in den Beinen und im Rücken und kann heilsam für die inneren Organe sein.

VERMEIDE

- In den Schultern zu verkrampfen.
- Das Knie über die Zehenspitzen zu schieben.
- Im Hohlkreuz zu hängen.

BEACHTE

- Fixiere einen Punkt auf Augenhöhe.
- Das vordere Knie bleibt immer über dem Fußgelenk.
- Die unteren Rippenbögen bewegen sich zueinander.

This friendly warrior can be practiced with back heel up (suitable for beginners) and back heel down. In Warrior 1, the hips remain closed as in warrior 3 and it's easier than warrior 2. Warrior 1 gives us grounding and strength in our legs and can be beneficial for the inner organs.

DON'T

- squeeze your neck by cramping in your shoulders.
- allow front knee to move above toes.
- hang in your lower back.

DO

- gaze forward on eye height.
- maintain the front knee above the ankle.
- pull low ribs together and in.

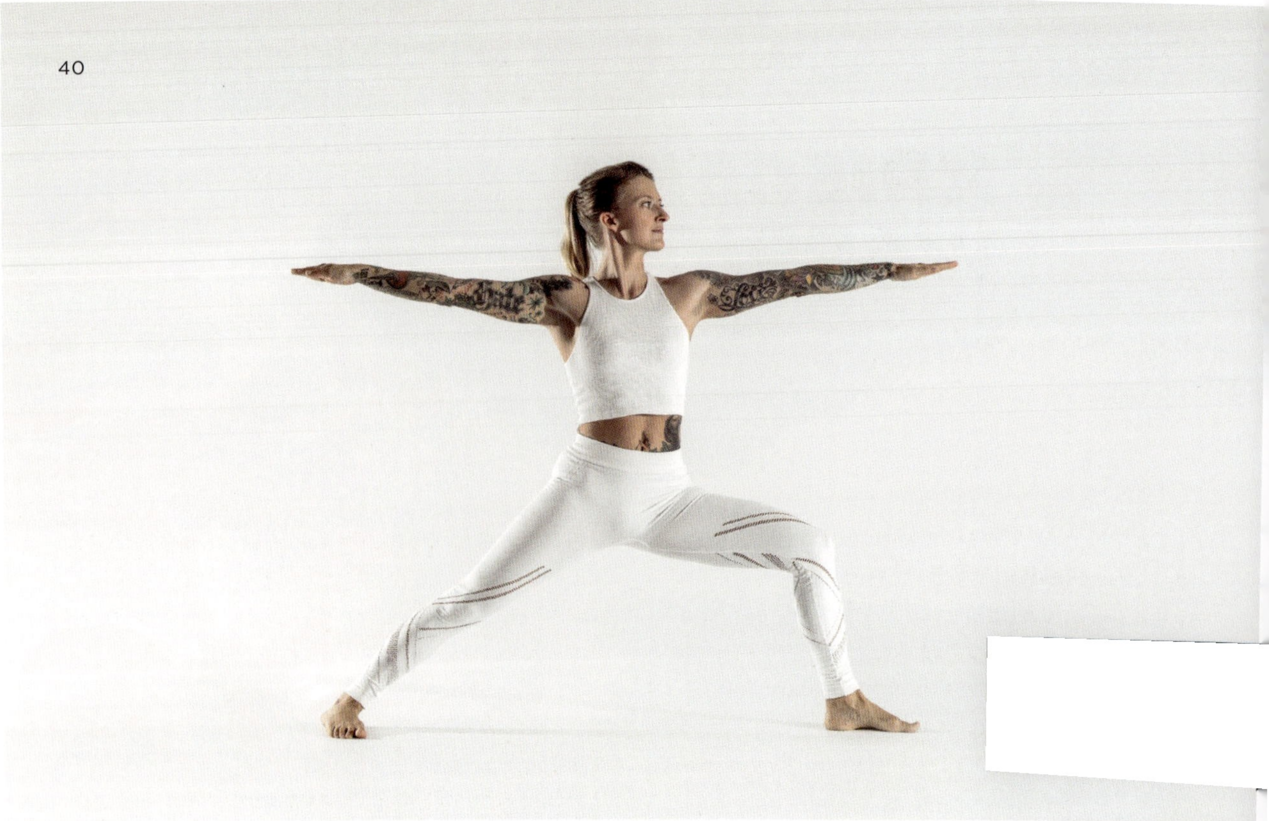

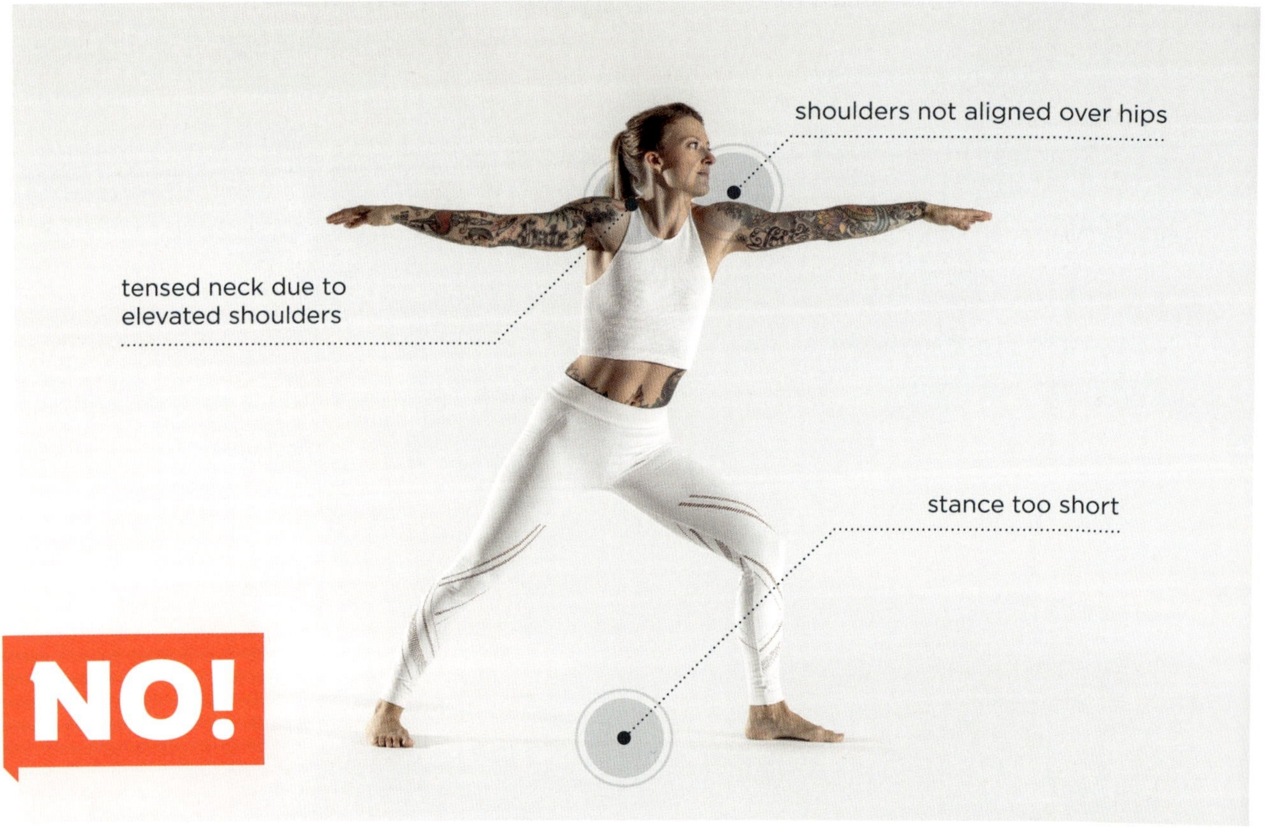
shoulders not aligned over hips
tensed neck due to elevated shoulders
stance too short
NO!

13 KRIEGER 2 VIRABHADRASANA 2
WARRIOR 2

Diese Krieger-Variante eignet sich für Anfänger ebenso wie für Fortgeschrittene und bietet eine solide Basis für darauf folgende Haltungen, in denen es um Beinkraft und Aufrichtung geht, denn hier werden Kraft und Ausdauer trainiert.

VERMEIDE

- Die Schultern angespannt Richtung Ohren zu ziehen.
- Die Schultern zu weit nach vorn oder nach hinten zu ziehen.
- Im Hohlkreuz zu hängen.

BEACHTE

- Fixiere einen Punkt auf Augenhöhe.
- Die Schultern sind über den Hüftgelenken.
- Die unteren Rippenbögen bewegen sich zueinander.

This warrior position is suitable for beginners and intermediate students because it trains strength in the legs which is required for more complex poses.

DON'T

- squeeze your neck by cramping in your shoulders.
- allow shoulders to move too far forward or back.
- hang in your lower back.

DO

- gaze forward on eye height.
- maintain shoulders above hips.
- pull low ribs together and in.

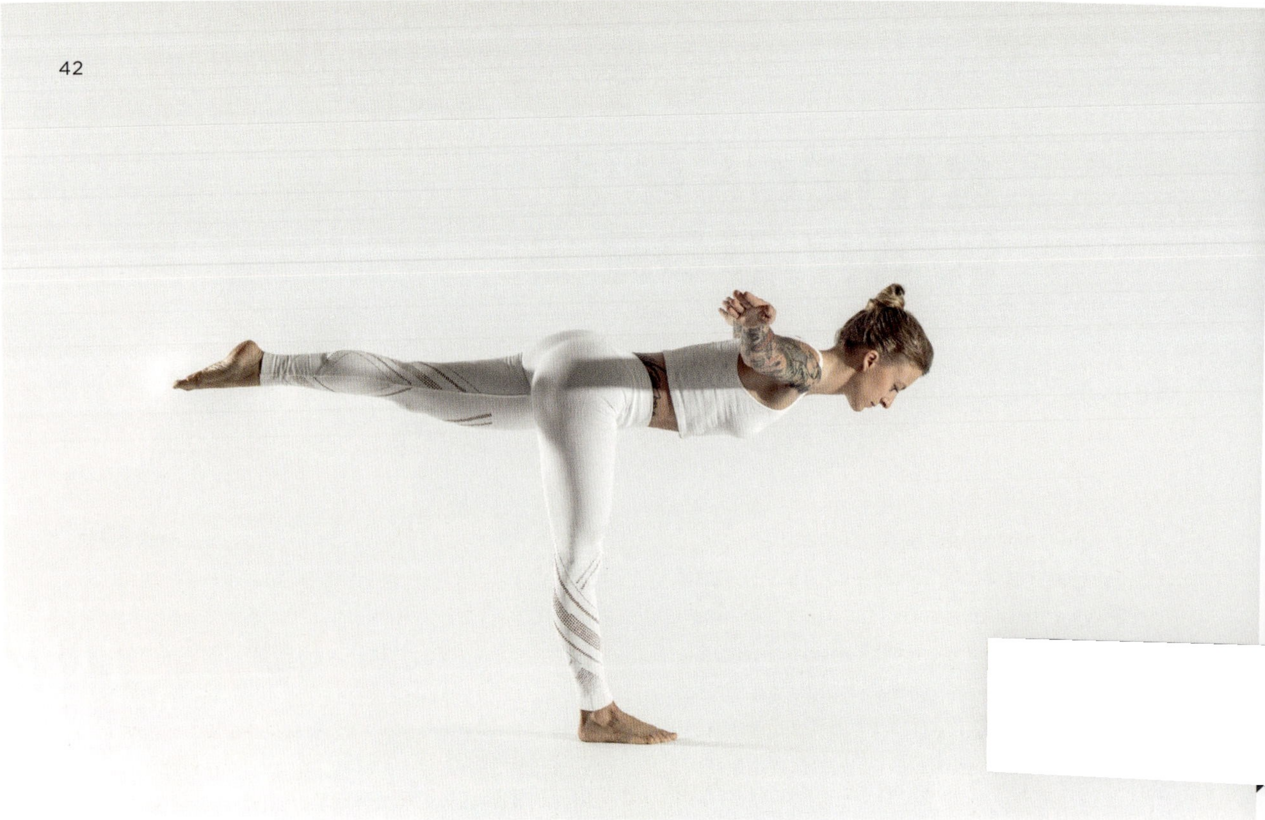

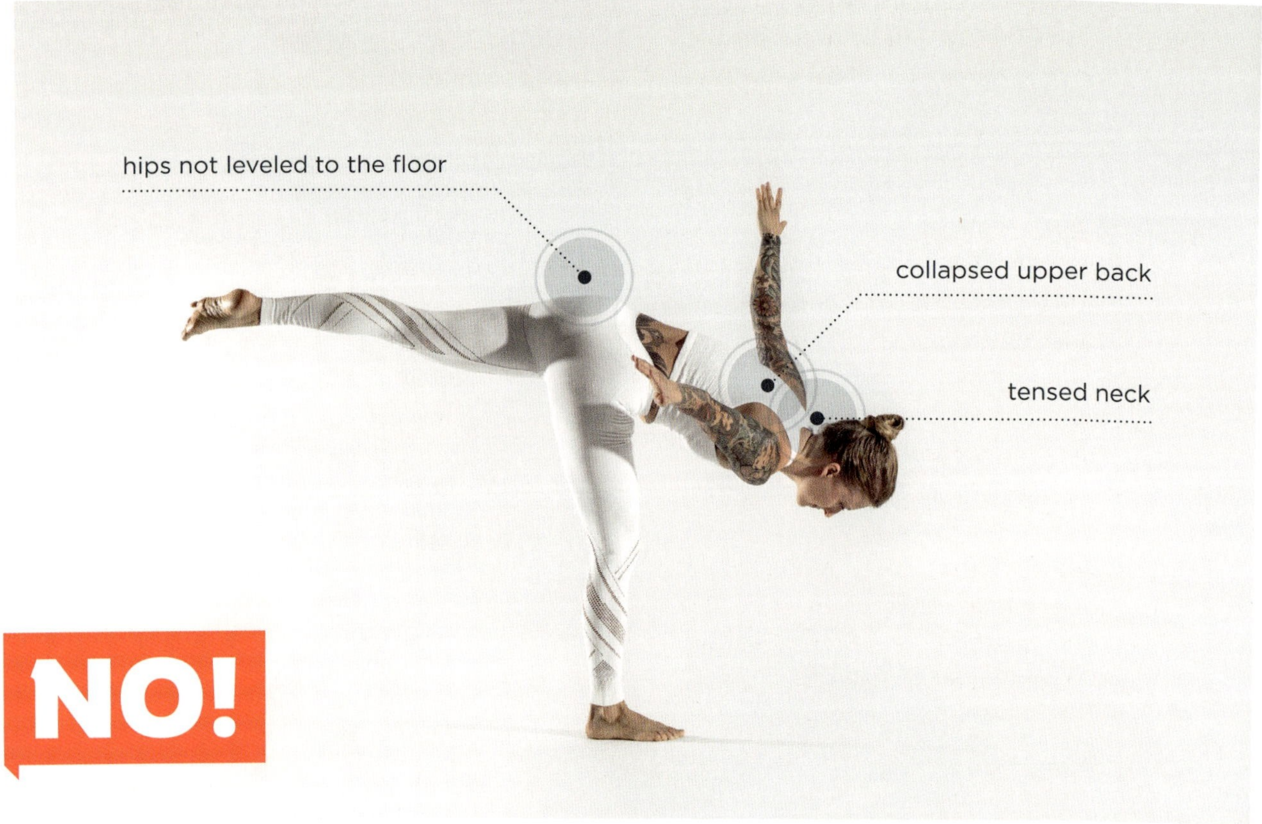
hips not leveled to the floor
collapsed upper back
tensed neck
NO!

14 KRIEGER 3 VIRABHADRASANA 2 WARRIOR 3

Der Krieger 3 kann mit drei Armvarianten praktiziert werden. Für Anfänger empfiehlt es sich, mit den Armen nach hinten oder zur Seite zu beginnen und nach einiger Zeit die Arme nach vorn auszustrecken. Um die Wirkung dieser Position genauer zu spüren, lohnt es sich, mit Hilfsmitteln zu arbeiten: Lehne dich mit den Händen auf einen Tisch oder gegen eine Wand. Ausgangspunkt für diese Haltung: entweder aus dem Stand oder aus Krieger 1, da die Hüften geschlossen bleiben. Hierbei werden Rücken- und Beinmuskulatur gekräftigt.

VERMEIDE

- Ein Nach-vorn-Fallen.
- Ein Rundwerden des oberen Rückens.
- Das Öffnen der Hüften wie bei Krieger 2.

BEACHTE

- Du solltest das Gefühl haben, in Balance zu schweben, der Oberkörper und das angehobene Bein sind parallel zum Boden.
- Einen aktiven Rücken und aktive Beine.
- Das Schließen der Hüften. Stell dir dazu vor, du würdest die Oberschenkelinnenseiten aneinanderpressen.

This pose can be practiced with various arm positions: for beginners, arms may face back or to the sides like a plane or forward, which is more intense. For a better understanding of this pose it is beneficial to practice with tools: with your hands on a table or against a wall. Enter this position either from standing in Mountain Pose or from Warrior 1, because of the hip placement. Warrior 3 strengthens and tones the leg- and back muscles.

DON'T

- fall forward.
- round your back.
- open the hips as in Warrior 2.

DO

- actively balance, floating upper body and lifted leg parallel to the ground.
- activate your back and core.
- close upper hip by imagining you're squeezing inner thighs together.

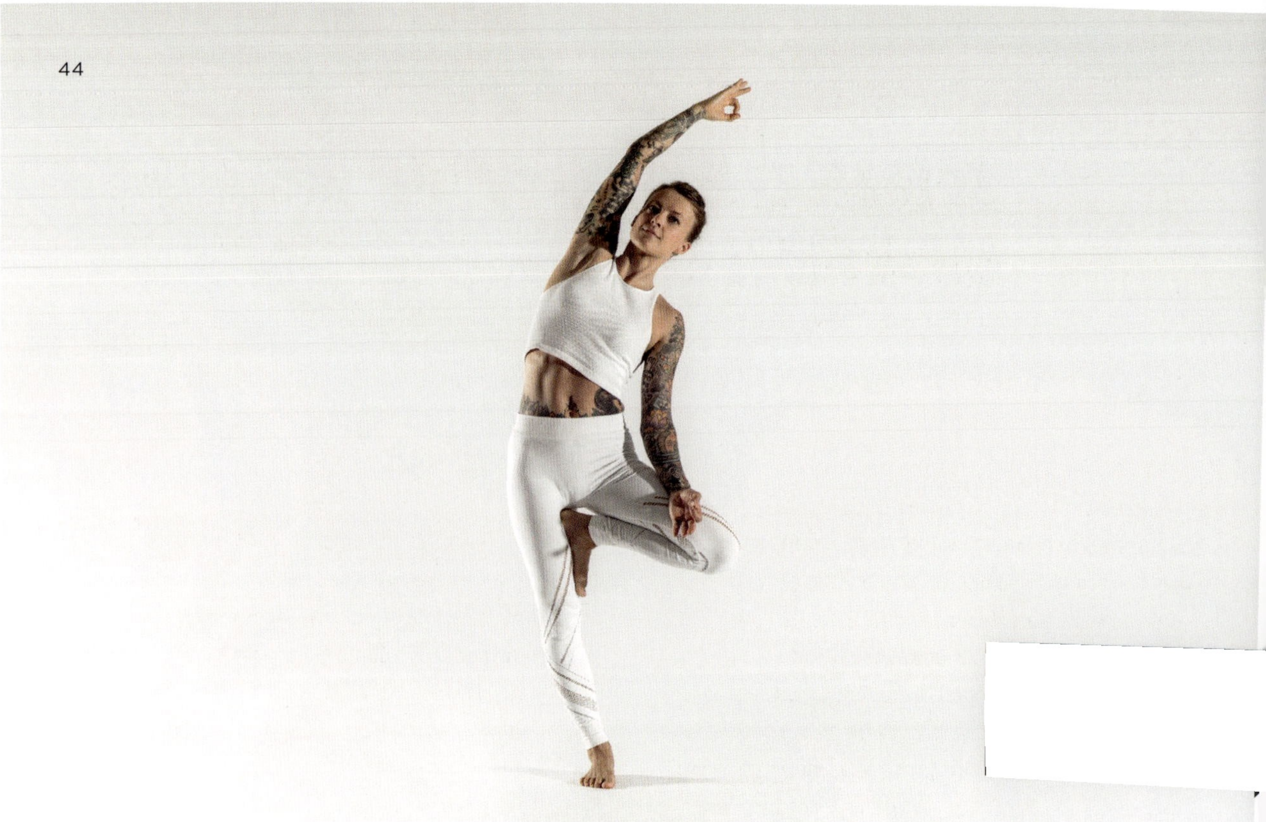

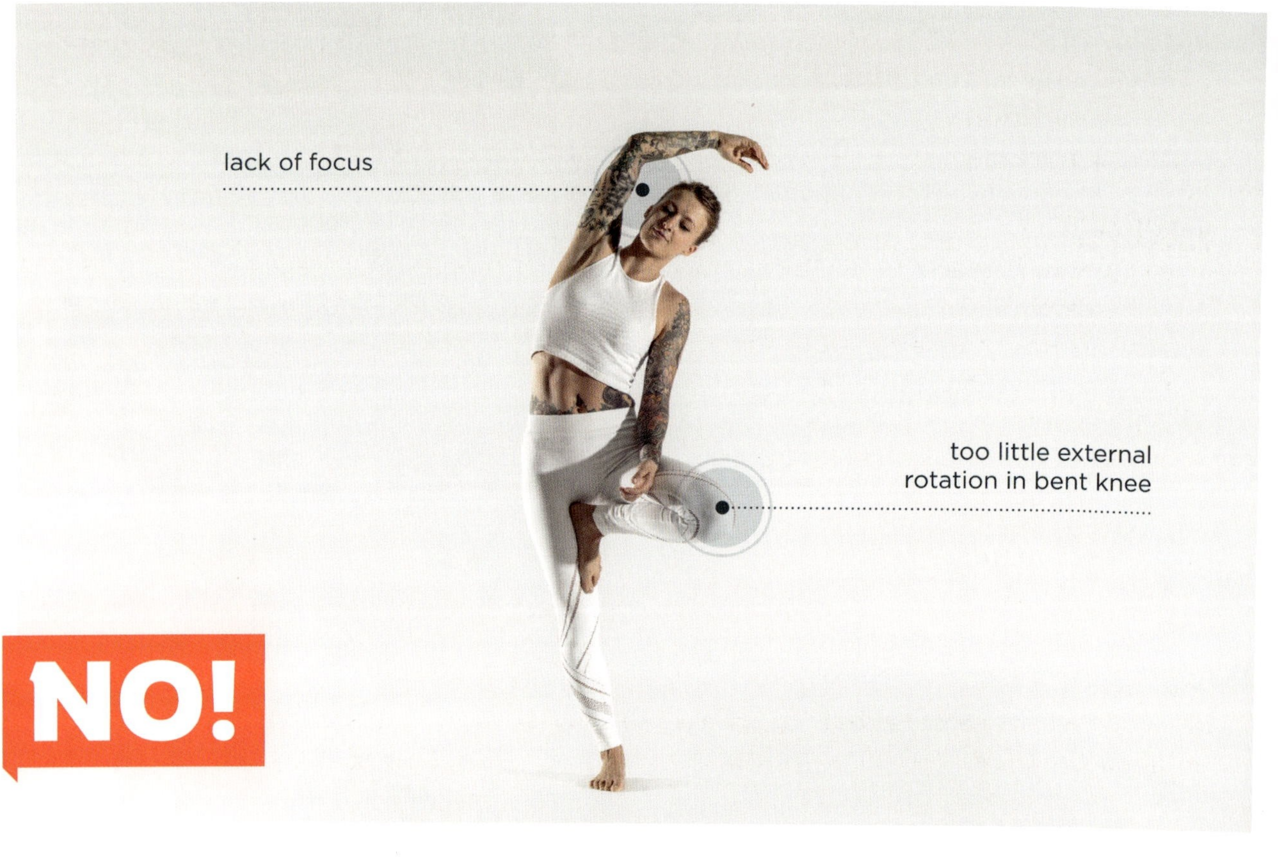
lack of focus
too little external rotation in bent knee
NO!

15 DER GENEIGTE BAUM BENDING TREE POSE

VRKSASANA

Der Geneigte Baum eignet sich für alle, die den Baum gut halten können. Da sich der Blick bei dieser Variante nicht mehr auf horizontaler Ebene befindet, werden unsere Balancefähigkeiten neu auf die Probe gestellt. Der Geneigte Baum sorgt somit für Kraft und Stabilität und streckt gleichzeitig Hüften und Seiten.

This tree is suitable for all practitioners with a solid basic Tree Pose. Due to the side bend, our gaze is not aligned with the horizon, which challenges our balance in a new way. Bending Tree Pose stretches and tones side waists and builds strength.

VERMEIDE

- In den Zehen zu verkrampfen.
- Zu schnelle Bewegungen.
- Den Atem anzuhalten.

BEACHTE

- Lass dich von deiner Atmung durch diese Asana tragen.
- Ziehe die Schultern weg von den Ohren.
- Aktiviere deine Körpermitte und rolle dein Steißbein ein.

DON'T

- cramp your toes.
- move too fast, this will throw you off balance.
- hold your breath.

DO

- focus on your breath which will guide you into this pose.
- keep shoulders away from ears.
- activate core and tuck tailbone under.

TIP

Der Fuß auf der Innenseite des Oberschenkels kann auf den Unterschenkel gesetzt werden oder in den halben Lotus. The foot on inner thigh can instead be placed on the calf or in half lotus.

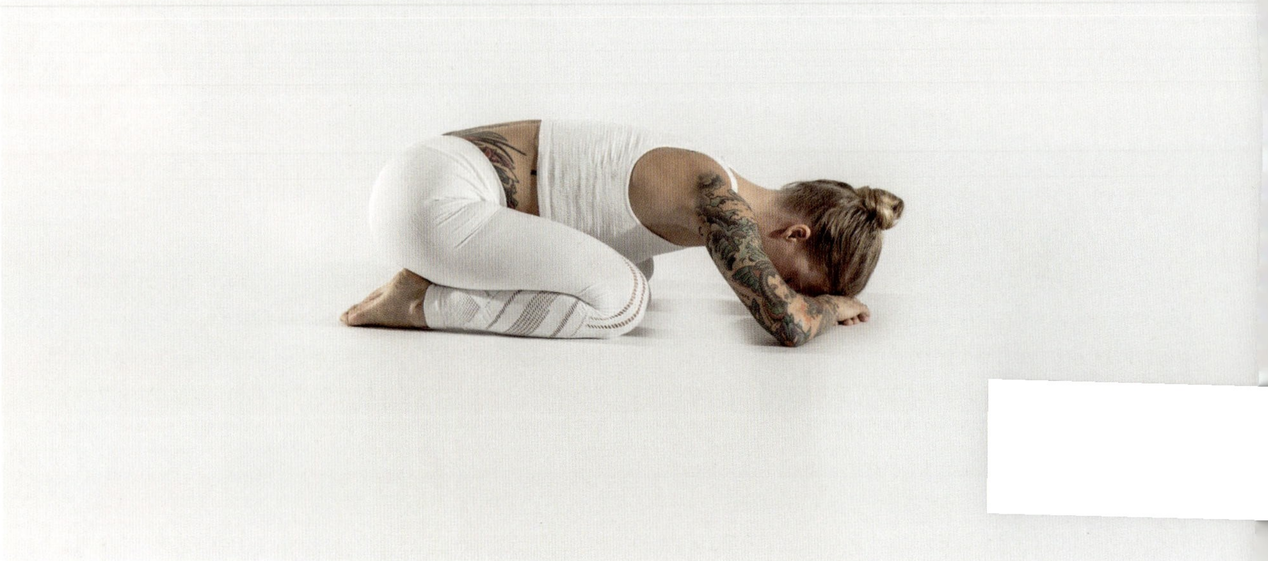

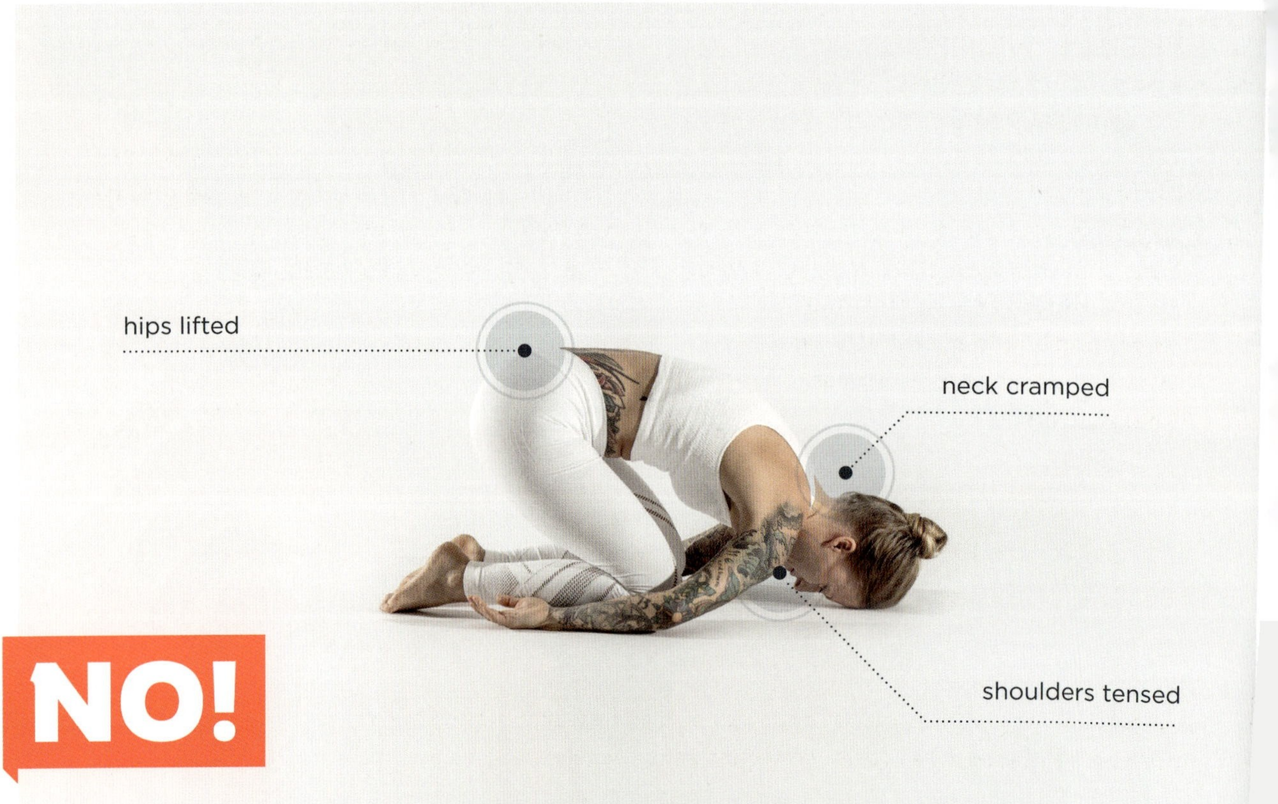
hips lifted
neck cramped
shoulders tensed
NO!

16 HALTUNG DES KINDES CHILD'S POSE BALASANA

Die Haltung des Kindes ist eine sanfte Yogaposition und wird von Anfängern wie Fortgeschrittenen zwischen stärker fordernden Haltungen geübt. Balasana gehört zu den erholsamen Asanas, die helfen herunterzufahren, und wirkt sich positiv auf Rücken und Hüften aus.

VERMEIDE

- Bei Knieverletzungen.
- In der Schwangerschaft.
- Bei Beschwerden des Magen-Darm-Trakts.

BEACHTE

- Lege den Kopf auf dem Boden, deinen Händen oder einem gefalteten Handtuch ab.
- Noch leichter kommst du in die Position, wenn du die Knie etwas weiter öffnest.
- Wenn du es schwerer brauchst: Knie zusammen.

Child's Pose is a more gentle and restorative pose which is practiced by beginners and advanced students between more advanced postures. It helps destress and decompress the spine.

DON'T

- practice with knee injuries.
- practice during pregnancy.
- practice with stomach issues.

DO

- rest head on floor, hands or folded towel.
- practice with knees wider to make it easier.
- practice with knees together when you need more of a challenge.

TIP

Die Arme können wahlweise nach vorn oder nach hinten gestreckt werden.

Arms can be placed forward or back next to you.

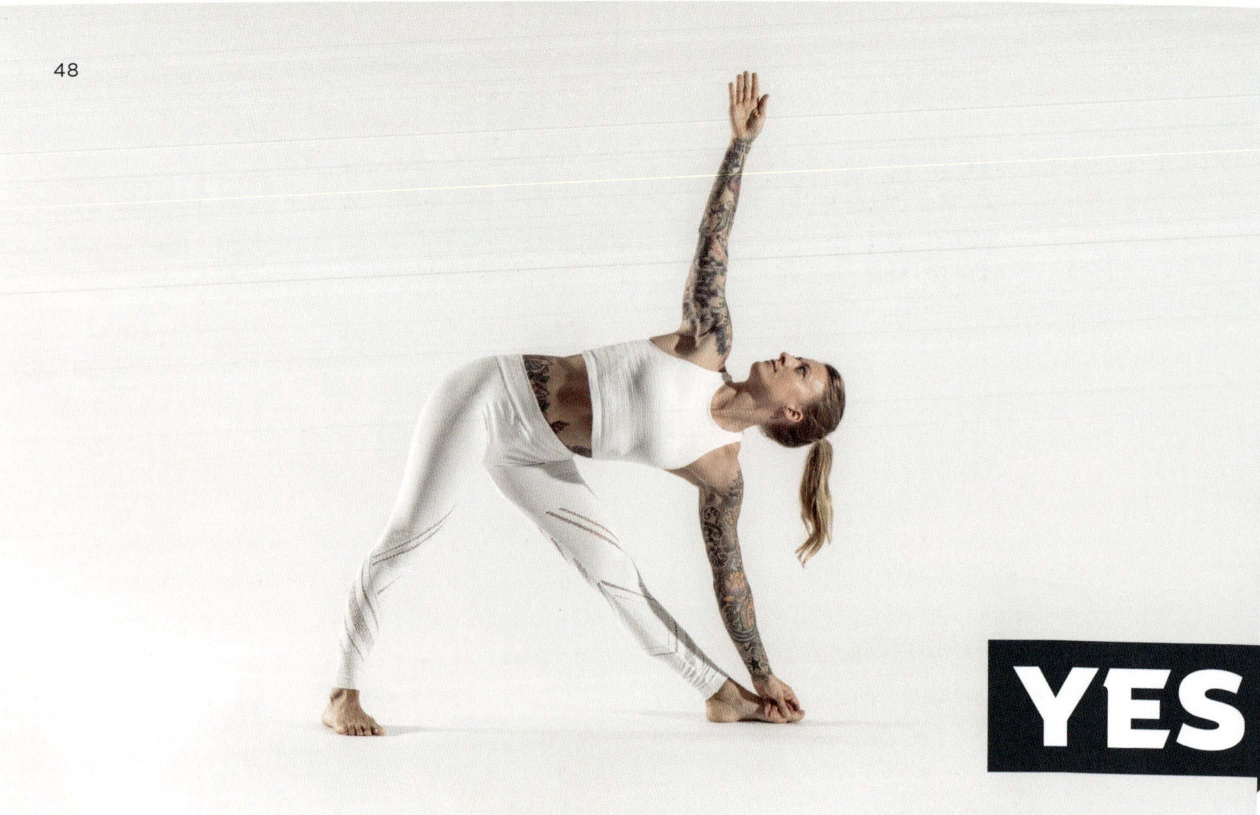
YES

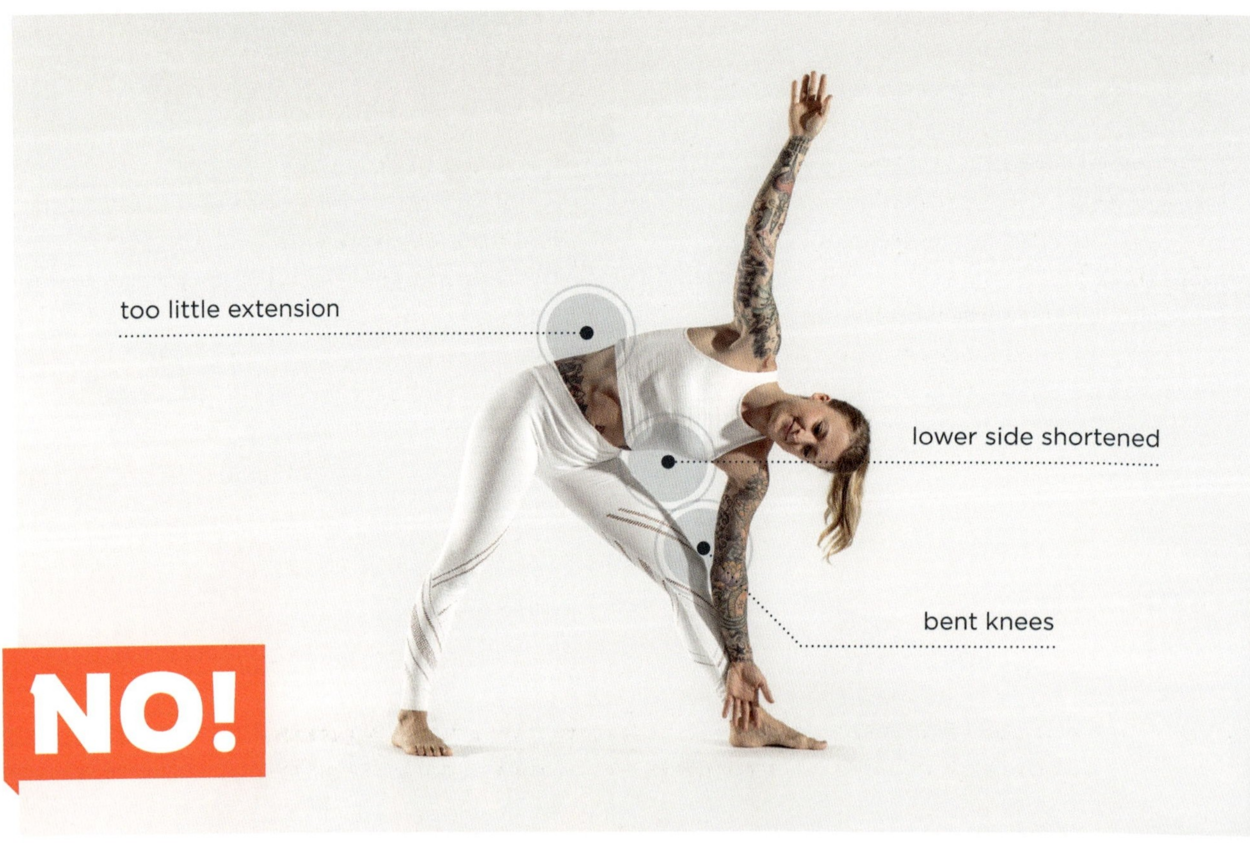
too little extension
lower side shortened
bent knees
NO!

17 DREIECK UTTHITA TRIKONASANA
TRIANGLE POSE

Das Dreieck bietet Welten des inneren Entdeckens: Hüften, Beine und Oberkörper werden gestärkt und zugleich gedehnt. Diese Haltung kann gegen eine Wand geübt werden, um ein tieferes Verständnis für die Ausrichtung zu erlangen.

Triangle Pose offers a world of inner adventures: hips, legs and upper body are being stretched and toned. Feel free to practice this pose against a wall, for a better understanding of the alignment.

VERMEIDE

- Das vordere Knie nach innen fallen zu lassen.
- Den oberen Arm zu weit nach hinten zu strecken.
- In der unteren Körperhälfte und im unteren Rücken zu kollabieren.

BEACHTE

- Einen gleichmäßigen Atem.
- Das Öffnen des Oberkörpers: Du öffnest dich den Sternen.
- Strecke dich gleichmäßig über beide Seiten des Oberkörpers.

DON'T

- let front thigh turn inward.
- tilt upper arm too far back.
- shorten lower side of torso and collapsing in low back by going too low.

DO

- breathe evenly.
- keep rolling your torso open.
- extend through both sides of torso evenly.

TIP

Falls das Nach-oben-Schauen für deinen Nacken unangenehm ist, schaue zu deinem Fuß.

If gazing up creates discomfort in the neck, look down towards your foot instead.

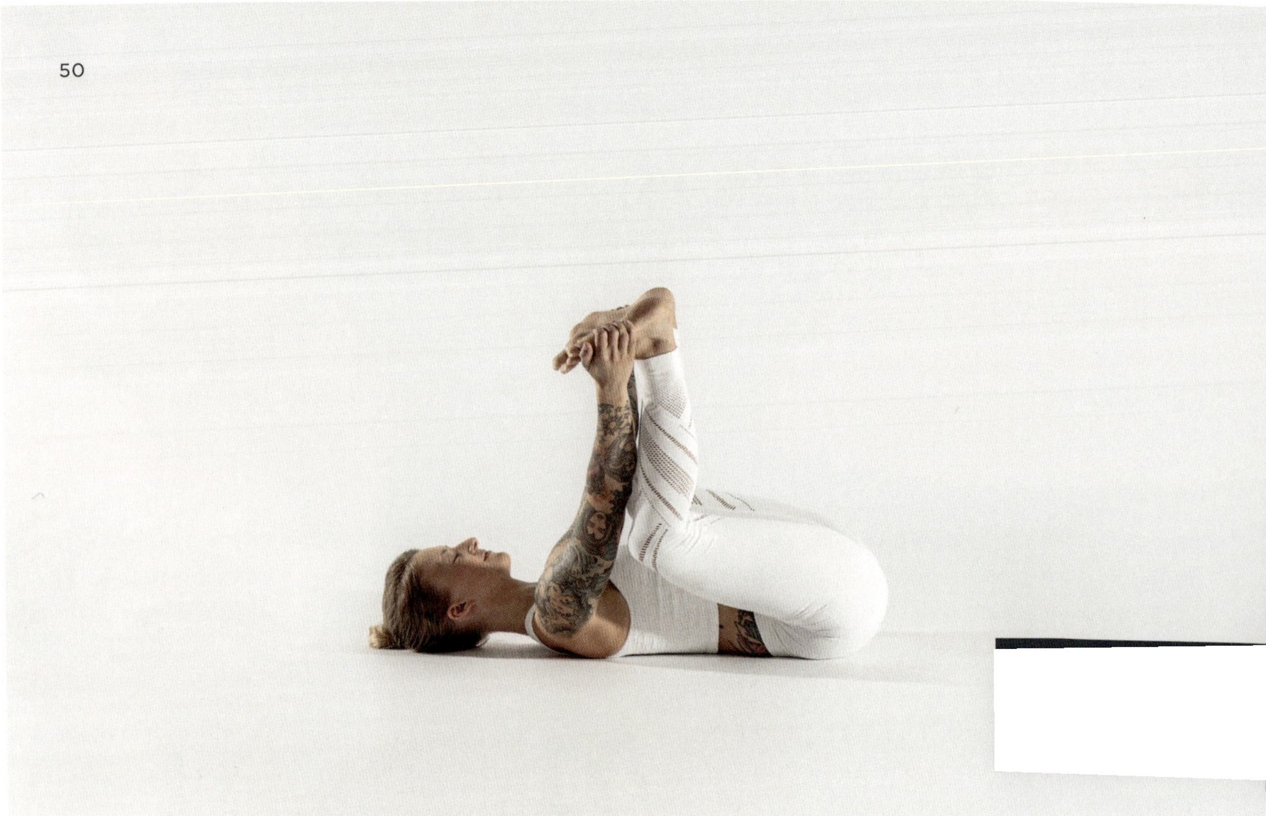

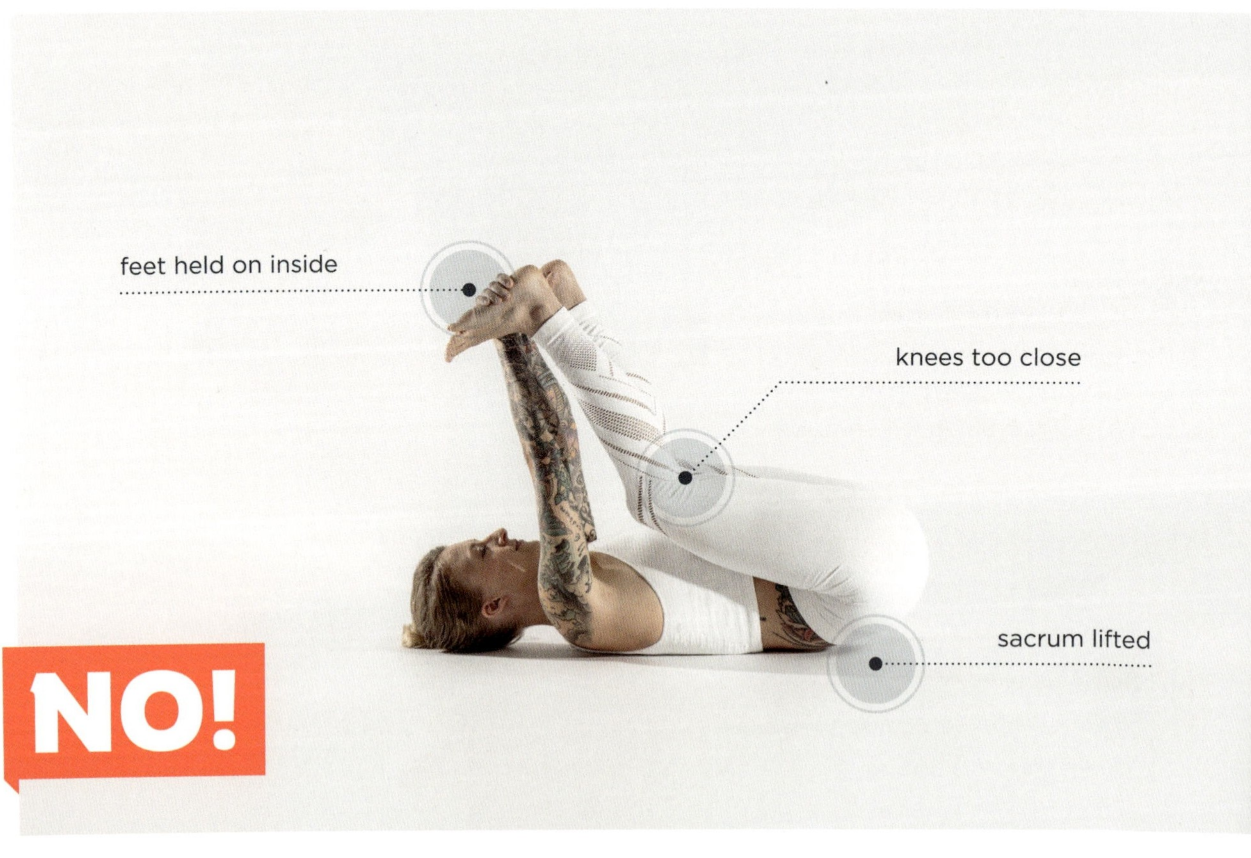
feet held on inside
knees too close
sacrum lifted
NO!

18 GLÜCKLICHES BABY HAPPY BABY POSE

ANANDA BALASANA

Das Glückliche Baby wird auch manchmal »Toter Käfer« genannt. Die Vorstellung, dass ein glückliches Baby beim Wickeln ohne Windel an seinen Zehen knabbert, ist jedoch schöner und besser nachzuvollziehen. Sobald ein gewisses Maß an Flexibilität gegeben ist, wirkt diese Haltung wie Balsam für die Hüftgelenke, da die inneren Leisten und die Wirbelsäule gestreckt werden und Stress nachlassen kann.

VERMEIDE

- Das Üben bei Knieverletzungen.
- Das Üben bei Nackenbeschwerden.
- Ein Rundwerden im unteren Rücken.

BEACHTE

- Senkrechte Unterschenkel.
- Das Greifen der Außenseiten der Füße, mit den Armen innen an den Knien.
- Das Kreuzbein am Boden zu erden.

Happy Baby Pose is commonly also known as "Dead beetle pose". Imagining a happy baby getting changed and gently nibbling on his toes is a little nicer and easier to comprehend. As soon as there is a certain degree of overall flexibility, this pose soothes the hip joints like no other because it gently stretches the inner groins and spine and helps relieve stress.

DON'T

- practice with knee injuries.
- practice with neck issues.
- round your lower back.

DO

- focus on your shins vertical to the ground.
- grab a hold of the outer edges of your feet, with your arms on inside of knees.
- ground your sacrum on the mat.

TIP

Falls die Füße nicht greifbar sind, kannst du einen Gurt oder ein Handtuch darumlegen.

If you cannot reach your feet, place a belt or towel over your feet and grab its ends.

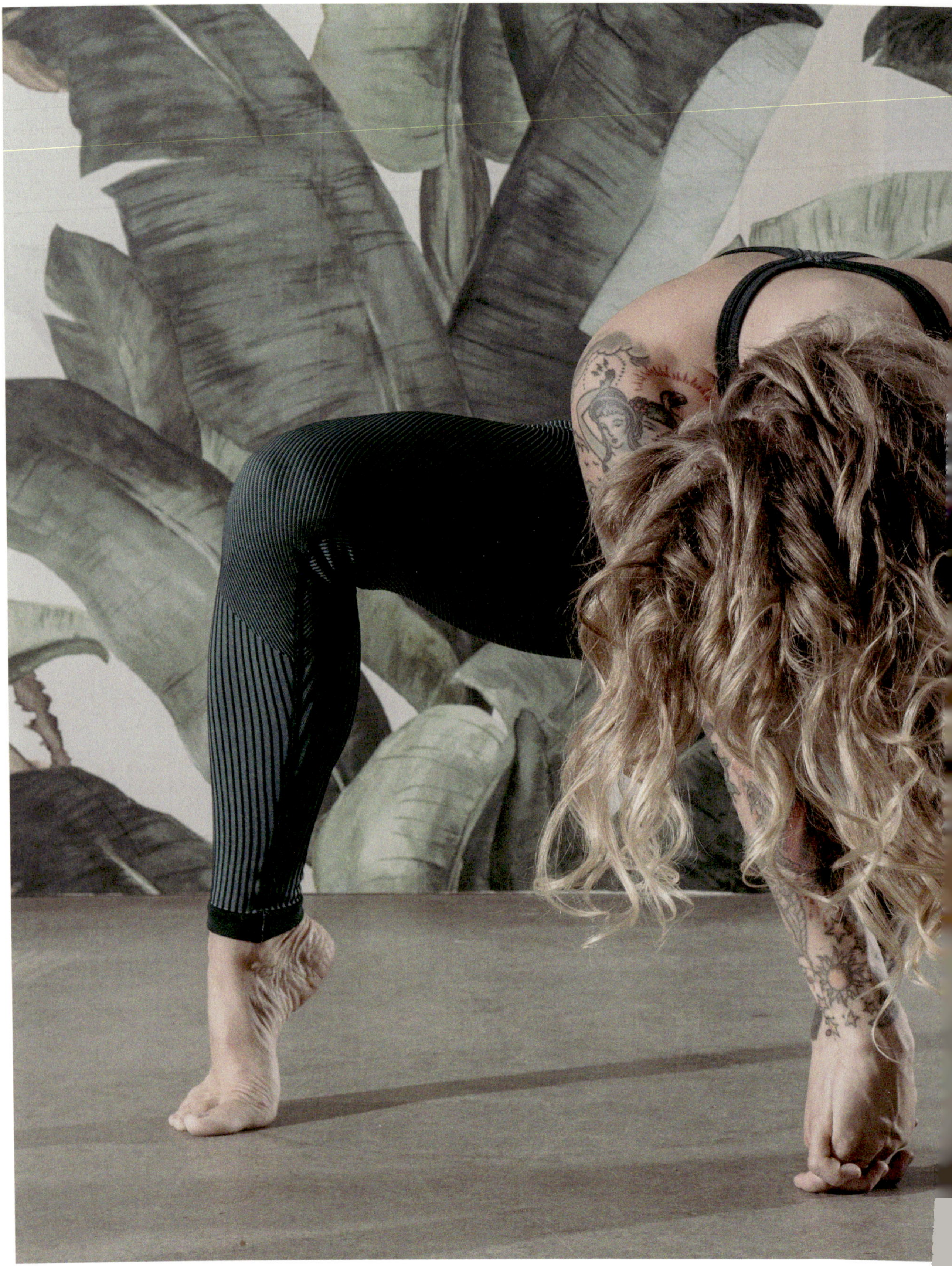

INTEN SIVES

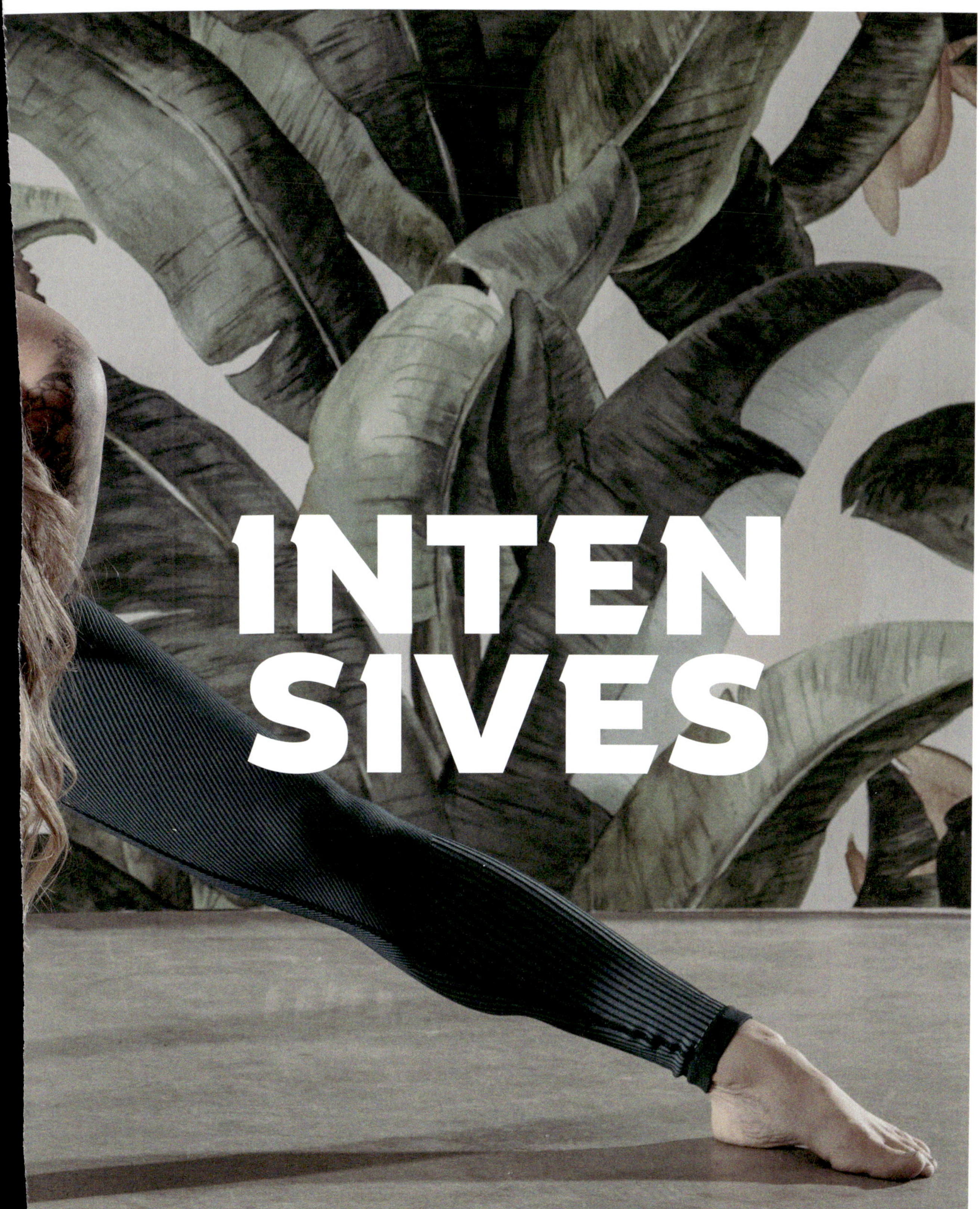

Die folgenden Asanas und Übungen sollen deiner Yogapraxis frischen Wind schenken, brennende Fragen beantworten, die dir immer wieder beim Üben begegnen, oder einfach helfen dich und deinen Körper besser zu verstehen und komplizierte Varianten sicher zu probieren.

VORBEUGEN

Alle, die an ihren festen Oberschenkelrückseiten verzweifeln, werden sich irgendwann mit Vorbeugen anfreunden müssen. Diese öffnen nämlich die gesamte Rückseite des Körpers, vom Scheitel bis zur Ferse. Sie beruhigen außerdem das Nervensystem, weshalb sie besonders wohltuend für Kopfmenschen wirken.

RÜCKBEUGEN

Herzöffner sind besonders ratsam für Schüler mit festen Schultern, unbeweglicher Wirbelsäule und festen Hüftbeugern. Übe achtsam, um sicher den größten Nutzen aus Rückbeugen zu holen, indem du den unteren Teil deines Pos aktivierst, um dein Steißbein zu kippen.

DREHUNGEN

Entgiften ist im Trend, weshalb alle Detox-Fans ihre Freude an Twists finden werden. Drehungen verbessern die Verdauung, reinigen die inneren Organe und helfen das Altern zu verlangsamen, indem die Wirbelsäule geschmeidig gehalten wird. »Du bist so alt wie deine Wirbelsäule.«

BAUCHÜBUNGEN

Die Aktivierung von Bandhas während einer Yogasession kann wie ein 90minütiges Bauchworkout wirken. Alle, die wenig Zugang zu ihrem Kern, dem Bauch, haben, können mithilfe der folgenden Übungen ihre Körperhaltung und Rückenschmerzen verbessern.

UMKEHRHALTUNGEN

Erweitere dein Training mit Umkehrhaltungen, um ein glücklicherer Mensch zu werden. Indem wir uns auf den Kopf stellen, sehen wir die Welt mit neuen Augen, werden stärker und selbstbewusster.

HÜFTÖFFNER

Hüftöffner sind essenziell für alle, die täglich mehrere Stunden sitzen, denn sie erhalten eine normale Beweglichkeit und vermeiden Rückenschmerzen.

SEITSTRECKER

Das Ziel der Seitstrecker ist die Wirbelsäule und die Seiten des Körpers in die Länge zu ziehen und wirken als Ausgleich für intensive Vor- und Rückbeugen.

The following asanas and exercises are meant to inspire your practice, answer questions that pop up in your personal experience or just aid you in understanding your own body and how to work with difficult postures in a safe way

FORWARD FOLDS

Everyone suffering from tight hamstrings will need to become friends with forward folds if they like it or not. Forward folds stretch the entire backside of the body, from head to heels. They also soothe the nervous system, which makes them incredibly helpful for all busy thinkers and mind workers.

BACKBENDS

People dealing with tight shoulders, immobile spines and tight hip flexors might have avoided heart openers for too long, which can make these poses even more challenging and almost unbearable. Staying safe in backbends is crucial to maintaining a healthy yoga practice. Remember to tuck your tailbone by squeezing the under butt.

TWISTS

Everyone who's a fan of detoxing will love twists, because they improve digestive function, cleanse the inner organs and maintain normal spine rotation by countering the effects of aging. »You are as old as your spine, so keep it mobile.«

CORE EXERCISES

Engaging Bandhas during a whole yoga practice is like doing abs for 90 minutes. If you're not aware of your core yet, get connected to your center by adding the following core exercises to your training schedule. These will help maintain good posture and can counteract back pain.

INVERSIONS

Add inversions to your training to spice up your life and make you a happier person. By inverting yourself, you get a new perspective on life, become stronger and more confident. The King and Queen of Asanas are inversions for a reason.

HIP OPENERS

Opening the hips is crucial if you're sitting for long periods of time during the day, to maintain a normal range of motion and avoid back pain.

EXTENSIONS

The goal in extensions is to lengthen the spine and side body and to counteract intense flexions and backbends.

19 PARVRTTA ADHO MUKHA SVANASANA

GEDREHTER HUND TWISTED DOWNDOG

Der Gedrehte Hund gehört nicht zu den Basics, da die Fersen als Voraussetzung, um sich in der Haltung voll entfalten zu können, dem Boden sehr nahe kommen sollten oder ganz aufliegen. Es ist möglich, für diese Drehung im Herabschauenden Hund eine aufgerollte Matte oder Decke unter die Fersen zu legen, um dies zu erleichtern.

STEP BY STEP

- Beginne im Herabschauenden Hund.
- Laufe mit den Füßen ungefähr eine Fußlänge näher Richtung Hände, um so mehr von der Ferse absetzen zu können.
- Greife mit der rechten Hand dein linkes Fußgelenk oder die Hose. Es ist möglich, von außen oder von innen zu greifen.
- Nutze den Griff als Hebel, um dich nun von hier mit jeder Ausatmung mehr unter den linken Arm zu drehen.
- Achte dabei darauf, dass sich dein linker Arm nicht nach innen dreht, sondern die Außenrotation des linken Oberarms (wie in der Ausrichtung des Downdog) erhalten bleibt. Verweile für ca. 5 Atemzüge.
- Wiederhole dies auf der anderen Seite.

Twisted Downdog is a more advanced pose because it requires the heels to be on the mat instead of floating above the ground for the full expression of the pose. It is possible to use a rolled-up mat or blanket underneath the heels to compensate the missing length in the back of the legs.

STEP BY STEP

- Start in Downdog.
- Walk your feet about a length of a foot closer towards your hands, with the intention to place your heels on the mat.
- Grab your left ankle or edge of your pants with your right hand. It is possible to grab the ankle from the inside or from the outside.
- Use this grip as leverage to twist your upper body under your left arm.
- Make sure that your left arm does not turn inwards, instead, focus on keeping the alignment and external rotation of the upper arm (as in Downdog).
  Stay approx. 5 breaths.
- Repeat all steps on the other side.

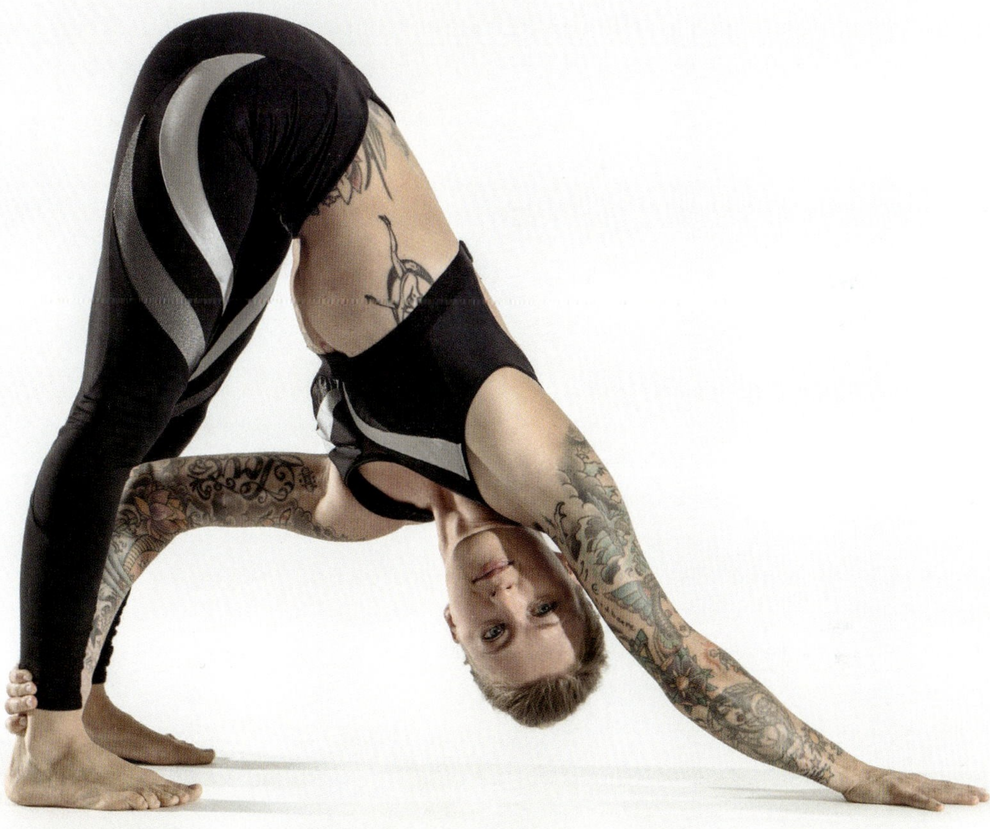

20 VINYASA-ÜBERGANG / VINYASA TRANSITION

VOM HUND ZUM WILDEN TIER FROM DOWNDOG TO WILD THING

Den zahmen Hund in ein wildes Tier und eine vorbereitende Rückbeuge zu verwandeln ist spielerisch einfach. Es geht um Streckung, weshalb dieses Wild Thing wohltuend für Leisten, Bauchdecke und Schultern ist.

STEP BY STEP

- Beginne im Herabschauenden Hund.
- Hebe dein rechtes Bein an, öffne deine rechte Hüfte und beuge das Knie.
- Lasse den rechten Fuss hinter dich fallen.
- Sobald der Fussballen des rechten Fusses ausserhalb der linken Mattenkante hinter dir angekommen ist, hebe deinen rechten Arm. Drehe deinen Oberkörper in Richtung Decke so dass du den rechten Arm von dir weg strecken kannst, um Brust & Schulter zu dehnen.
- Öffne die Körpervorderseite, in dem du den rechten Fussballen, die Aussenkante vom linken Fuss und die linken Hand in den Boden schiebst.
- Durch ein leichtes Wegdrücken des rechten Fußes komme zurück in den Downdog oder fließe direkt durch ein Vinyasa deiner Wahl.
- Wiederhole alle Schritte auch auf der anderen Seite.

This is a fun transition, which transforms Downdog into a backbend, opening the front of the body. This feels soothing for the groins, belly, thoracic spine and shoulders.

STEP BY STEP

- Start in Downward-Facing Dog.
- Lift your right leg up behind you, open your hip and bend the leg.
- Slowly, allow your right foot to drop to the floor behind you (you may bend in the hips when trying this for the first time).
- As soon as the ball of right foot touches the ground, you can lift your right arm up. Rotate your torso to the right, so you can stretch your right arm, in search for a mild stretch in the right chest.
- Push yourself up through right ball of foot, left outer edge of the foot and left hand.
- With a little push from your right foot, come back to Downdog or move through your vinyasa of choice.

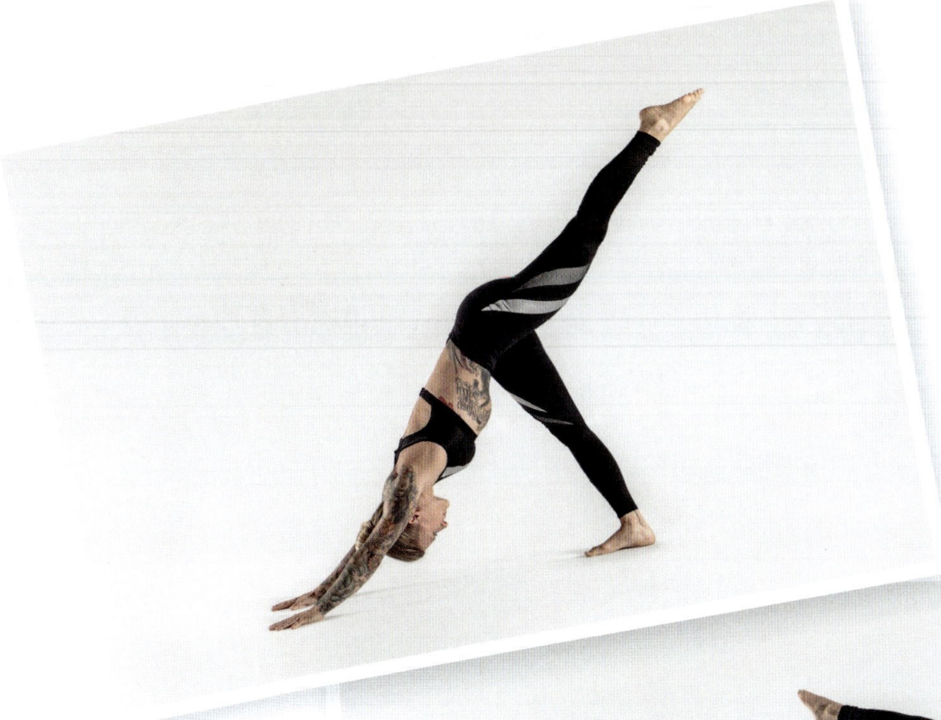

1.

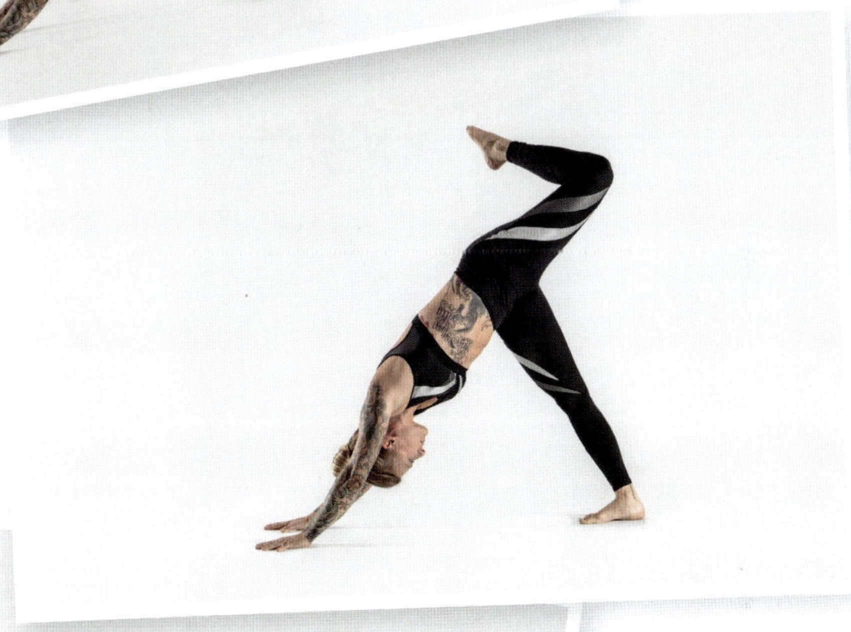

2.

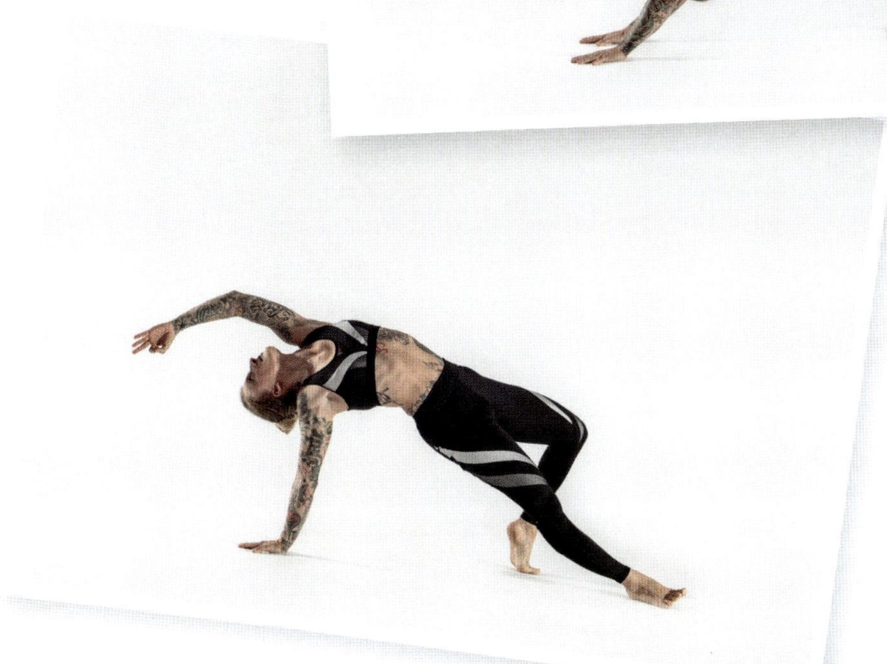

3.

21 VINYASA-ÜBERGANG / VINYASA TRANSITION

VOM HUND ZUM GESPANNTEN SKORPION DOWNDOG TO LOADED SCORPION

Der Gespannte Skorpion ist ein kleiner Bruder des klassischen Skorpions, welcher auf den Unterarmen oder den Händen praktiziert wird. Als intensive Rückbeuge öffnet sie die komplette Vorderseite, als milde Variante streckt sie die Oberschenkelvorderseite oder die Schulter separat. Das Interessante hierbei ist der Einstieg, der unsere Eigenwahrnehmung schult.

Loaded scorpion is a little brother of the classic Scorpion Pose in Forearmbalance or Handstand. As an intense backbend it opens the whole front of the body or as a mild version it can work thigh and shoulder. The interesting part is moving into the pose, creating awareness and registering the exact position of the foot in the air without being able to look.

STEP BY STEP

- Beginne im Herabschauenden Hund.
- Hebe das rechte Bein nach hinten an.
- Teste deine Balance, indem du die linke Hand vom Boden löst - vielleicht nur die Fingerspitzen oder die ganze Handfläche.
- Strecke den linken Arm nach hinten aus.
- Beuge das rechte Knie und greife mit der linken Hand den rechten Fuß.
- Für eine intensive Rückbeuge versuche Kopf und Fuß zusammenzuführen, indem du das Brustbein Richtung Matte schmelzen lässt.
- Leichter ist es hier, zuerst die Schulter zurückzurollen und den Fuß zum Gesäß heranzuziehen, für eine Dehnung der Oberschenkelvorderseite.

STEP BY STEP

- Start in Downdog.
- Lift your right leg up behind you.
- Now test your balance by lifting just the fingertips of your left hand off your mat, maybe the whole hand.
- If this is easy, extend your left hand and right leg back behind you.
- As soon you feel stable here, bend your right leg and try to reach your foot with left hand.
- For an intense backbend: try to bring your foot to your head, by sinking your ribs towards the mat.
- For a light stretch, pull your left shoulder back and try to pull your foot towards your buttocks to open up the front of the thigh.

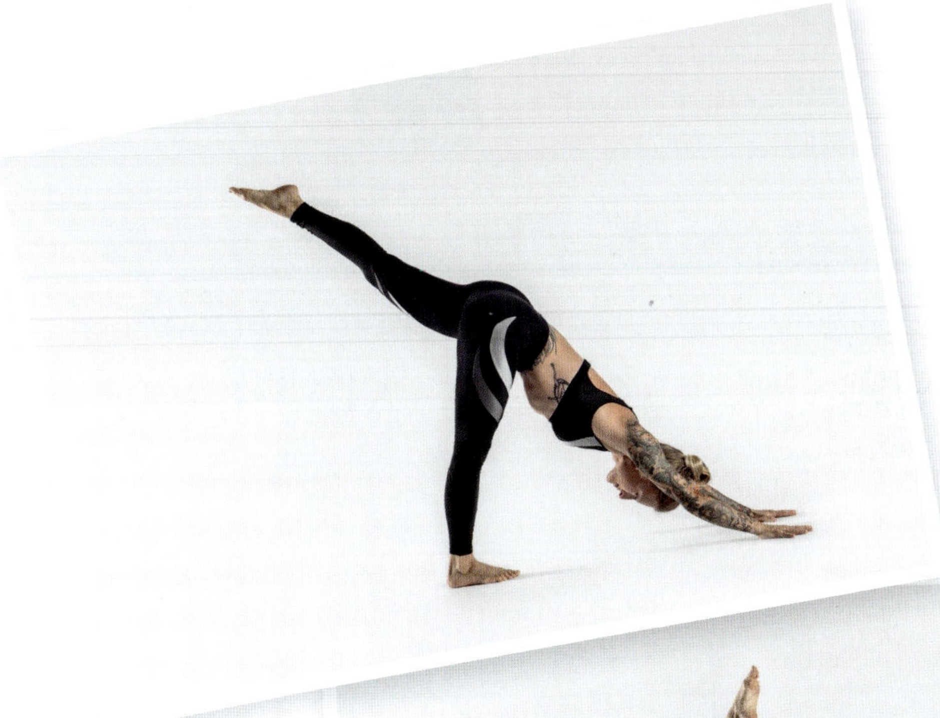

1.

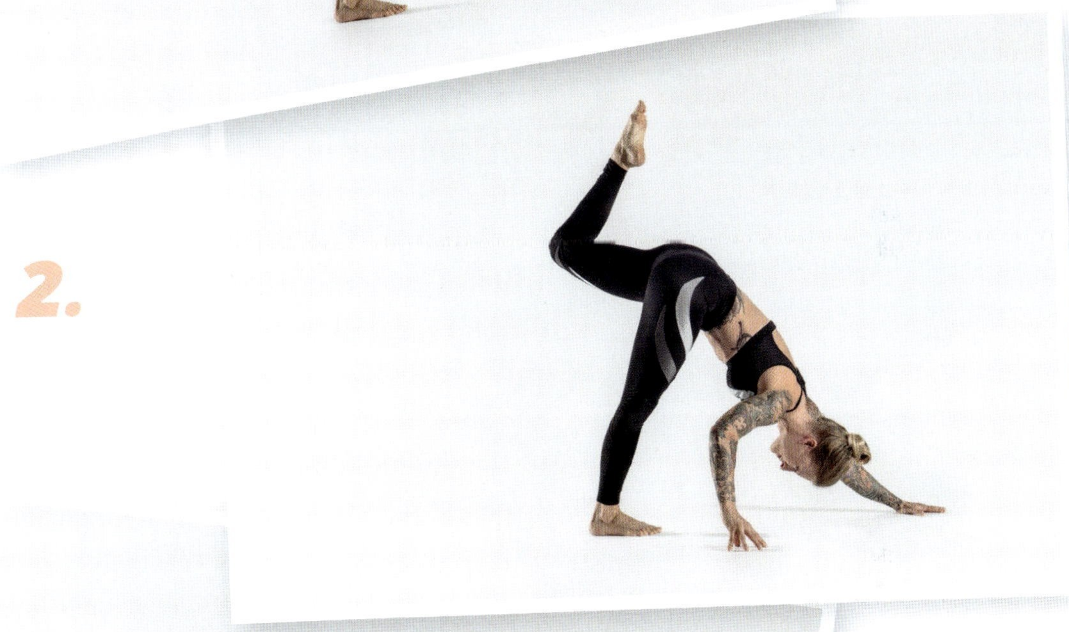

2.

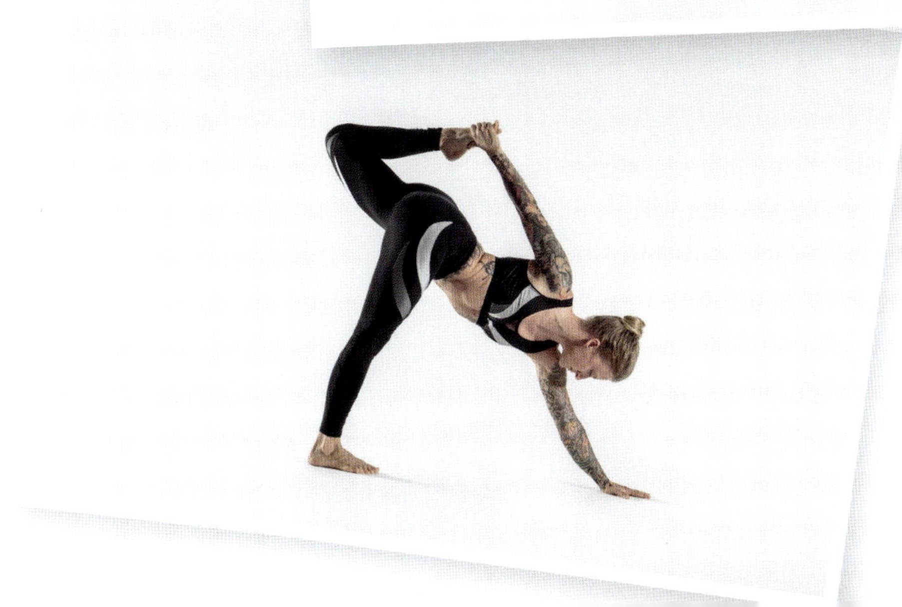

3.

22 DOWNDOG DRILL

TURBOHUND TURBODOG

Der Turbohund sorgt für Feuer im Trizeps und Länge im Nacken und eignet sich besonders für alle, denen die Außenrotation der Oberarme noch schwerfällt. Dieses »Bonbon« unter den Asanas ist nicht als lang gehaltene Variante gedacht, sondern als kleiner Booster für zwischendurch.

STEP BY STEP

- Beginne im Downdog.
- Stelle dir vor, du hättest einen Basketball zwischen den Oberarmen, den du zusammenquetschen willst.
- Beuge dafür die Arme, bis sie knapp über dem Boden schweben, und drehe die Ellbogen dabei zueinander.
- Entspanne im Turbohund Kopf und Nacken.
- Bleibe hier 5 Atemzüge und wiederhole dies so oft, wie du magst.

Turbodog is a great boost for the triceps and for creating length in the neck and is suitable for all, especially for those who have difficulties with external rotation in the upper arms in Downdog. This pose is not meant to be held over longer periods, more for a little extra boost in between.

STEP BY STEP

1. Start in Downward-Facing Dog.
2. Imagine a basketball between your upper arms.
3. Bend your elbows until they are floating above your mat and squeeze elbows toward each other.
4. Relax head and neck during Turbo Dog.
5. Stay for about 2-5 breaths and repeat as often as you like.

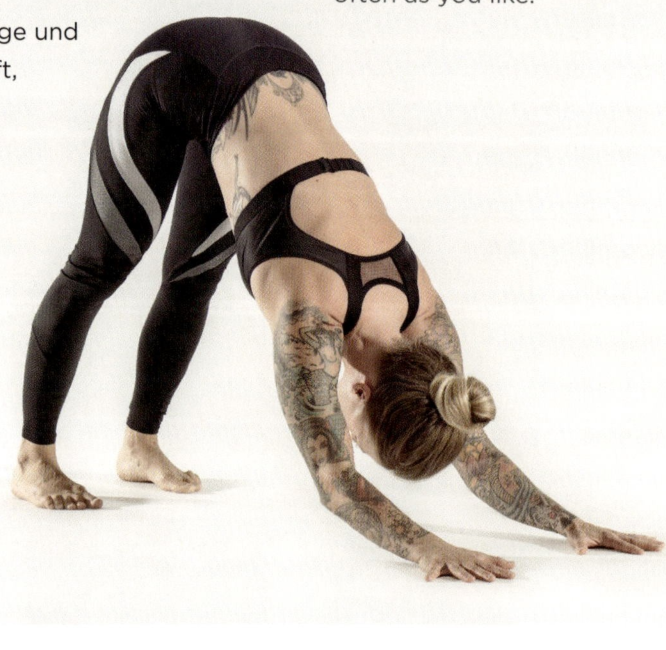

23 VASISTHASANA

SEITSTÜTZ SIDEPLANK

Der Seitstütz kräftigt nicht nur die gerade Bachmuskulatur, sondern insbesondere auch die schräge Coremuskulatur und macht dadurch diese Asana zum Wundermittel gegen die »love handles« (auch als »Hüftgold« bekannt). Übung macht den Yogi und die Yogini, weshalb es sich lohnt diesen immer wieder zu üben, auch wenn die Ärmchen dabei wackeln wie Pudding.

Sideplank not only strengthens the straight core muscles but also the obliques, which makes this pose our favorite in working on our oh so hated "love handles" (the soft wobbly stuff around the waist). Since "practice makes perfect", it is recommended to practice this pose often, even if the arms are shaking like pudding at first. It will get better.

STEP BY STEP

- Beginne in der Schiefen Ebene.
- Stelle deine Füße zusammen und stütze dich auf die rechte Hand und die Außenkante des rechten, geflexten Fußes.
- Hebe dabei den linken Arm zur Decke.
- Aktiviere beide Beine und drücke dich über die rechte Hand vom Boden weg, bis du spürst, dass deine seitliche Bauchmuskulatur arbeitet.
- Bleibe 2 bis 5 Atemzüge und komme dann zurück in die Schiefe Ebene.
- Wiederhole das Ganze auf der anderen Seite.

STEP BY STEP

- Start in Upper Plank.
- Place both feet together and shift your weight onto your right hand and outer edge of your flexed right foot.
- Extend your left arm towards the ceiling.
- With both legs strong, expand your energy from the core, pushing yourself up through your right hand until you feel your abs on your right side engaging.
- Come back to upper Plank and repeat on the other side.

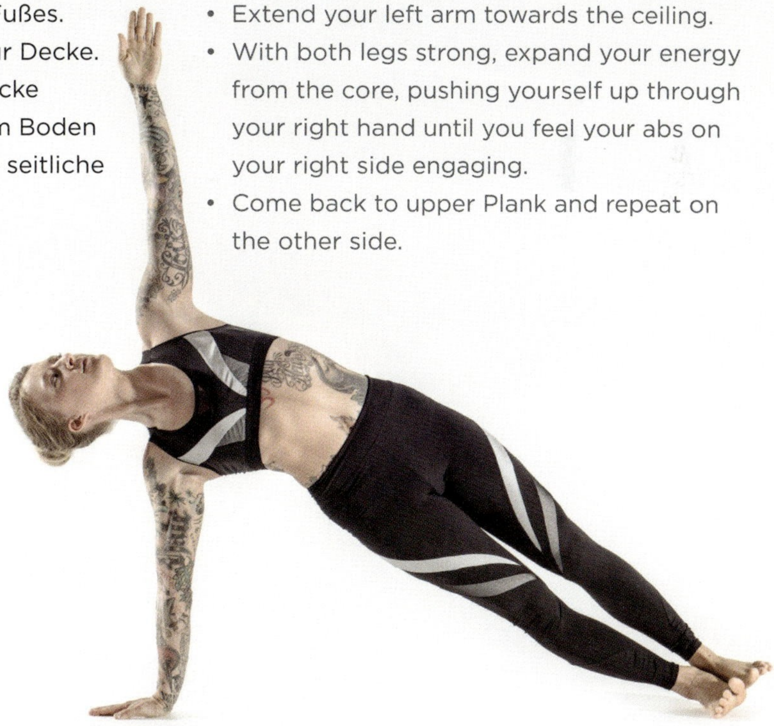

24 EKA PADANGUSTHASA VASISTHASANA

SEITSTÜTZ MIT ZEHENGRIFF SIDEBALANCE WITH TOE HOOK

Der Seitstütz mit Zehengriff ist der nächste Schritt, wenn das einfache Vasisthasana gut sitzt. Für das Greifen des großen Zehs ist Beweglichkeit in den Beinen und Hüften gefragt und genug Stützkraft aus Core und Armen, um nicht umzukippen.

STEP BY STEP

- Beginne im Seitstütz, Vasistasana auf der rechten Seite.
- Hebe das linke Bein vom unteren Bein ab.
- Beuge das linke Knie zur Brust und greife mit der linken Hand nach dem großen Zeh.
- Strecke nun behutsam das linke Bein Richtung Decke.
- Schiebe deine Hüften aus dem rechten Arm gegen die Schwerkraft nach oben.
- Bleibe 5 Atemzüge und komme dann zurück in die Schiefe Ebene.
- Für Fortgeschrittene geht es aus dem Zehengriff zum Spagat auf die Matte.
- Wiederhole danach das Ganze auf der anderen Seite.

Sideplank with Toe Hook is a fun variation of the regular Sideplank, in case you get bored of "just" planking on one arm. To grab a hold of your toe, a certain amount of flexibility is needed in legs and hips as well as enough strength from your core and arms to avoid tumbling over.

STEP BY STEP

- Start in Sideplank, Vasistasana on your right hand and outer edge of right foot.
- Lift your left leg up.
- Bend your left knee towards your chest and hold on to what you can get: toe or for starters pants or the whole foot.
- Slowly start extending your left leg towards the ceiling.
- Push your hips up against gravity through your right abs and arm.
- Stay for 5 breaths and come back to Upper Plank.
- Advanced students may transition from Toe Hook into Hanumanasana.
- Repeat on your left side.

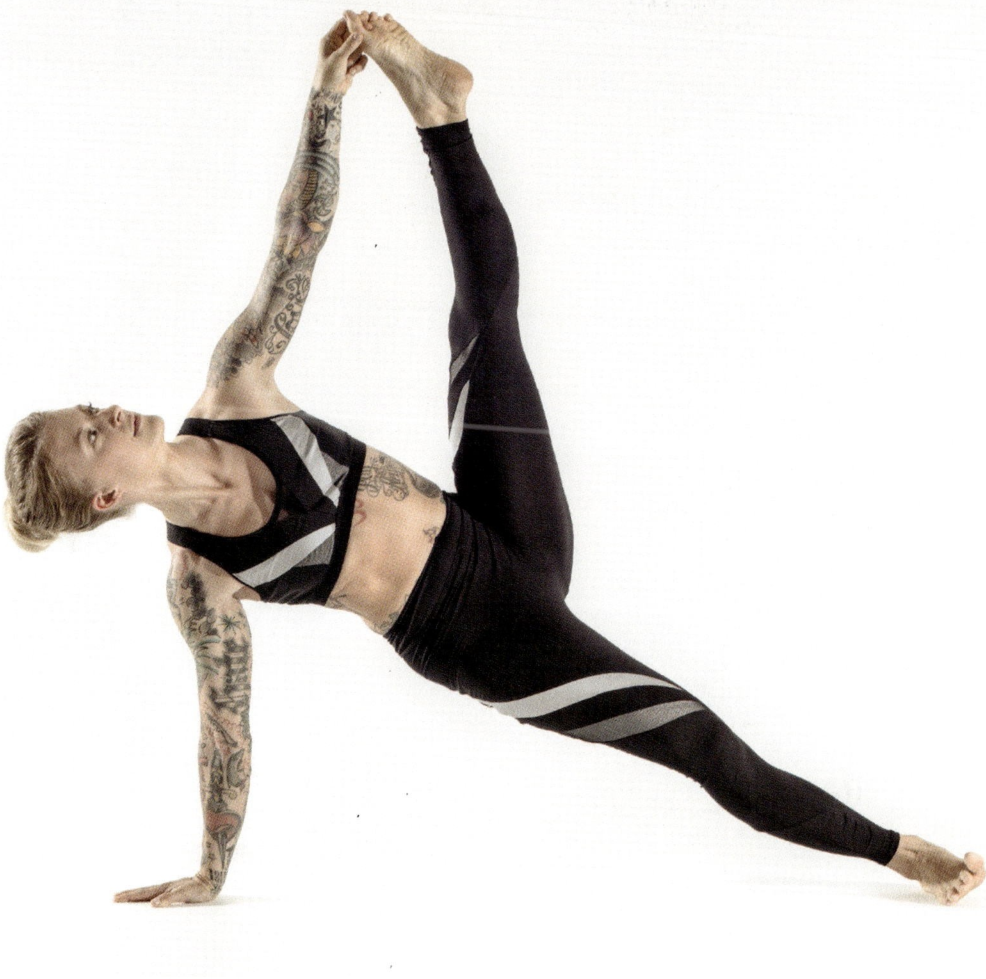

25 NAVASANA

BOOT
BOAT POSE

Die größte Herausforderung in Navasana ist es, Halt in der Bauchmuskulatur und den Bandhas zu finden, um den unteren Rücken zu unterstützen, anstatt ihn kollabieren zu lassen. Die Vorstellung, sich lang zu machen und Richtung Brustbein zu atmen, hilft enorm.

STEP BY STEP

- Beginne im Sitzen mit den Füßen vor dir.
- Halte deine Kniekehlen und lehne dich dabei zurück, sodass deine Füße vom Boden abheben.
- Optional: Strecke die Arme nach vorn und strecke die Beine aus.
- Bleibe 5 Atemzüge.
- Wiederhole dies bis zu 5-mal.

The biggest challenge is engaging the core and bandhas to create length in the back, instead of slouching and rounding, especially in the low back. Imagine breathing into your sternum to maintain activity in the core.

STEP BY STEP

- Start sitting on your mat with your feet in front of you.
- Hold on to your knees and lean back, allowing your feet to lift off the ground.
- Options: straighten your arms and legs forward.
- Stay for 5 breaths.
- Repeat up to 5 times.

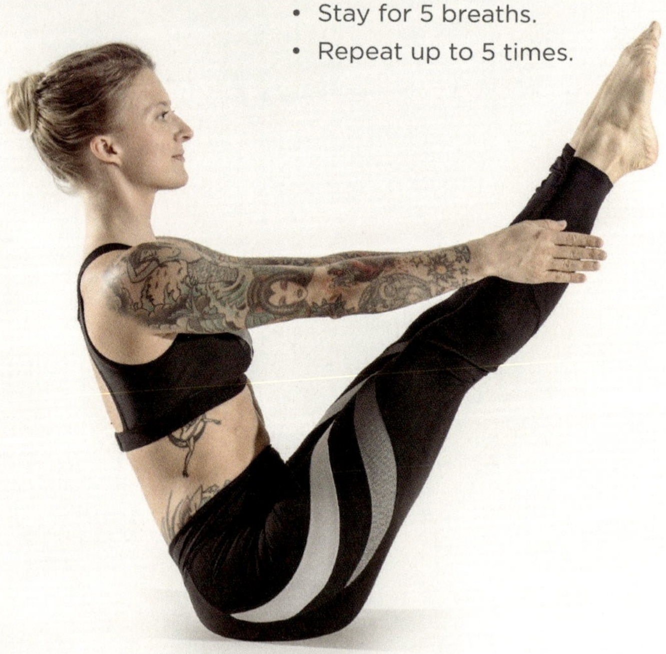

26 MAYURASANA

PFAUENDIAMANT
DIAMOND PEACOCK POSE

Diese Position wirkt aufgrund des hohen Drucks in der Bauchgegend entgiftend, und ermöglicht den alkoholischen Gelüsten zu frönen. Der Schlüssel zum Abheben des Kopfes und der Beine ist dementsprechend genügend Bauchkraft, aber auch die Platzierung der Ellbogen. Je enger diese aufgesetzt werden, desto leichter wird es.

This pose can help detox the intestines because of the big amount of pressure on the core area, which implies - so it is said - that only if one masters this pose, can one indulge in poisons like alcohol. The key to lifting head and legs is not only core strength but also the position of the elbows. The closer these are placed together, the easier it gets.

STEP BY STEP

- Beginne im Vierfüßler-Stand.
- Setze die Hände, mit den kleinen Fingern zusammen oder mit etwas Platz zwischen den Händen auf.
- Bringe die Ellbogen so eng wie möglich und lehne dich mit dem Bauch auf diese.
- Bringe deine großen Zehen zusammen.
- Aktiviere deinen Core und Rücken, um abzuheben.

STEP BY STEP

- Start kneeling on all fours.
- Place your hands down, with little fingers together or space between.
- Bring your elbows closer together and slowly lean onto your elbows, big toes touching.
- Engage core and back muscles to lift off.

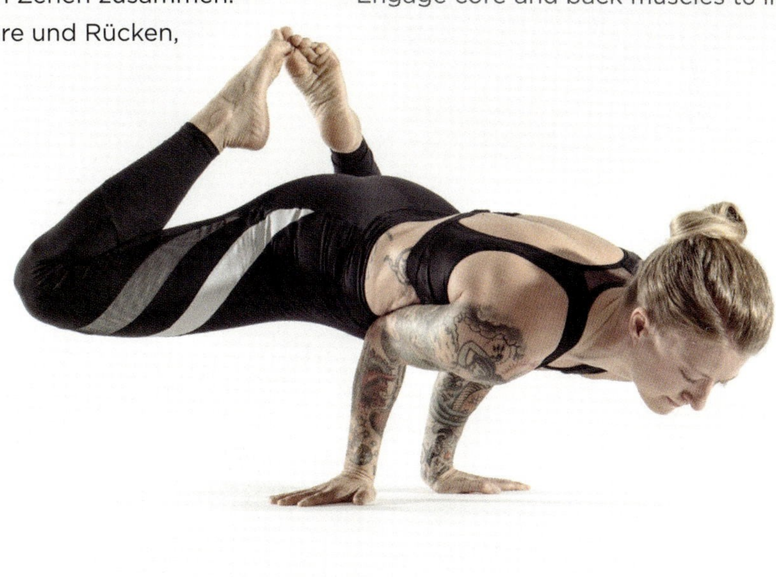

27 CORE

BEINHEBEÜBUNG
SINGLE LEG LIFTS

Die folgenden Bauchübungen können alle am Anfang einer Session zur Zentrierung und als Warm-up geübt werden. Im Falle einer postnatalen Rektusdiastase ist mit allen fordernden Übungen Vorsicht geboten. Die Einbeinige Beinhebeübung ist mithilfe der Hände unter dem Gesäß so modifizierbar, dass sie sich gut für den Einstieg und zur Kräftigung der oberen und unteren Bauchmuskulatur eignet.

STEP BY STEP

- Beginne in Rückenlage.
- Strecke die Beine in einem 90-Grad-Winkel zur Decke und flexe die Füße. Lege bei Bedarf dabei die Hände mit den Handflächen nach unten unter das Gesäß, um den unteren Rücken zu unterstützen.
- Atme ein in Richtung Brustbein.
- Mit der Ausatmung senke das rechte Bein in Richtung Boden. Kippe dabei dein Becken so, dass der untere Rücken in Kontakt zum Boden bleibt.
- Atme ein, kehre zurück zum Ausgang. Mit der Ausatmung senke das linke Bein ab.
- Wiederhole dies abwechselnd 10-mal pro Seite, 2 Durchgänge.

The following core exercises can be done in the beginning of a training session as a warm up and to awaken our center. Be careful with all intense exercises if you're dealing with postnatal diastasis recti. Single Leg Lifts can be practiced by everyone, due to the modification using hands underneath the bum. This is a simple, yet effective exercise for upper and lower belly strength.

STEP BY STEP

- Lie down on your back.
- Start by extending legs up in a 90-degree angle towards the ceiling and placing your hands palms down underneath your buttocks.
- Breathe into your chest.
- On an exhale lower your right leg towards the floor, firming the core. Tilt your tailbone forwards and up, tilting your lower back down.
- Breathe in and raise your right leg back to the starting position. Exhale lower left leg down.
- Repeat these steps 10 times on each side, two times.

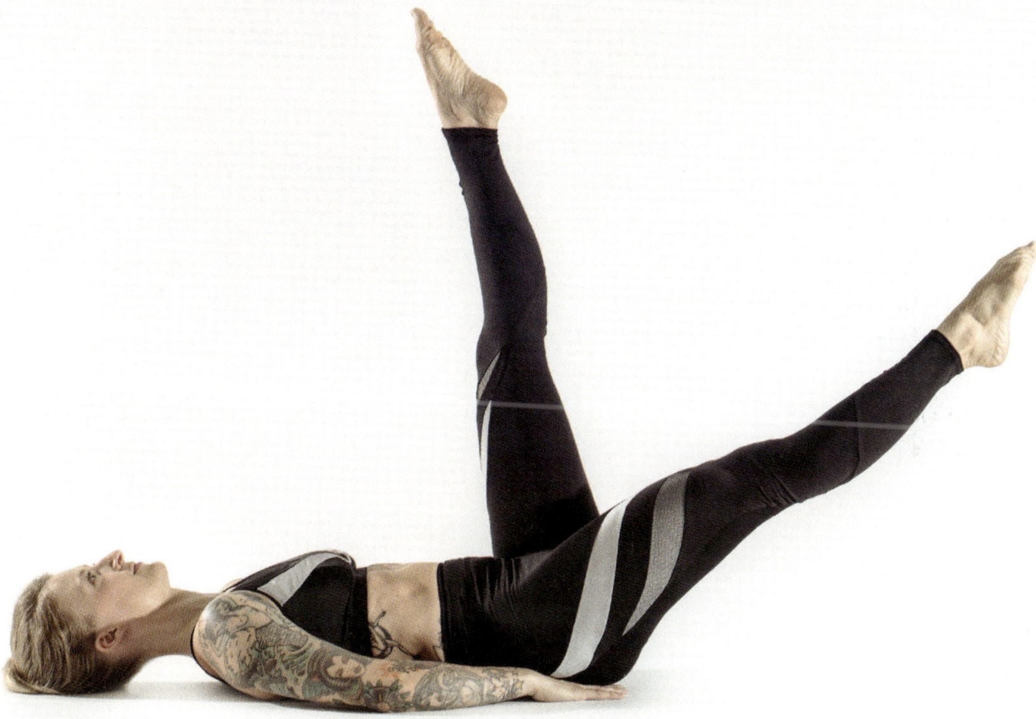

28 CORE

HALBES BOOT
HOLLOW BODY HOLD

Das Halbe Boot kräftigt wie keine andere Übung das Kippen des Beckens und unsere Ausdauer; beides Dinge, die wir dringend in Umkehrhaltungen wie dem Handstand benötigen. Dabei wird unser Kern, der Bauch, gestärkt und die Körperhaltung, vor allem für Hohlkreuzkandidaten, wird verbessert. Falls der untere Rücken eher flach ist, gehe mehr in Richtung einer neutralen Wirbelsäulenstellung.

STEP BY STEP

- Beginne in Rückenlage.
- Zieh die Knie zu dir heran und spüre den unteren Rücken auf der Matte.
- Strecke deine Beine nach oben und verschränke die Finger hinter dem Kopf.
- Lasse den Kopf auf deinen Händen ruhen und beuge die Knie bei Bedarf.
- Atme ein, hebe den Kopf und die Schultern weg vom Boden.
- Atme aus, ziehe den Bauchnabel zur Wirbelsäule, erde den unteren Rücken und senke die Beine langsam in Richtung Boden ab.
- Gehe nur bis zu dem Punkt, bevor sich der untere Rücken vom Boden lösen möchte.
- Wiederhole dies 10-mal dynamisch.
- Mit der Zeit: Übe 2 Runden und halte die Position 20 Sekunden, mindestens 2-mal pro Woche.

Like no other exercise, this pose builds abdominal pelvic tilting strength and endurance which is needed if you want to be able to hold any inversion like a handstand in proper form. Plus, it works your abs and aids your posture, especially if you have a tendency to arch the lower back. If your lower spine is already very flat, go for a neutral spine.

STEP BY STEP

- Start by lying on your back.
- Pull your knees into chest and feel your lower back on the mat.
- Extend your legs up and interlace your fingers behind your head.
- Allow your head to rest on your hands and bend knees if necessary.
- Breathe in, lift head and shoulder off the mat.
- Exhale, draw bellybutton towards spine, root your lower back and slowly lower your legs towards the ground.
- Stop before your lower back starts lifting.
- Repeat 10 times.
- Practice 2 sets of 20 seconds at least once a week.

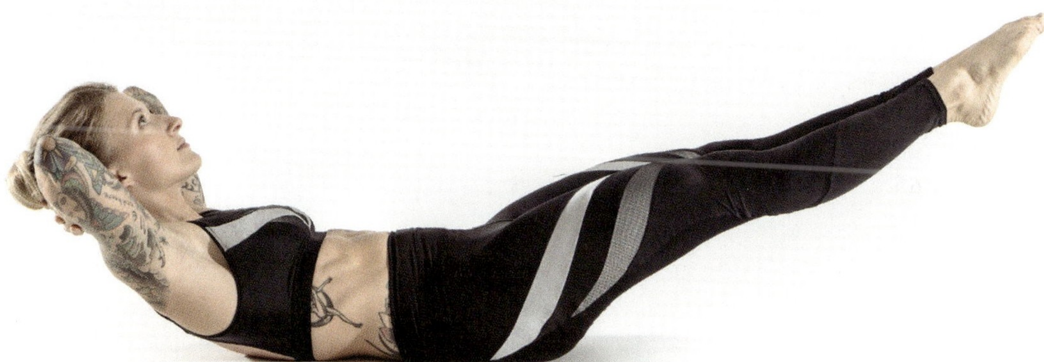

TIP

Übe mit dem was du hast! Falls dein unterer Rücken den Boden verlässt, wenn du die Beine flach von dir streckst, dann strecke die Beine mehr diagonal in Richtung Decke.

Start where you're at! If you cannot feel your lower back on the mat when lowering the legs, lift legs higher and start working there, gradually building the necessary strength.

29 ARDHA NAVASANA

FAHRRAD-BAUCHPRESSE
BICYCLE CORE CRUNCHES

Das yogische Fahrradfahren ist ein kleines Wundermittel für den kompletten Core und stärkt mit einem Schlag untere, Sixpack- und seitliche Bauchmuskulatur. Wichtig dabei sind viele Wiederholungen und das nötige Brennen, um wirkliche Verbesserungen zu erzielen, da die Bauchmuskelfasern eine »lange Leitung« haben und erst durch den verhassten »burn« wach werden. Übe 10 - 50 Wiederholungen.

STEP BY STEP

- Beginne in Rückenlage. Richte deine Knie über den Hüften aus und deine Unterschenkel im 90-Grad-Winkel und parallel zur Matte.
- Verschränke die Finger hinter dem Kopf und lege ihn in deinen Händen ab. Hebe Kopf und Schultern aus dem Bauch heraus an.
- Atme ein, hebe den Oberkörper bis zu den Schulterblattspitzen an, kippe dabei das Becken und schmiege den unteren Rücken an den Boden.
- Atme aus, strecke das linke Bein nach vorn, komme höher und drehe dich mit dem linken Ellbogen zum rechten Knie, ohne dabei die rechte Schulter abzulegen.
- Kehre zurück in die Ausgangsposition, die Knie zusammen.
- Komme höher und drehe dich nach links mit dem rechten Ellbogen zum linken Knie, während sich dein rechtes Bein streckt. Pointe dabei die Füße aktiv.

The Yoga Bicycle is one of the basic exercises in vinyasa flow yoga, due to its magnificent core effects: strengthening the lower stomach musculature, 6-pack and side abs all at once. To really benefit from this exercise you need to do as many reps as you can to feel the burning sensation we all hate and love at the same time. Practice 10 - 50 repetitions.

STEP BY STEP

- Lie on your back. Place your knees above your hips and your shins parallel to the floor in a 90-degree angle.
- Clasp hands behind head to support the neck instead of pulling on the neck. Imagine you are lifting yourself up from the core.
- Inhale, lift your torso up until the tips of your shoulder blades lift, tilting tailbone up and lower back down.
- Exhale, extend your left leg forward, lifting your torso higher and turning to the right with your left elbow towards right knee without resting on right shoulder.
- Breathe in, come back into the original position.
- Exhale, lift torso higher and turn to your left, extending right leg forward.

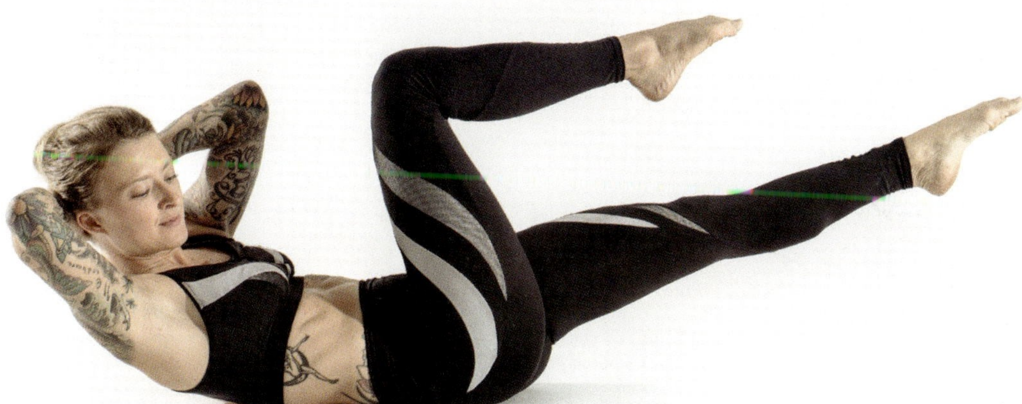

There are no shortcuts –
everything is reps, reps, reps.

A. SCHWARZENEGGER

30 CORE

SCHRÄGE BAUCHPRESSE
OBLIQUE CORE CRUNCHES

Die Schräge Bauchpresse ist die nächste Steigerung nach dem Fahrradfahren, da sie die schrägen Bauchmuskeln, die den Oberkörper zur Seite neigen und drehen, beansprucht, ohne sich jeglichen Schwung der Beine zunutze zu machen. Eine gut trainierte Bauchmuskulatur erleichtert nicht nur eine gute Körperhaltung, sondern auch schwierigere Asanas, weshalb es sich lohnt, zusätzlich zur Yogapraxis ab und zu Bauchübungen mit einfließen zu lassen.

STEP BY STEP

- Beginne im Liegen auf der linken Seite.
- Strecke deine Beine in einem 30-Grad-Winkel von dir.
- Lege den linken Arm zur linken Seite und stütze mit der linken Hand deinen Kopf oder strecke den rechten Arm über den Kopf.
- Atme ein, hebe die Beine vom Boden ab.
- Atme vollständig aus und konzentriere dich auf die Kontraktion der schrägen Bauchmuskeln auf der rechten Seite, ziehe die gebeugten Knie zur Brust und hebe den Oberkörper in Richtung Knie an.
- Atme ein, kehre in die Ausgangsposition zurück.
- Wiederhole dies auf jeder Seite 5- bis 25-mal.

Oblique Core Crunches are a sequel exercise to our Bicycle Core Crunches, because they address the oblique abs that enable us to lean to the side and twist, without using any momentum of the legs. Well trained abs help maintain good body posture and enable us to go deeper into more difficult asanas.

STEP BY STEP

- Lie on your left side.
- Legs angled 30 degrees from your hips.
- Extend your left arm on the floor and put your right hand behind your head or extend the arm overhead.
- Inhale, lift your straight legs off the floor.
- Exhale powerfully to focus on the contraction on the top, bend knees towards chest and bring your torso up to your knees.
- Inhale, slowly return to start.
- Do 5–25 reps on each side.

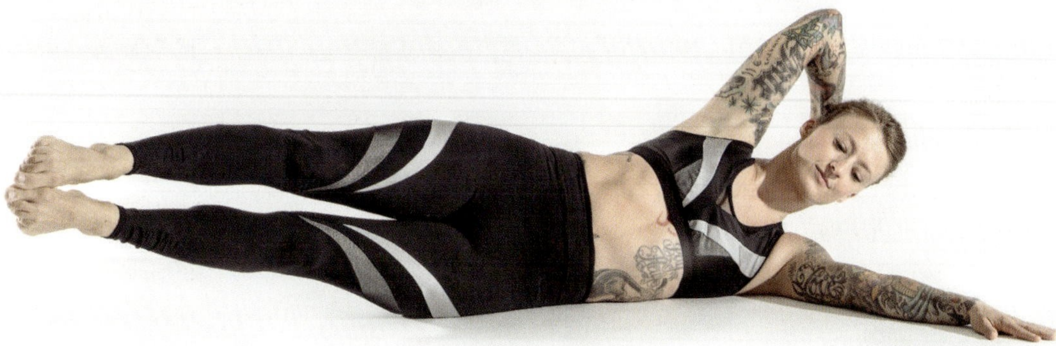

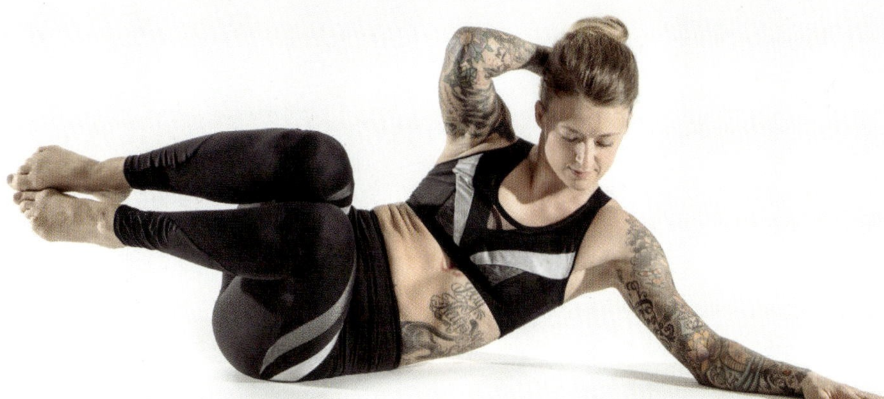

31 MAKARA DANDASANA

UNTERARMSTÜTZ
FOREARM PLANK

Der Unterarmstütz eignet sich besonders gut, um nicht nur Core, Gesäß und oberen Rücken zu trainieren, sondern auch den Zusammenhang zwischen Bauchmuskeln und unteren Rücken am eigenen Leib zu spüren. Wer mehr möchte, kann den Unterarmstütz auch einbeinig üben.

STEP BY STEP

- Beginne im Vierfüßler-Stand.
- Greife den jeweils gegenüberliegenden Ellbogen, um den Abstand für die Ellbogen abzumessen.
- Lege nun die Unterarme parallel auf der Matte ab oder verschränke die Finger.
- Hebe die Knie weg vom Boden.
- Aktiviere die Körperrückseite, mit der Vorstellung, die Fersen nach hinten schieben zu wollen.
- Aktiviere die Körpervorderseite in Richtung Kinn, indem du die Unterarme in den Boden schiebst und dich energetisch nach vorn ziehst. Dabei werden die Kniescheiben hochgezogen, das Steißbein nach unten gekippt und die Rippen zueinander geschoben.
- Bleibe für 20 Sek., 10 Sek. Pause und wiederhole erneut.
- Für die Planking-Challenge bleibe so lange du kannst (ohne dabei in ein Hohlkreuz zu fallen) und schreibe die erreichte Zeit auf.

Forearm planking is very popular in the fitness scene because it not only works the core muscles, buttocks and upper back, it also teaches the connection between abs and lower back. To increase intensity lift one leg up and optionally the opposite arm.

STEP BY STEP

- Start on all fours.
- Grab your opposite elbows to measure the distance for your elbows.
- Place elbows down with forearms parallel or hands clasped.
- Lift your knees off the ground.
- Engage the muscles in the back of your body, by imagining you're pushing your heels back.
- Engage the muscles in the front of your body towards your chin, by pushing forearms down and energetically pushing elbows underneath you. This engages thighs, low belly and low ribs.
- Stay for about 20 sec. Take a break for 10 sec and repeat as often as you like.
- For the planking challenge, stay as long as you can (without collapsing in the low back) and write down your time.

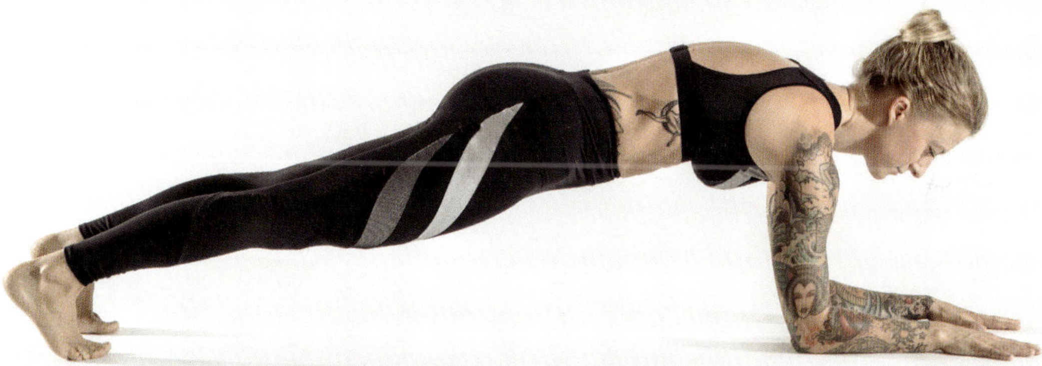

TIP

Beginner können die Knie ablegen oder die Unterarme am Anfang erhöhen.

Beginners may place knees down at first or elevate the forearms on a chair or table.

32 CHATURANGA DANDASANA

YOGA-LIEGESTÜTZ
YOGA PUSH-UP

Der yogische Liegestütz ist das Tor zu allen kraftintensiven Asanas, wie Armbalancen und Umkehrhaltungen und als Übergang zum Heraufschauenden Hund. Zur Vorbereitung für Chaturanga können bewusst phasenweise Liegestütze in sauber ausgeführter Form geübt werden. Oft wird diese Haltung als eine Art tauchender Delfin missverstanden, um die fehlende Kraft zu kompensieren. Leider kann dies zu Verletzungen der Rotatorenmanschette (Schulter) führen.

STEP BY STEP

- Beginne in der Schiefen Ebene (Nr. 6).
- Aus der aktiven Körpermitte schiebst du dich aus den Zehenspitzen nach vorn.
- Beuge dabei die Ellbogen (behalte sie dicht an deinem Körper), bis sich die Oberarme im rechten Winkel zu den Unterarmen befinden.
- Ziehe die Schultern aktiv weg von den Ohren und die Rippen zueinander.
- Von hier legst du dich entweder auf dem Bauch ab für die Kobra oder fließt in den Heraufschauenden Hund (Nr. 9).

Chaturanga is the gate to all strength based asanas like arm balances and inversions. To build enough physical strength for this yoga push-up, you can practice regular push-ups over a certain amount of time. This pose is often mistaken as a diving dolphin, to compensate the lack of stability in the shoulder girdle which can lead to serious injuries in the rotator cuffs (shoulders).

STEP BY STEP

- Start in upper plank pose (no. 6).
- From an active core, start pushing yourself forward from your toes.
- At the same time, bend your elbows (hugging them in real tight) until your upper arms are in a right angle with your forearms.
- Pull your shoulders away from ears and ribs in.
- From here, transition to the floor for Cobra or float into Updog (no. 9) by driving even more from your toes.

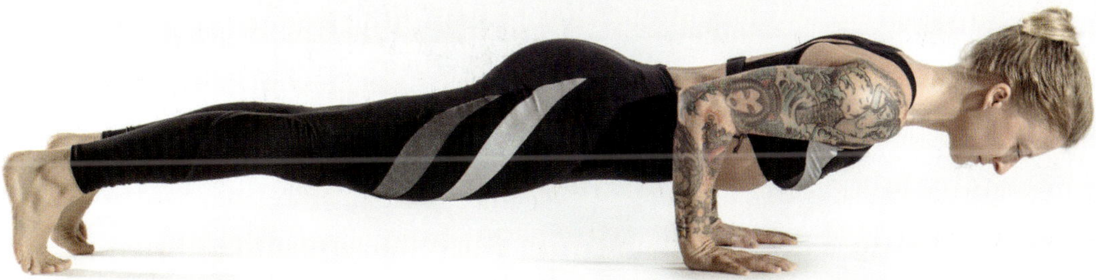

TIP

Wem dieser Kraftakt liegt, kann ihn auch einbeinig in seinen Vinyasa-Ablauf einbauen.

More advanced practitioners may practice this vinyasa transition on one foot only.

33 SUCIRANDHRASANA VARIATION

STEHENDES NADELÖHR
STANDING EYE OF THE NEEDLE POSE

Das Stehende Nadelöhr ist eine Alternative zum Halben Lotus und bietet eine gute Möglichkeit, Beine und Gesäß gleichzeitig zu dehnen und zu stärken. Das Standbein wird hierbei gekräftigt und die Hüfte des gebeugten Beines gedehnt. Die stehende Variante eignet sich als aktive Position im Vinyasa Flow unter anderem als Übergang zu Eka Pada Galavasana (Asana Nr. 93), während das Liegende Nadelöhr eher zum Ende einer Einheit praktiziert wird.

STEP BY STEP

- Beginne im Stehen.
- Setze deinen rechten Fuß auf den linken Oberschenkel in Richtung Knie und beuge dabei das (linke) Standbein.
- Flexe den rechten Fuß und lehne dich so weit nach vorn, bis du eine angenehme Dehnung in der äußeren rechten Hüfte verspürst.
- Bleibe hier 5–15 Atemzüge. Wer mehr möchte, lehnt sich so weit nach vorn, bis die Finger den Boden berühren.
- Wiederhole dies auf der anderen Seite.

Standing Eye of the Needle Pose is an alternative for half lotus and offers a good opportunity to stretch and tone the legs and buttocks. The standing leg is being strengthened while the hip on the bent leg side is being stretched. This standing variation is great during a strong vinyasa flow class and can be used to transition into Eka Pada Galavasana (asana no. 93). Reclined Eye of the Needle Pose, on the other hand, is most useful towards the end of your yoga session.

STEP BY STEP

- Start standing up.
- Place your right foot on top of left thigh, towards the knee and bend your standing (left) leg.
- Flex your right foot and lean forward until you feel a nice stretch in your right outer hip.
- Stay 5–15 breaths. Advanced yogis may lean forward until your hands touch the floor.
- Repeat on the other side.

TIP
Um das Knie zu schützen, flexe aktiv den Fuß des gebeugten Beins.

To keep the knees safe, flex the foot of the bent leg.

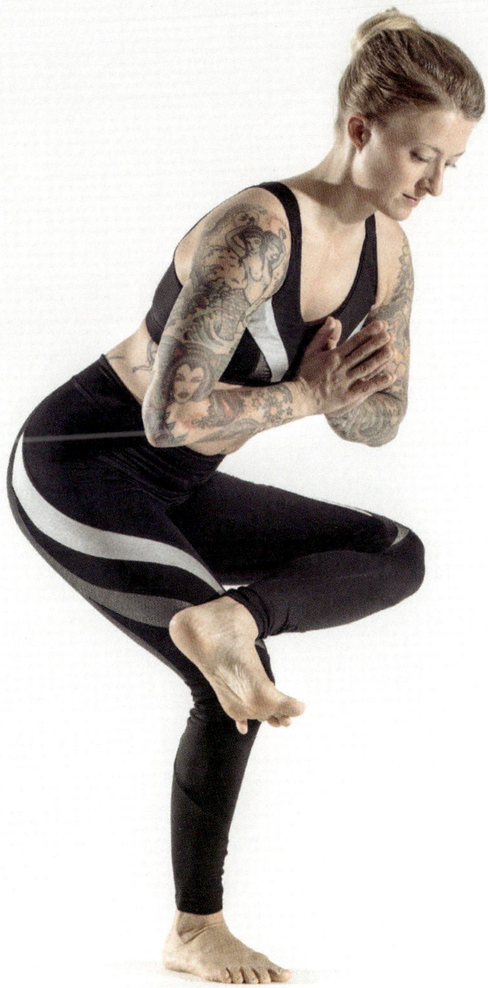

34 SUCIRANDHRASANA

LIEGENDES NADELÖHR RECLINED EYE OF THE NEEDLE POSE

Das Liegende Nadelöhr ist als regenerierender Hüftöffner eine gute Alternative für alle, die mit der Halben Taube (Asana Nr. 37) ihre Schwierigkeiten haben. Die Asana eignet sich hervorragend für das längere Üben an der Wand, da gerade die Hüftregion sehr fest sein kann und Zeit und Geduld braucht, um loslassen zu können. Dafür wird der freie Fuß einfach an eine Wand gesetzt, um so Hände und Schultern zu entspannen.

STEP BY STEP

- Beginne in Rückenlage.
- Stelle, wie für die Brücke (Asana Nr. 72), die Füße zunächst hinter deinem Gesäß auf.
- Lege deinen rechten Fuß auf deinen linken Oberschenkel, in Richtung Knie.
- Verschränke deine Finger hinter deinem linken Oberschenkel und hebe dabei den linken Fuß vom Boden ab.
- Flexe den rechten Fuß, um dein rechtes Knie zu schützen.
- Um tiefer zu gehen, greife hinter dem linken Unterschenkel oder schiebe das rechte Knie von dir weg.
- Bleibe wahlweise 5–15 Atemzüge oder 1–5 Minuten an der Wand.
- Wiederhole diese Schritte auch auf der anderen Seite.

Reclined Eye of the Needle Pose is a soothing restorative hip opener which offers a good alternative for everyone who experiences pain or discomfort in Pigeon Pose (asana no. 37). It works with the wall as well, especially if you would like to stay longer than just a couple of breaths. The hip area is the strongest in our body and needs more continuous care. Simply place the foot that would be in the air at the wall and relax arms and shoulders

STEP BY STEP

- Start lying on your back.
- Set your feet down behind your buttocks similar to bridge pose (asana no. 72).
- Place your right foot on top of your left thigh, towards the knee.
- Interlace your fingers behind your left thigh and lift your left foot off the floor at the same time.
- Flex your right foot to keep your knee safe.
- To deepen the pose, interlace fingers behind the shinbone or gently push your right knee away with your right elbow.
- Stay either 5–15 breaths or, when working with the wall, 1–5 minutes on each side.
- Repeat on the other side.

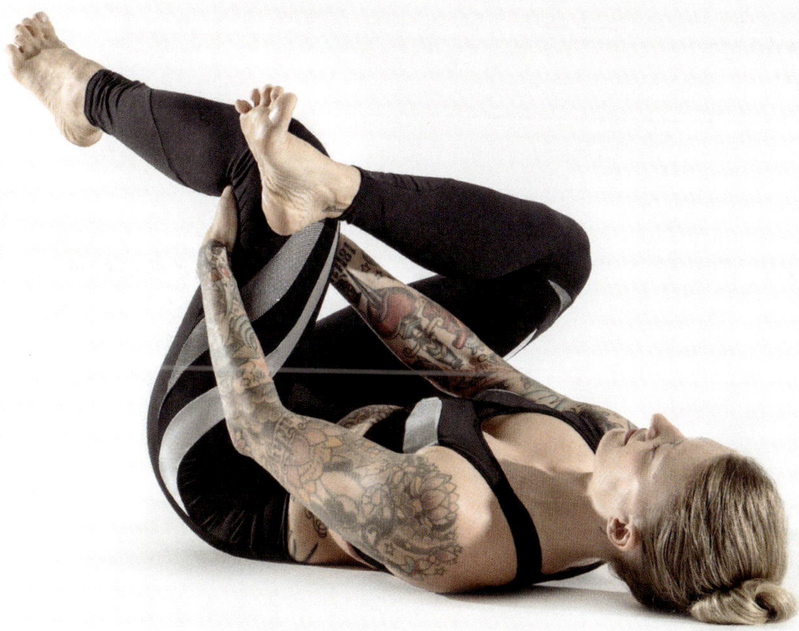

TIP

Beginner verschränken die Finger hinter dem Oberschenkel. Wer flexibler ist, zieht den Unterschenkel ganz zu sich heran.

Beginners interlock fingers behind thighs. If you're naturally flexible, hold on to your shin.

35 GOMUKHASANA

KUHKOPF SHOELACE POSE

Die hier gezeigte ist die einfachste Variante vom Kuhkopf. Wer nicht auf dem Boden mit geradem Rücken sitzen kann, setzt sich mit beiden Sitzknochen auf einen Block. Wer die Finger nicht greifen kann, hilft sich mit einem Gurt oder einer Socke. Dieser Hüftöffner kann allein mit den Beinen geübt werden, um die äußeren Hüften zu dehnen, oder im Sitzen auf einem Stuhl nur mit dem Griff der Hände, um sich auf die Mobilisierung der Schultern und Arme zu konzentrieren.

STEP BY STEP

- Beginne in der Schiefen Ebene (Nr. 6).
- Setze dein rechtes Knie unter der Brust auf den Boden und schiebe dabei den rechten Fuß zur linken Mattenkante.
- Bringe das linke Knie hinter das rechte und schiebe den linken Fuß zur rechten Mattenkante, sodass sich deine Knie kreuzen und du dich zwischen deine Füße setzen kannst. Setze dich zurück.
- Strecke deinen linken Arm zur Decke und beuge den Ellbogen mithilfe der rechten Hand, sodass sich die Finger der linken Hand zwischen deinen Schulterblättern befinden.
- Greife mit dem rechten Arm hinter deinen Rücken, von unten nach deinen Fingern. Dabei zeigt die linke Handfläche zum Rücken und die rechte Handfläche von dir weg.
- Bleibe 5–15 Atemzüge, lass los und schüttle die Arme aus.

Gomukhasana is often referred to as Cow's Head Pose. If you cannot sit on the floor between your feet with your back straight, don't worry; just sit on a block, eventually taking it out until you can sit on the mat without.
If crossing your arms behind your back is impossible, due to tight shoulders or chest, you can hold on to a strap. Either stretch can be practiced by itself, only crossed legs or crossed arms to focus on stretching and toning the hip region or shoulders and arms.

STEP BY STEP

- Start in Upper Plank (no. 6).
- Gently set your right knee down underneath your chest and slide your right foot towards the left outer edge of your mat.
- Place your left knee behind the right one and your left foot more towards the right outer edge of the mat, to create space to sit between the feet and sit back.
- Extend your left arm towards ceiling and bend the elbow with the help of your right hand, until your left hand arrives between shoulder blades.
- Grab with your right hand behind your back, reaching up with your fingers. Your left palm is facing your back, and your right palm is facing away from you.
- Stay 5–15 breaths, release and shake your arms out.

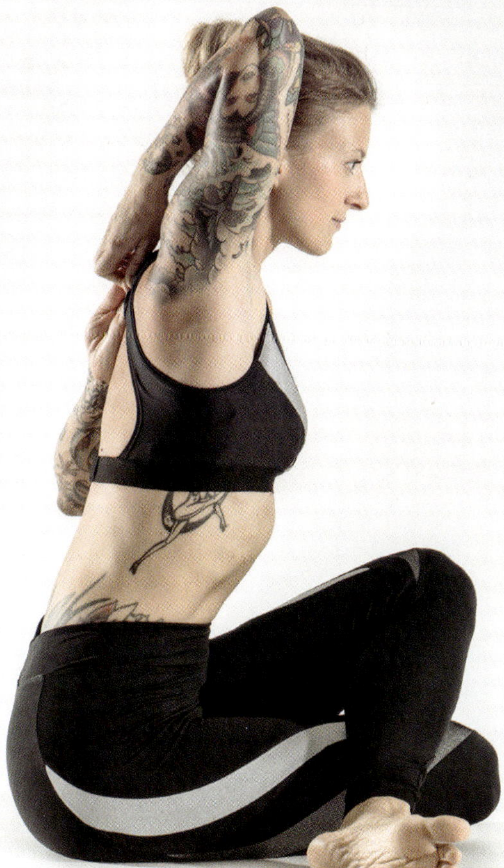

36 AGNISTHAMBASANA

DOPPELTE TAUBE
FIRELOG POSE

Die Doppelte Taube dehnt die äußere Hüftmuskulatur wie keine andere Asana, insbesondere den Piriformis-Muskel (welcher Ischiasprobleme verursachen kann), und eignet sich für alle, die lange sitzen oder Krafttraining betreiben, jedoch nicht für Kniegeschädigte. Je nach Stand der Dinge lässt sich diese Position mittels Blöcken und Decken so modifizieren, dass selbst sehr »steife« Hüften hier ihr Fett wegkriegen.

STEP BY STEP

- Beginne im Sitzen auf dem Boden.
- Ziehe zuerst den linken Unterschenkel zu dir heran, bis das Schienbein parallel zur vorderen Mattenkante liegt.
- Lege nun den rechten Unterschenkel entweder vor den linken oder auf das untere Bein, sodass beide Beine ungefähr in einem rechten Winkel liegen.
- Flexe beide Füße und lege die Sitzknochen mit einem Griff an die Gesäßmuskeln frei.
- Überprüfe, ob du dein Gewicht auf beide Sitzknochen gleich verteilen kannst.
- Bleibe aufrecht sitzen und konzentriere dich auf einen gleichmäßigen Atem oder beuge dich aus der Hüfte langsam nach vorn.
  Die Dehnung wird dabei entweder nur rechts oder auf beiden Hüftseiten spürbar.
- Bleibe 5–15 Atemzüge oder länger und wiederhole das Ganze auf der anderen Seite.

This pose stretches the outer hips like no other, especially the piriformis (which can cause sciatica pain) and is recommended for everyone who sits for hours each day (except for knee injuries) or literally work their butts off in the gym. Depending on your range of flexibility, you can prop this pose with blocks or blankets to make it more comfortable and to some extent even enjoyable.

STEP BY STEP

- Begin with sitting on your mat.
- Pull your left lower leg towards you, until your shin is parallel to the front edge of the mat.
- Place your right shin either in front of the left one, or on top of left shin, so that your legs are bent at about a 90-degree angle.
- Flex both feet and pull your gluteal muscles out to the sides.
- Make sure to distribute the weight evenly through both sit bones.
- Sit upright and focus on even breathing or lean forward, bending at the hips.
  The stretch should be felt in the right outer hip or both.
- Stay 5–15 breaths or more and repeat on the other side.

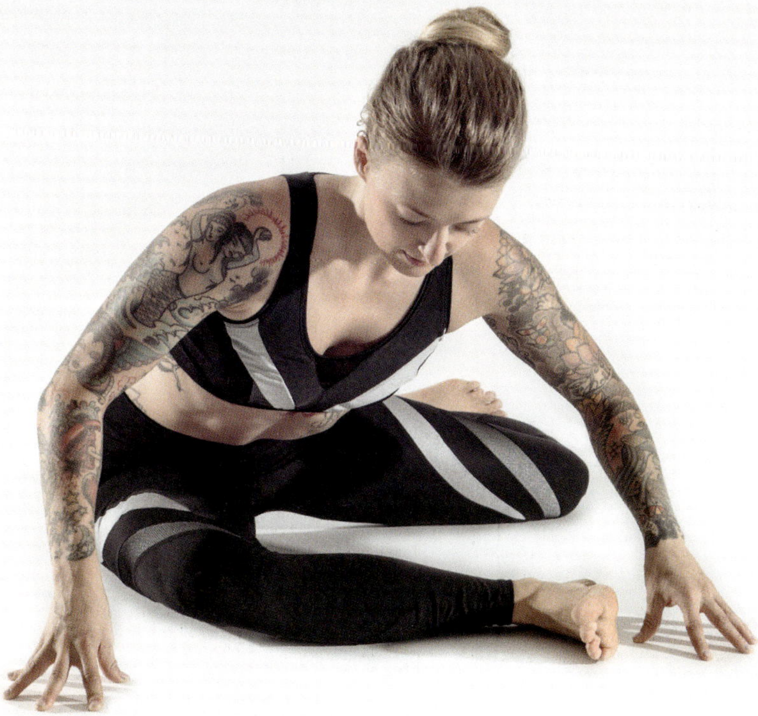

39 PADANGUSHTA UPAVISHTA KONASANA

PFANNKUCHEN PANCAKE STRETCH

Der Pfannkuchen-Stretch (oder Sitzende Grätsche mit Zehengriff) ist eine wunderbare Vorbereitung für viele komplexere Positionen, wie die Schildkröte (Nr. 40) den Gegrätschten Handstand (Nr. 87) und die Stehende Grätsche (Nr. 101). Es kann statisch gedehnt werden oder mittels des PNF-Stretchings (PNF = Propriozeptive Neuromuskuläre Fazilitation), genauer gesagt mit der Contract-Relax-Antagonist-Contract-Methode. Hierbei wird die Muskelgruppe, die gedehnt werden soll - zum Beispiel die inneren Oberschenkel - kontrahiert und kurz so gehalten, entspannt, mithilfe der äußeren Oberschenkel und des Gesäßes als Antagonisten intensiver gedehnt, und das immer wieder im Wechsel.

STEP BY STEP

- Beginne im Sitzen und grätsche die Beine so gut es geht.
- Falls dies schon zu einem runden Rücken führt, setze dich erhöht auf einen Block oder eine aufgerollte Decke.
- Atme ein und strecke deinen Rücken, beuge dich aus den Hüften über die Ausatmung nach vorn.
- Greife deine großen Zehen mit den ersten drei Fingern und ziehe die Schultern weg von den Ohren.
- Mit jeder Ausatmung strecke dich aktiv mehr nach vorn. Bleibe 5–15 Atemzüge.

Pancake (or Seated Straddle Toe Hook Pose) is a great way to prepare yourself for more complex asanas like Tortoise Pose (no. 40), Straddle Handstand (no. 87) or Standing Straddle (no. 101). There are several ways to stretch, with static holds or PNF stretching (proprioceptive neuromuscular facilitation), especially with the CRAC (contract-relax-antagonist-contract) method. A certain muscle group like the inner thighs are being contracted, held in contraction, released, relaxed and more intensively stretched by activating the opposite muscle group like the front of the thighs and outer hips.

STEP BY STEP

- Start sitting on your mat and straddle the legs out to the sides.
- If this makes your back round already, sit on a block and bend knees and breathe here.
- With an inhale lengthen your spine and on your next exhale lean forward, folding from your hips.
- Grab your big toes with your first three fingers and pull your shoulders away from ears.
- With every breath, extend yourself more forward. Stay 5–15 breaths.

TIP

Beuge die Knie leicht, falls du sonst rund im Rücken wirst, und lehne dich dabei über ein Polster.

Bend your knees, if your back is rounding otherwise, and lean over a big bolster to relax fully.

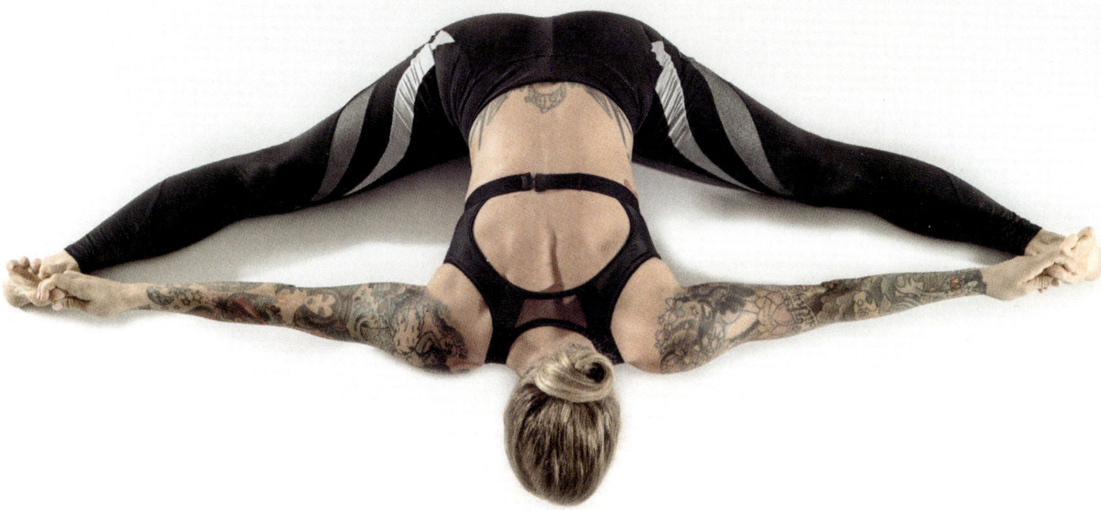

40 KURMASANA

SCHILDKRÖTE
TORTOISE POSE

Die Schildkröte streckt die Wirbelsäule, öffnet die Schultern und hilft den Geist zu beruhigen. Diese Asana braucht Zeit und Geduld, weshalb es in Ordnung ist, wenn sich die Beine zu Beginn nicht strecken lassen.

STEP BY STEP

- Beginne im Sitzen und grätsche die Beine leicht, nicht so weit wie für den Pfannkuchen.
- Beuge die Knie, flexe die Füße und strecke dich mit der Ausatmung mit den Armen nach vorn.
- Schiebe nun einen Arm nach dem anderen unter die Kniekehlen, mit den Handflächen auf dem Boden.
- Öffne die Brustvorderseite nach vorn, schaffe mit der Einatmung Platz für deine Schlüsselbeine und strecke dabei deine Wirbelsäule.
- Mit der Ausatmung schiebe aus der Kraft der Beine die Fersen weiter nach vorn, während die Innenschenkel in Kontakt mit dem Brustkorb bleiben.
- Bleibe hier oder strecke gleichmäßig mit der Ausatmung, Arme und Beine mehr.
- Komme nach 5–15 Atemzügen aus der Position hinaus und wiederhole sie noch 2-mal.

Tortoise Pose lengthens the spine, opens the shoulders and helps calm the mind. This pose requires time and patience, which is why it's ok to start practicing with bent legs in the beginning.

STEP BY STEP

- Start sitting on your mat and straddle your legs, but not as much as in pancake.
- Bend your knees, flex feet and extend your torso and arms forward.
- Slowly slide one arm after the other underneath your knees, with your palms facing down.
- Open your chest and collarbones with each inhale and lengthen your spine.
- With each exhalation, slide your heels forward, while maintaining inner thighs in contact with ribs.
- Slowly release the pose after 5–15 breaths and repeat 2 more times.

TIP

Zur Vorbereitung können der Pfannkuchen-Stretch (Asana Nr. 39), die Vorbeuge (Asana Nr. 3) und die Verbundene Hocke (Asana Nr. 46) geübt werden.

Prepare yourself by practicing Pancake (asana no. 39), Forward Fold (asana no. 3) and Bound Squat (asana no. 46) prior to practicing Kurmasana.

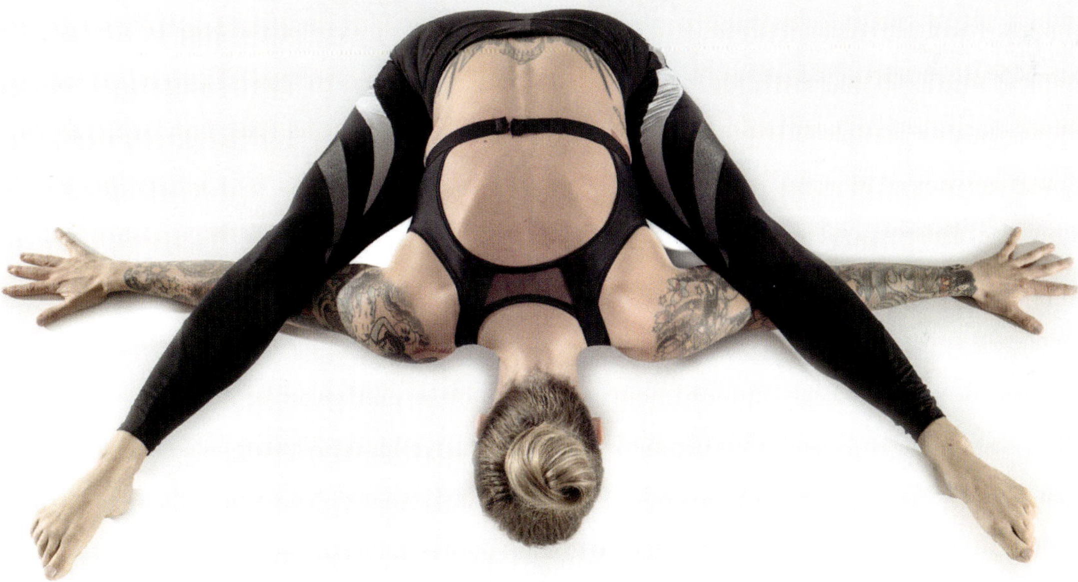

41 VIRASANA

HELDENSITZ
HERO POSE

Der Heldensitz kann heilsam für Knie und Oberschenkel sein und als Alternative für den Schneidersitz als Meditationssitz genutzt werden. Kniepatienten sollten hierbei jedoch vorsichtig sein.

STEP BY STEP

- Beginne kniend auf der Matte (sitze optional auf einer aufgerollten Decke oder einem Block).
- Schiebe nun die Füße auseinander und setze dich zwischen deine Fußgelenke.
- Drehe dabei die Fußrücken zur Matte und die großen Zehen zueinander.
- Hebe das Gesäß wieder ein Stück an, um mit den Daumen in den Kniekehlen die Muskeln der Unterschenkel in Richtung Fersen zu rollen.
- Setze dich nun vollständig ab und achte darauf, dass das Gewicht auf beiden Sitzknochen gleichmäßig verteilt wird.
- Drehe die Oberschenkel nach innen und lege deine Hände mit den Handflächen nach unten oder ineinander auf deinen Schoß.
- Lass das Steißbein schwer in Richtung Boden sinken, ziehe die Schulterblätter zueinander und erlaube den Schlüsselbeinen weit zu werden.
- Bleibe 5–15 Atemzüge oder während deiner Meditation.

Hero pose can be healing for knees and thighs and can be used as an alternative seat for meditation. Patients with knee or ankle injuries should be careful this pose.

STEP BY STEP

- Start sitting on your heels (sitting on blocks or a blanket if necessary).
- Slide your feet apart and sit between your feet.
- Turn the tops of your feet down equally and big toes towards each other.
- Lift your hips up half way, wedge your thumbs into the backs of your knees and roll the muscles of the lower leg towards heels.
- Sit back all the way (optional: on a block) and make sure that your weight is distributed evenly.
- Turn your thighs inward and rest your hands with palm down or right hand in left hand on your lap.
- Allow your tailbone to grow heavy, pull shoulder blades together and widen your collarbones.
- Stay 5–15 breaths or during your meditation.

TIP

Falls sich dieser Sitz hart an den Knöcheln anfühlt, kann man dort mit einer aufgerollten Decke Abhilfe schaffen.

Place a rolled up blanket underneath ankles for more comfort.

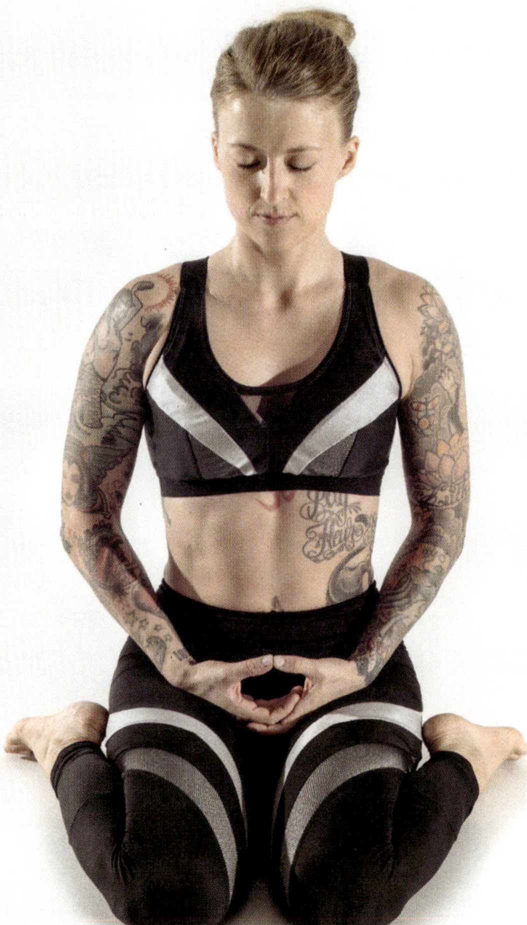

42 EKA PADA SUPTA VIRASANA

EINBEINIGER LIEGENDER HELD ONE LEGGED RECLINED HERO POSE

Diese Asana ist nur etwas für geübte und fortgeschrittene Yogis, da sie eine gute Flexibilität in Beinen und Hüften voraussetzt. Sie schafft Dehnung rund um Knie und Oberschenkel, streckt die tiefen Hüftbeuger, das Abdomen und die Fußgelenke.

STEP BY STEP

- Beginne im Sitzen auf der Matte, lehne dich auf die linke Seite. Beuge mit der rechten Hand das rechte Bein für den Halben Heldensitz. Das rechte Knie liegt neben dem linken und der rechte Fuß neben der rechten Hüfte.
- Wie in Virasana (Asana Nr. 41) greife mit dem Daumen Richtung Kniekehle und rolle die Wade nach außen Richtung Ferse, um Platz zu schaffen.
- Setze deine Hände hinter dir auf und hebe dein Becken an, um dein Steißbein zum gestreckten Fuß zu kippen und den unteren Rücken zu verlängern.
- Lehne dich zurück auf deine Ellbogen. Geübte Yogis bleiben hier und atmen in die Dehnung des rechten Oberschenkels.
- Fortgeschrittene lehnen sich weiter zurück, bis sie vollständig in Rückenlage angekommen sind.
- Bleibe 5–15 Atemzüge.

This pose is for intermediate or advanced students only, because it requires some flexibility in hips and legs. When practiced properly it can stretch thighs, the tissue around the knees, the abdomen, deep hip flexors and ankles.

STEP BY STEP

- Start sitting on your mat.
- Lean onto your left side and bend your right leg for half Virasana with the help of your right hand. Set your right knee next to your left and your right foot next to your right hip.
- As in Virasana (asana no. 41) grab your calf and roll it towards your heel to create space for the knee.
- Place your hand down behind you, lift your hips lightly and tuck tailbone to lengthen to the low spine.
- Lean onto your forearms. Intermediate: stay here and breathe into the stretch in your thigh.
- Advanced yogis: lean further back until you're lying down completely on your back or supported on blankets and bolsters.
- Stay 5–15 breaths.

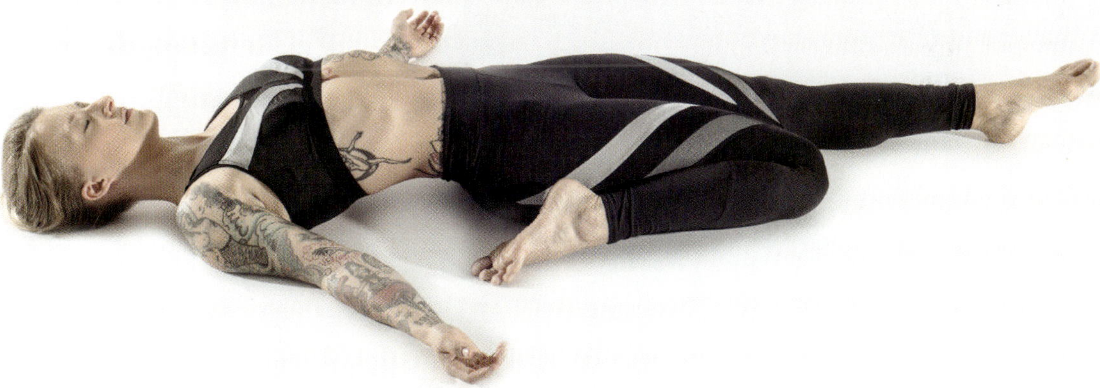

TIP

Fortgeschrittene Yogis üben den Liegenden Helden mit beiden Beinen in Virasana, optional erhöht auf Polstern und Kissen. Beginner und Kniepatienten meiden diese Variante, wenn das Sitzen in Virasana (Nr. 41) ohne Erhöhung nicht möglich ist.

Advanced students can practice this pose with both legs in Virasana, possibly supporting the back and head with bolsters and cushions. Beginners and knee patients: avoid this pose if you cannot perform Virasana (no. 41) without sitting on a block.

43 TITTIBHASANA B

KLEINER VOGEL
LITTLE BIRDIE

Tittibhasana wird oft als Leuchtkäfer bezeichnet, wörtlich übersetzt handelt es sich bei Tittibha, dem Namensgeber für diese Asana, jedoch um einen kleinen Vogel, der »ti, ti« zwitschert. Im Ashtanga gibt es drei Varianten von Tittibhasana, die bekannteste davon (Balance auf den Händen) kursiert auch als Übung namens »Schweizer« im Turnen und ist der kniffligste Übergang zum Handstand. Tittibhasana B kann mit hinter dem Rücken verschränkten Händen geübt werden, mit 5 Schritten vor und 5 zurück. Wir schauen uns die Welt in dieser Variante mit Anjali Mudra an.

STEP BY STEP

- Beginne in der Gebundenen Hocke (Asana Nr. 46) und übe diese auf beiden Seiten.
- Schiebe nun zunächst, wie in Kurmasana (Asana Nr. 40), deine Arme unter deine Kniekehlen in der Hocke. Verbreitere deinen Stand bei Bedarf.
- Strecke deine Arme zu den Seiten.
- Lasse langsam deine Beine sich strecken und falte deine Hände in Anjali Mudra mit den Ellbogen vor den Kniekehlen.
- Lasse dabei den Kopf locker hängen.
- Fortgeschrittene Yogis beugen die Knie leicht und verschränken die Finger hinter dem Rücken für die gebundene Variante und strecken gleichzeitig die Beine.

Tittibhasana is often referred to as Firefly pose, when its actually named after the little bird Tittibha chirping the "ti ti" sound. In the Ashtanga yoga system, there are three variations of this pose, the widely known hand balance is the hardest way to transition into handstand in gymnastics. Tittibhasana B can be practiced with hands bound behind the back to be able to walk 5 steps forwards and backwards. We're taking a look at the world with hands in prayer.

STEP BY STEP

- Start in bound squat (asana no. 46) and practice the bind on each side for a couple of breaths.
- Slide your arms, as in Kurmasana (asana no. 40) underneath your knees in your squat. Widen your stance if necessary.
- Extend both arms to the sides.
- Start to extend your legs slowly and fold hands in front of your heart in Anjali mudra with your elbows in front of your knee pits.
- Allow your head to hang freely, relaxing the neck.
- Advanced yogis bend knees lightly and interlace fingers behind back for the bound variation, while extending the legs fully.

TIP

Übe diese Asana nur wenn du in der Vorbeuge (Asana Nr. 3) Kontakt zu deinen Oberschenkeln halten kannst und deine Beine in der Schildkröte (Asana Nr. 40) gestreckt sind.

To practice this pose, deep Forward Bend (asana no. 3) and Tortoise Pose (asana no. 40) are required.

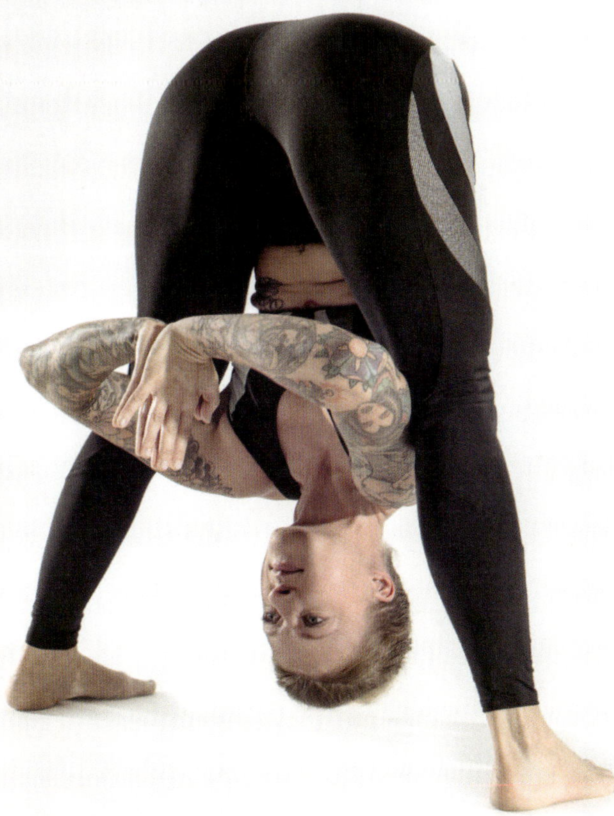

44 HINDOLASANA

BABYWIEGE
ROCK YOUR BABY

Diese Haltung dient als einfache Vorbereitung für komplexere Hüftöffner, wie den Lotus (Nr. 45) oder die Fliegende Krähe (Nr. 93), da die Hüftgelenke in der Außenrotation geschmeidiger und beweglicher werden.

STEP BY STEP

- Beginne im aufrechten Sitzen.
- Zieh deinen rechten Unterschenkel zu dir heran.
- Lasse das linke Bein gestreckt oder ziehe es heran und klappe das Knie zur Seite.
- Greife mit der linken Hand den rechten Fuß und mit der rechten Hand umgreife Knie und Unterschenkel.
- Wiege den rechten Unterschenkel wie ein Baby und kreise dabei den Oberschenkel im Hüftgelenk. Fortgeschrittene Yogis können den Unterschenkel in beide Ellenbeugen legen und so das Schienbein horizontal zum Boden zu sich heranziehen. Wachse dabei über die Kopfkrone nach oben.
- Bleibe hier 5–15 Atemzüge und wiederhole das Ganze auf der anderen Seite.

This pose is a quick way to prepare your hips for more complex hip openers like Lotus (no. 45) or Flying Pigeon (no. 93) because it increases mobility in external rotation and smoothness in the hip joints.

STEP BY STEP

- Start sitting on your mat.
- Pull your right leg towards chest.
- Rest your left leg in a straight or bent position.
- Hold on to your right foot using your left hand and cradle your knee and low leg with your right arm.
- Gently rock your leg like a baby, and circle your thighbone in the hip socket.
- Advanced yogis may hold the low leg with both crooks of elbows, pulling the leg close until it's horizontal to the floor. Grow tall through the crown of your head.
- Stay 5–15 breaths and repeat on the other side.

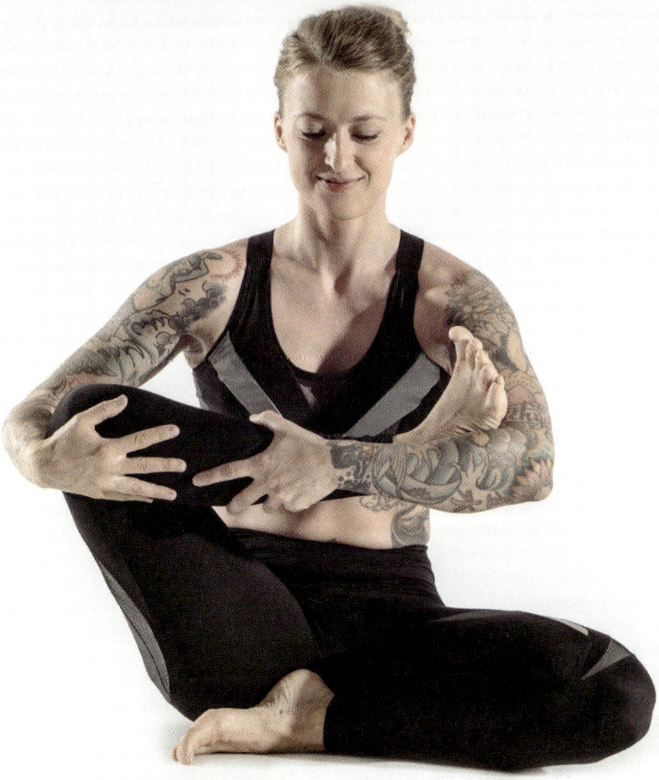

TIP

Setze dich erhöht auf einen Block oder auf einen Stuhl, um ein Rundwerden des Rückens zu vermeiden, oder übe diese Haltung optional in Rückenlage.

If you cannot sit tall without rounding your back, elevate the floor by sitting on a block or chair or practice this pose reclined.

45 PADMASANA

LOTUSSITZ LOTUS POSE

Der Lotussitz gehört zu den Sahnehäubchen der Asanas und sollte nur von fortgeschrittenen Yogis praktiziert werden. Der Lotus fordert sehr flexible Hüften (besonders in der Außenrotation) und eine konsequente Praxis, sonst kann es zu Knieproblemen kommen. Alle Hüftöffner, wie zum Beispiel 90/90 (Nr. 38), Babywiege (Nr. 44), Dreieck (Nr. 17) und Gedrehtes Dreieck (Nr. 60), Drehsitz (Nr. 106) und Doppelte Taube (Nr. 36) gehören zur Vorbereitung dazu.

Lotus pose is one of those beautiful asanas that should only be practiced by advanced yogis. It requires very flexible hips (especially in outward rotation) and a consistent yoga practice. Entering lotus pose without a proper warm up or enough flexibility may cause knee issues. All hip related poses like 90/90 (no. 38), Rock Your Baby (no. 44), Triangle Pose (no. 17) and Twisted Triangle (no. 60), Seated Twist (no. 106) as well as Firelog Pose (no. 36), may be practiced prior to half or full Padmasana.

STEP BY STEP

- Beginne im aufrechten Sitz auf deiner Matte.
- Für den halben Lotus: Greife dir deinen rechten Unterschenkel für die Babywiege (Asana Nr. 44), kreise das Bein im Hüftgelenk und beuge dabei das linke Bein zu dir heran.
- Lege nun mit nach außen rotiertem Oberschenkel den rechten Fuß mit der Fußsohle zur dir gerichtet auf die linke Leiste.
- Für den Ganzen Lotus: Aktiviere den rechten Oberschenkel, indem du den rechten Fuß in den linken Oberschenkel schiebst, und greife dir den linken Fuß, um ihn in die rechte Hüftgrube zu legen, dabei kreuzen sich die Unterschenkel.
- Lasse dabei die Knie zu Boden sinken und flexe die Füße leicht.
- Bleibe 5 Atemzüge oder während deiner Meditation hier sitzen und wechsle beim nächsten Üben den Fuß.

STEP BY STEP

- Sit on your mat with legs straight in front.
- For Half Lotus: cradle your right shin for Rock Your Baby (asana no. 44) and gently circle your leg inside the hip joint, bend left leg and pull your left heel in towards your groin.
- Fold your right knee, rotate right thigh out and rest your right foot (sole of the foot looking towards you) into the left hip crease.
- For Full Lotus: engage your right thigh by pressing right foot into left thigh and fold your left foot into your right hip crease, so that your shins cross.
- Allow both knees to sink into the mat and flex your feet.
- Stay for 5 breaths or during your meditation and change the cross of your legs every time you practice padmasana.

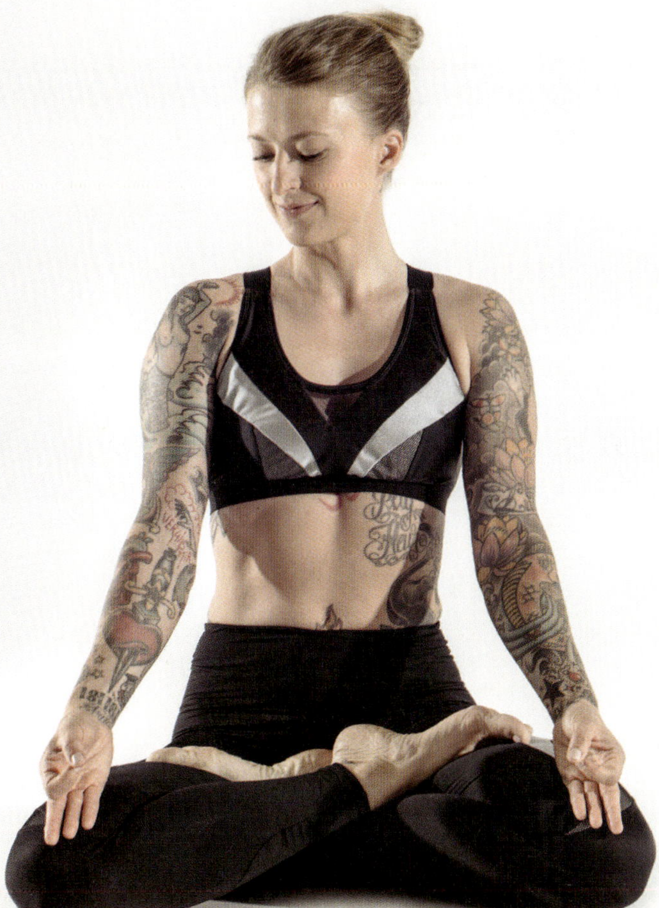

46 BADDHA KALYASANA

GEBUNDENE HOCKE BOUND SQUAT

Dieser Hüftöffner bietet eine wunderbare Entlastung für den unteren Rücken, in Kombination mit dem gebundenen Twist einen zusätzlichen Stretch für Brust und Schultern.

STEP BY STEP

- Beginne in der Hocke, mit den Füßen hüftbreit oder schulterbreit voneinander entfernt.
- Schiebe deinen rechten Arm vor dein rechtes Schienbein, mit der rechten Schulter so weit unter dem rechten Knie wie möglich.
- Schmiege deine Achselhöhle um dein rechtes Knie und greife mit deinem Unterarm hinter dich, die Handfläche zeigt dabei von dir weg.
- Atme ein und strecke deinen linken Arm nach oben, beuge den Ellbogen, atme aus und bringe den Handrücken der linken Hand hinter den Rücken.
- Versuche deine Finger zu greifen oder greife mit der linken Hand das rechte Handgelenk.
- Bleibe 5 Atemzüge und wiederhole das Ganze auf der linken Seite.

This hip opening squat offers a magnificent release in the lower back, it stretches in combination with the bound twist chest and shoulders as well.

STEP BY STEP

- Begin in a squat, with feet hip width or shoulder width apart.
- Slide your right arm in front of right shin, with your right shoulder as far under your right knee as possible.
- Wrap your armpit around your knee and reach your right forearm behind you with your palm facing away from you.
- Inhale, reach your left arm up, bend your elbow on an exhale and bring the back of your left hand behind your back.
- Try to hold fingers or grab your right wrist with left hand.
- Stay 5 breaths and repeat on left side.

TIP

Beginner können eine aufgerollte Matte oder Bücher unter die Fersen legen, falls die Fersen nicht am Boden ankommen. Falls die Hände sich nicht greifen lassen, nutze einen Gurt oder eine Socke.

Beginners may set their heels down on a rolled-up mat in case they do not touch the ground. If you cannot clasp hands, use a strap or sock.

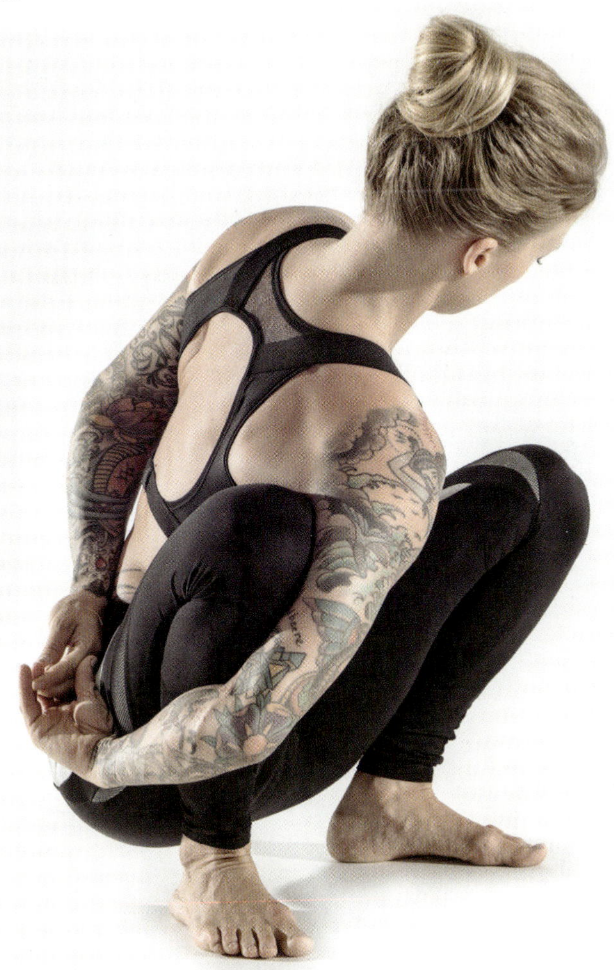

47 EKA PADA MANDUKASANA

HALBER FROSCH
HALF FROG POSE

Wir beleuchten einen intensiven Stretch für die inneren Oberschenkel, die Adduktoren und die Hüftregion. Diese werden eher selten gedehnt, weshalb es sich lohnt, den Halben und den Ganzen Frosch zur Vorbereitung für den Pfannkuchen (Asana Nr. 39) unter die Lupe zu nehmen.

STEP BY STEP

- Beginne im Vierfüßler-Stand.
- Strecke das rechte Bein nach rechts aus und setze den rechten Fuß in Höhe des rechten Knies auf.
- Schiebe den rechten Fuß weiter nach rechts und lege das linke Fußgelenk auf der Innenseite auf der Matte auf. Polstere bei Bedarf deine Gelenke.
- Stütze dich auf den Händen oder Unterarmen ab.
- Kippe dein Steißbein unter dich.
- Bleibe 5–15 Atemzüge.

We're looking at this intense stretch for inner thighs, adductors and hip region. These are rarely worked on, which is why we're looking at Half and Full Frog as a prep for Pancake (asana no. 39).

STEP BY STEP

- Begin on all fours.
- Extend your right leg to the right side and set your right foot down in one line with left knee.
- Slide your right foot further to the right and turn your left toes out, setting your left ankle down. Place blankets or mats underneath your ankle and/or knee.
- Support your weight with hands or forearms.
- Tilt your tailbone down.
- Stay 5–15 breaths.

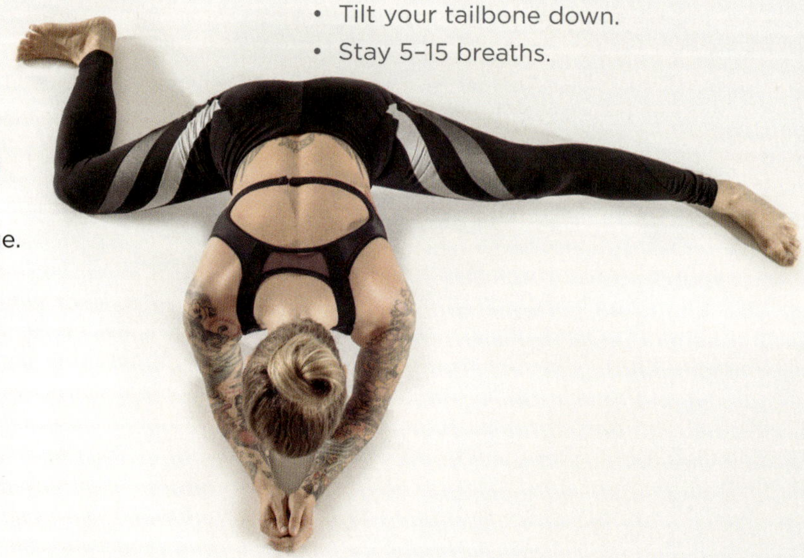

48 MANDUKASANA

FROSCH FROG POSE

Der Ganze Frosch dehnt beide Beininnenseiten und Hüften und ist wegen seiner Intensität mit Vorsicht zu genießen. Hier ist es wichtig, weniger zu pushen und sich stattdessen mehr Zeit zu nehmen. Zur Vorbereitung begebe dich in die Haltung des Kindes (Asana Nr. 16) und setze die Knie weiter als gewohnt auseinander.

The full expression of Frog Pose stretches both inner thighs and hips at the same time which requires a rather slow approach without pushing the body to its limits. To prep this pose make sure your legs are warm and you rest in Child's Pose (asana no.16) prior to Frog Pose and allow your knees to separate more than usual.

STEP BY STEP

- Beginne wie im Halben Frosch, lege jedoch beide Beine mit beiden Fußgelenken auf der Innenseite auf Decke und Matte auf. Polstere bei Bedarf Knöchel und Knie.
- Stütze dich auf Händen oder Unterarmen.
- Kippe dein Steißbein unter dich.
- Bleibe 5–15 Atemzüge.

STEP BY STEP

- Begin as in Half Frog Pose, with both inner ankles down, flexing both feet. Place additional blankets or mats underneath your ankles and/or knees.
- Support your weight with hands or forearms.
- Tilt your tailbone down.
- Stay 5–15 breaths.

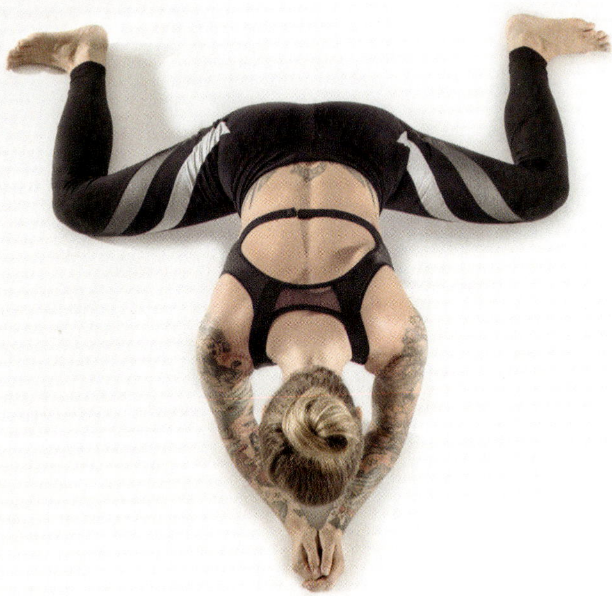

49 PARSVA HASTA BALASANA

SEITSTRETCH IN DER HALTUNG DES KINDES
SIDE STRETCH IN CHILD'S POSE

Diese Variation der Kind-Haltung bringt eine wohltuende Abwechslung und schafft Platz auf der jeweiligen Seite der seitlichen Hüfte, zwischen den Rippen bis über die Achselhöhlen. Verweile 5–15 Atemzüge pro Seite.

STEP BY STEP

- Beginne in der Haltung des Kindes.
- Wandere mit den Fingern zur linken Seite, bis über den Rand der Matte hinaus.
- Erde die rechte Hand auf dem Boden und lege die andere Hand darauf.
- Lege den Kopf auf dem linken Oberarm oder dem Boden ab, während die Hüften Richtung Fersen streben.
- Stelle dir vor, dass deine rechte Hüfte und die rechten Fingerspitzen in entgegengesetzte Richtungen ziehen.
- Atme in den Bereich, der sich hart, verkürzt oder nicht greifbar anfühlt.
- Wiederhole die Schritte auch auf der anderen Seite.

This variation can offer a soothing change while resting between more advanced postures. It opens up the space between hip and lower ribs, and between ribs on each side up to the armpits. Practice for 5–15 breaths per side.

STEP BY STEP

- Start in Child's Pose.
- Walk your hands towards your left, on the outside of your mat.
- Ground your right hand and put your left hand on top.
- Place your head on your left upper arm or the floor, while stretching your hips towards heels.
- Imagine that your right hip and right fingertips are pulling in opposite directions.
- Breathe into those parts that feel tight, short or almost intangible.
- Repeat these steps on the other side.

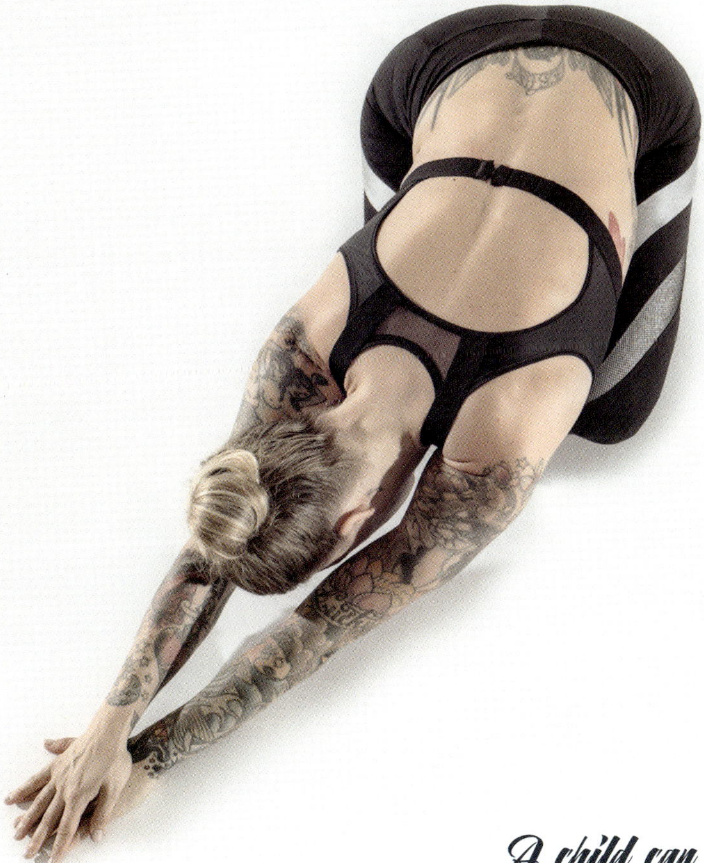

A child can teach an adult:

To be happy for no reason.

50 BADDHA KONASANA

SITZENDER SCHMETTERLING
BUTTERFLY POSE

Der Sitzende Schmetterling, auch Schustersitz genannt, gehört wie auch die Hocke (Asana Nr. 46) in anderen Kulturen, wie etwa in Indien, zum Alltag: Es wird in der Hocke gearbeitet, gekocht und gewartet, während der Schustersitz zum Verarbeiten genutzt wird, indem das Werkmaterial mit den Füßen festgehalten wird.

STEP BY STEP

- Beginne im Sitzen mit gestreckten Beinen.
- Ziehe deine Knie zu dir heran, bringe dabei die Fußsohlen zusammen und lasse die Knie nach außen fallen.
- Ziehe die Füße dicht zu dir heran und drücke die Fersen gegeneinander.
- Greife mit den ersten drei Fingern die großen Zehen oder die Fußgelenke oder Schienbeine.
- Richte dich auf, ziehe die Schulterblätter leicht zueinander und lasse das Brustbein gen Himmel wachsen.
- Entspanne die Oberschenkelköpfe Richtung Matte.
- Bleibe 1–5 Minuten.

Butterfly Pose, also known as Tailor's Pose, as well as Deep Squat Pose (asana no. 46) are part of everyday life in Eastern Cultures like India: Deep Squat is a pose in which people work, wait or cook, while Tailor's Pose is used to handle various materials like shoes, which are held between their feet.

STEP BY STEP

- Start sitting with legs straight.
- Pull your knees towards you, then drop your knees to sides and place the soles of your feet together.
- Pull your heels as close as possible towards you and push your heels together.
- Hold on to your big toes (or ankles or shins) with your first three fingers.
- Extend your back, firm shoulder blades against the back and allow your chest bone to reach up.
- Release the heads of the thighbones towards the mat.
- Stay 1–5 minutes.

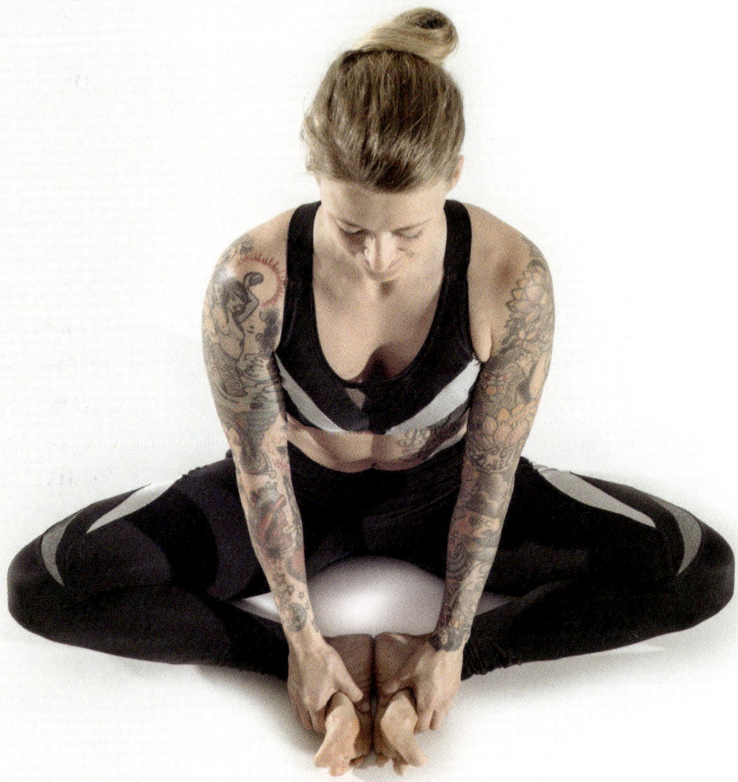

TIP

Bei Problemen mit den Knien oder den Leisten übe mit Decken unter den Oberschenkeln oder setze dich mit dem Rücken zur Wand.
Optional: übe den Schmetterling in Rückenlage (Asana Nr. 50).

Practice with blankets underneath thighs when working with groin or knee injuries and elevate the floor by sitting on a block with your back against a wall, or practice Reclined Butterfly (asana no. 50) instead.

51 SUPTA BADDHA KONASANA

LIEGENDER SCHMETTERLING RECLINED BUTTERFLY

Der Liegende Schmetterling gehört zu den Klassikern unter den regenerierenden Haltungen, da er hilft, Körper und Geist runterzufahren, und positiv auf Rücken, Hüften und Bauch wirkt. Der Liegende Schmetterling eignet sich für alle, da er mittels Decken und Polstern unter den Knien so modifiziert werden kann, dass jegliche Spannung in Hüften und Leisten abfließen kann.

STEP BY STEP

- Beginne im Liegen.
- Ziehe die Knie zu dir heran und erlaube dem unteren Rücken in Kontakt mit dem Boden zu gehen. Konzentriere dich während der Übung auf diese Länge.
- Bringe nun die Fußsohlen zusammen und lege die Füße vor dir ab. Drücke dabei die Fersen gegeneinander. Je näher deine Füße liegen, desto intensiver.
- Entspanne die Oberschenkelköpfe Richtung Matte und atme in die Leisten und den unteren Bauch.
- Bleibe 1–5 Minuten.
- Um die Haltung zu verlassen, schiebe mit den Händen an den Außenseiten der Oberschenkel die Beine zusammen und rolle über den unteren Rücken.

Reclined Butterfly is a classic restorative pose, because it helps to relax body and mind and works like a charm for your back, hips and belly, when you focus on breathing and releasing tension in the hips. Use blankets or bolsters underneath knees for maximum comfort.

STEP BY STEP

- Start laying on your back.
- Pull your knees towards you and allow your lower back to get in touch with the ground. Focus on length in the lower back.
- Bring soles of the feet together and set your feet down in front of your hips, dropping knees to the sides. Press heels together gently. The closer the feet, the more intense.
- Release the heads of the thighbones towards the mat and breathe into your groins and lower belly.
- Stay 1–5 minutes.
- To release the pose, with hands on thighs bring your knees together and circle over your low back.

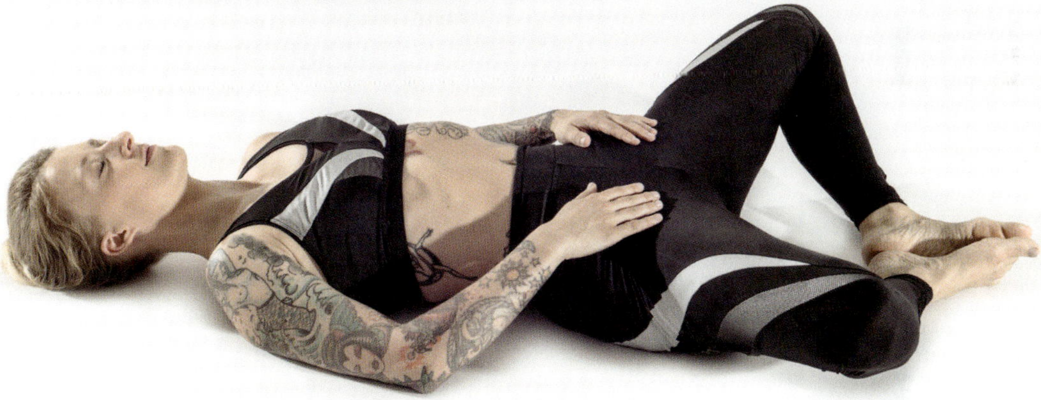

52 HANUMANASA

YOGA-SPAGAT YOGA SPLIT

Die Geschichte von Hanuman, dem Affengott erzählt von Hingabe, Mut und dem Sieg des Guten über das Böse und ist Bestandteil der ältesten indischen Schriften. Der Unterschied zwischen dem Yoga-Spagat und Turnen liegt in der Aufmerksamkeit und Spiritualität, mit der praktiziert wird. Man kann den Spagat üben, einfach um ihn zu können und auf andere Asanas zu übertragen, oder um tiefer in das Gefühl der Innigkeit mit sich selbst zu tauchen.

STEP BY STEP

- Beginne im Ausfallschritt und setze den rechten Fuß vorn über dem Mattenrand auf.
- Mit den Fingerspitzen auf dem Boden, lasse das hintere Knie (evtl. auf eine Decke) ab. Achte darauf, dass deine Hüftknochen beide nach vorn gerichtet bleiben und sich die Hüften nicht öffnen.
- Lege ein Handtuch unter deine rechte Ferse.
- Atme ein, flexe den Fuß und ziehe die Ferse leicht zurück. Halte diese Spannung für ein paar Sekunden, mit der Ausatmung lasse die Ferse etwas weiter nach vorn rutschen.
- Wiederhole diese Dehnungsmethode, bis du an deinem Limit angekommen bist. Lege bei Bedarf Klötze unter deine Hände und Decken unter die Oberschenkel, um anzukommen.
- Wer weiter gehen möchte, lehnt sich für 5 Atemzüge nach vorn und greift den Fuß.
- Verlasse die Haltung nach insgesamt 10–15 Atemphasen.

The story of Hanuman, the monkey god is a story about devotion, courage and good defeating over evil and is one of the most ancient texts in India. The difference between Yoga Splits and gymnastics or contortionism is the intention with which we practice. In Yoga we strive for awareness and spirituality over just being physically, externally able to achieve something.

STEP BY STEP

- Start in a low lunge, by setting your right foot down in front of your mat on the floor.
- With fingertips on your mat, allow the back knee to rest on the mat (perhaps with a blanket underneath the knee). Make sure to level the hips.
- Place a sock underneath your right heel.
- Breathe in, flex your right foot and gently pull the heel towards you, holding the tension in the back of the front leg for a couple of seconds, with an exhale slide the heel further forward.
- Repeat this stretching method until you've reached a good amount of stretch in the back of the front leg and hips. Use blocks underneath hands to lengthen your spine more.
- To deepen the pose, lean forward for 5 breaths and grab your right foot as soon as your thighs sink towards the ground.
- Release the pose after 10–15 breaths.

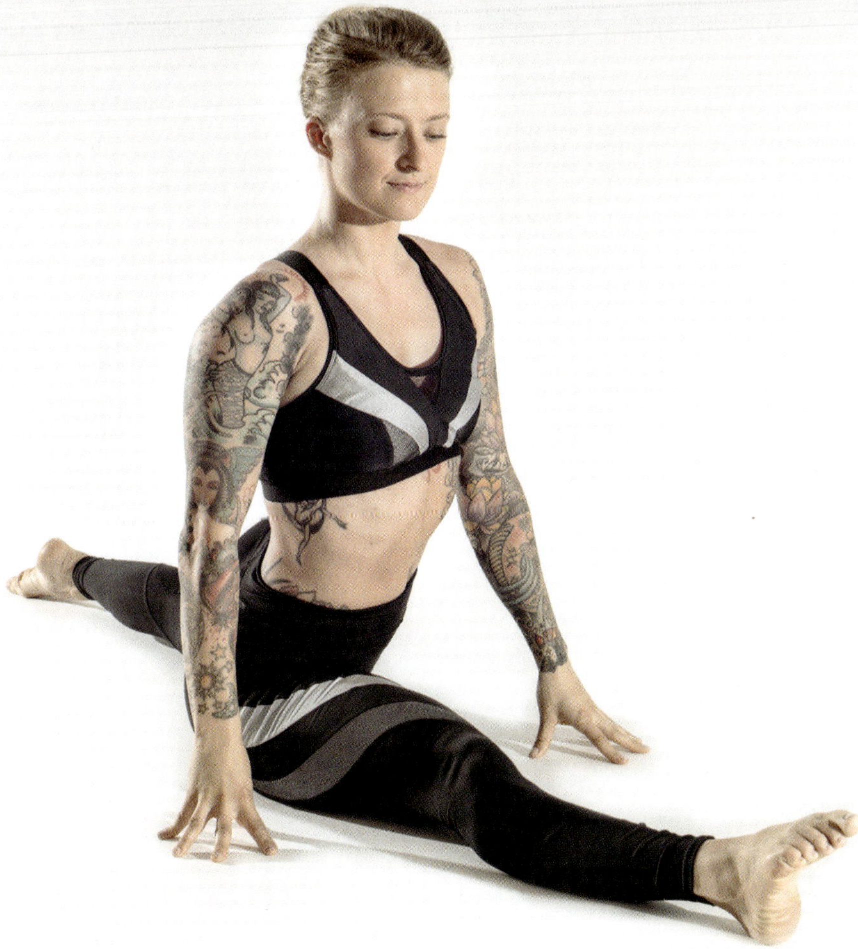

TIP

Übe folgende Haltungen zur Vorbereitung für Hanumanasana: Sitzende Vorbeuge (Nr. 103), Pyramide (Nr. 100), Liegender Held (Nr. 42) und Ausfallschritte.

Give the following asanas a go, before diving into Hanumansana: Seated Forward Bend (no. 103), Pyramid Pose (no. 100), Reclined Hero (no. 42) and simple lunge variations.

53 URDVA PRASARITA EKA PADASANA

STEHENDER GEBUNDENER SPAGAT INFINITY POSE

Diese Spagat-Variante sieht nach einer körperlichen Knobelaufgabe aus. Sie bietet Spielraum für fortgeschrittene Yogis und es gibt mithilfe von Gurten auch die Möglichkeit, diese herausfordernde Haltung für Anfänger zugänglich zu machen.

STEP BY STEP

- Beginne in der Vorbeuge (Asana Nr. 3).
- Stütze dich auf den Fingerspitzen ab und strecke dein rechtes Bein nach hinten weg, ähnlich wie für Krieger 3 (Asana Nr. 14). Setze den Fuß kurz am Boden hinter dir auf.
- Beuge dein Standbein, um die linke Schulter so weit wie möglich hinter den linken Unterschenkel zu schieben.
- Öffne die rechte Hüfte, indem du die Fußspitze Richtung Decke schickst.
- Deine rechte Hand ist der Anker für die Balance. Du kannst dich über die Handfläche oder die Fingerspitzen abstützen.
- Beuge dein rechtes Knie, greife mit der linken Hand deinen rechten Fuß und gleite allmählich tiefer in den Hüftöffner, mit der Idee, das rechte Knie zur Decke schauen zu lassen. (Falls der rechte Fuß nicht greifbar ist, fang ihn mithilfe eines Yoga-Gurts wie mit einem Lasso ein.)
- Bleibe für 5–10 Atemzüge.

This split variation looks like a brainteaser and feels like one. It offers a playground for advanced yogis and with the use of straps the possibility for beginners to try this pose.

STEP BY STEP

- Begin in Forward Fold (asana no. 3).
- Support your weight with your hands and extend your right leg in the air as in Warrior 3 (Asana no. 14). Set the foot down for a couple of seconds.
- Bend your standing leg and wedge your left shoulder underneath your left calf.
- Open your right hip and lift the leg up in the air.
- Your right hand is the anchor for your balance. Support yourself through fingertips or palm of the hand.
- Bend your right knee, grab your right foot with left hand and slowly deepen the hip opener with the idea of extending the knee towards ceiling. (Use a strap if you cannot reach the foot.)
- Stay 5–15 breaths.

TIP

Setze dir vorab eines der Ziele »Balance spüren«, »In der Vorbeuge atmen können« oder »Die Leiste öffnen«, bis eventuell beide Beine in komplett unterschiedliche Richtungen zeigen.

Set one intention prior to practicing, either "get a sense of orientation or balance" or "be able to breathe" or "open the groin and thigh until both legs reach in opposite directions".

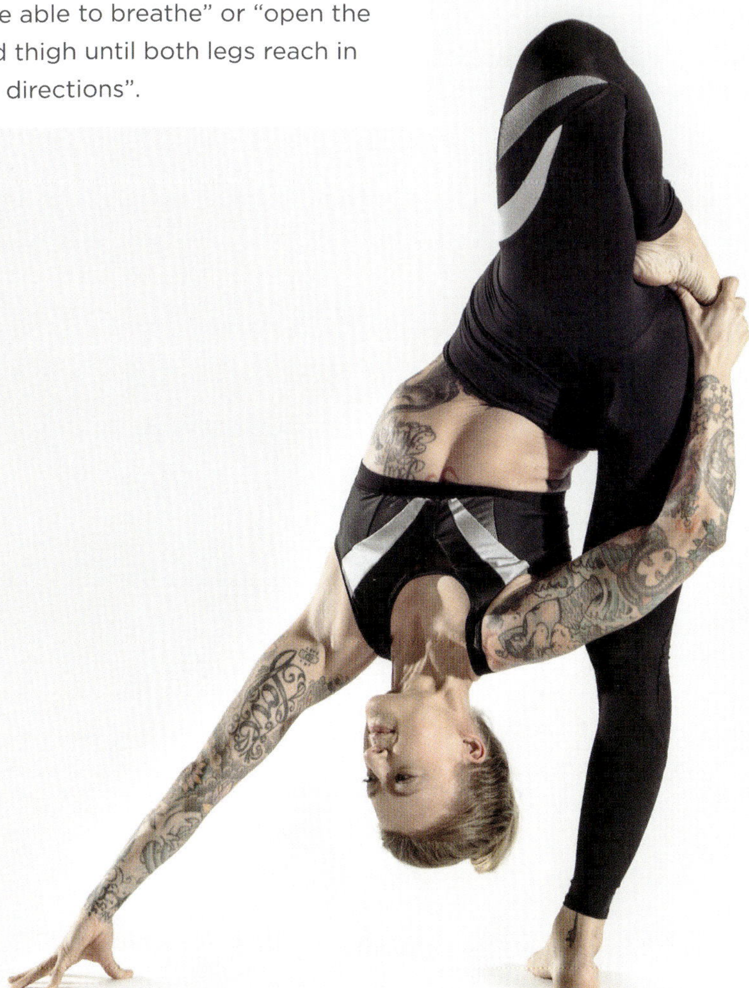

54 EKA PADA KOUNDINYASANA

FLIEGENDER SPAGAT
FLYING LIZARD

In dieser kompakten Armbalance ist Kraft in den Armen vonnöten. Das intelligente Stapeln der Knochen macht es leichter, mit der Eleganz eines Schwans zu schweben. Denke dabei mehr an ein Gefühl von Festigkeit, um genügend Spannung aufzubauen, damit du das hintere Bein wie bei einer Wippe mit Kraft und Hingabe auf zauberhafte Art und Weise fliegen lassen kannst.

STEP BY STEP

- Beginne im Ausfallschritt mit dem rechten Bein vorn, beide Hände innen am rechten, vorderen Fuß.
- Schiebe deine rechte Schulter unter das rechte Knie.
- Klemme deinen rechten Oberarm mit dem rechten Bein ein wie mit einer Zange und wandere dabei mit dem rechten Fuß weiter nach innen. Dabei beugen sich die Arme mehr, bis der linke Fuß zu schweben beginnt.
- Über die Gewichtsverlagerung nach vorn und das aktive Wegdrücken des Bodens wird das Schweben des hinteren Beins leichter.
- Bei Bedarf beuge das hintere Bein für die kompakte Variante.
- Gleite von hier durch ein Vinyasa und probiere das Ganze auch auf der anderen Seite.
- Lächeln, Schmunzeln und Kichern sind ausdrücklich erlaubt.

This very compact arm balance requires some strength in the arms. Stacking the bones makes it much easier to float into this pose with the grace of a swan. As soon as you are courageous enough and trusting your strength, you won't be needing jumps or hasty movements to enter this variation of a floating split. Think in terms of tightness, to build enough tension to just magically tilt the back leg up by leaning forward like a seesaw.

STEP BY STEP

- Start in a lunge position with right leg in front.
- Set both hands down on the inside of front leg.
- Wedge your right shoulder underneath your right knee. Set your right hand down on outside of right foot.
- Pinch your right upper arm with your right leg, like tongs and walk your right foot further towards the center of the mat. Your arms bend until they're in a right angle and your back leg floats off the mat.
- Push the floor and pull shoulders back to lift the foot up with control.
- Bend the back leg for the compact version.
- Smoothly transition into a vinyasa and repeat on the other side.
- Smiling and giggling is encouraged.

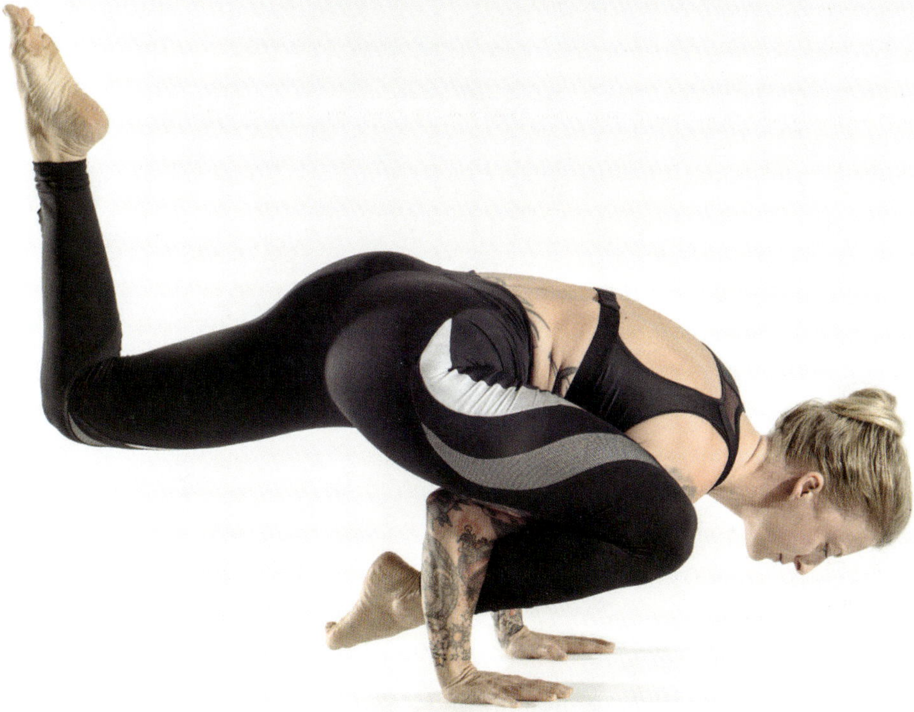

55 ARDHA CHANDRASANA

STEHENDER HALBMOND
STANDING HALF MOON

Der Stehende Halbmond kräftigt und dehnt gleichzeitig Beine und Hüften und schärft den Sinn für Balance, sobald Blick und Fingerspitzen den Boden verlassen. Dieser kann tagesabhängig auch mal schwanken. Um sich auf Beine und Hüften zu konzentrieren, ist es möglich, diese Haltung gegen eine Wand zu üben.

Standing Half Moon is used as a peak pose during vinyasa classes, because it stretches and tones legs and hips and challenges your balance as soon as your gaze shifts away from the floor and your fingertips start to hover above your mat. To focus on hips and legs, you can easily practice this pose against a wall.

STEP BY STEP

- Beginne in Krieger 2 (Asana Nr. 13) mit dem rechten Fuß vorn.
- Lege deine linke Hand an deine rechte Hüfte und setze die Fingerspitzen der rechten Hand 10 Zentimeter vor dem rechten kleinen Zeh auf den Boden oder einen Yoga-block.
- Verlagere dein Gewicht auf dein rechtes Bein. Nutze die Fingerspitzen nur für die Balance und nicht um Gewicht zu tragen.
- Hebe dabei das linke Bein vom Boden ab, öffne die linke Hüftseite mehr und strecke beide Beine.
- Strecke den linken Arm zur Decke und stelle dir vor, du lehnst dich mit den Hüften und Schulterblättern gegen eine Wand.
- Schaue zu Boden oder zur Seite oder nach oben.
- Bleibe 5 Atemzüge, kehre zurück in Krieger 2 und zum Downdog und wiederhole das Ganze auf der anderen Seite.

STEP BY STEP

- Start in Warrior 2 (asana no. 13) with your right leg in front.
- Rest your left hand on your left hip and place your right hand or fingertips on the outside and about 10 cm in front of little toe of right foot on the mat or a block.
- Shift your weight on your right leg which will become your standing leg and use your fingertips only for balance.
- Lift your left leg off the floor, open left hip and extend both legs.
- Extend your left arm up towards ceiling when you're ready and imagine you're leaning your hips and shoulder blades against an imaginary wall.
- Look down, to the side or (more challenging up.
- Stay 5 breaths, float back into Warrior 2 and into Downdog. Repeat these steps on the other side.

The key to keeping your balance...

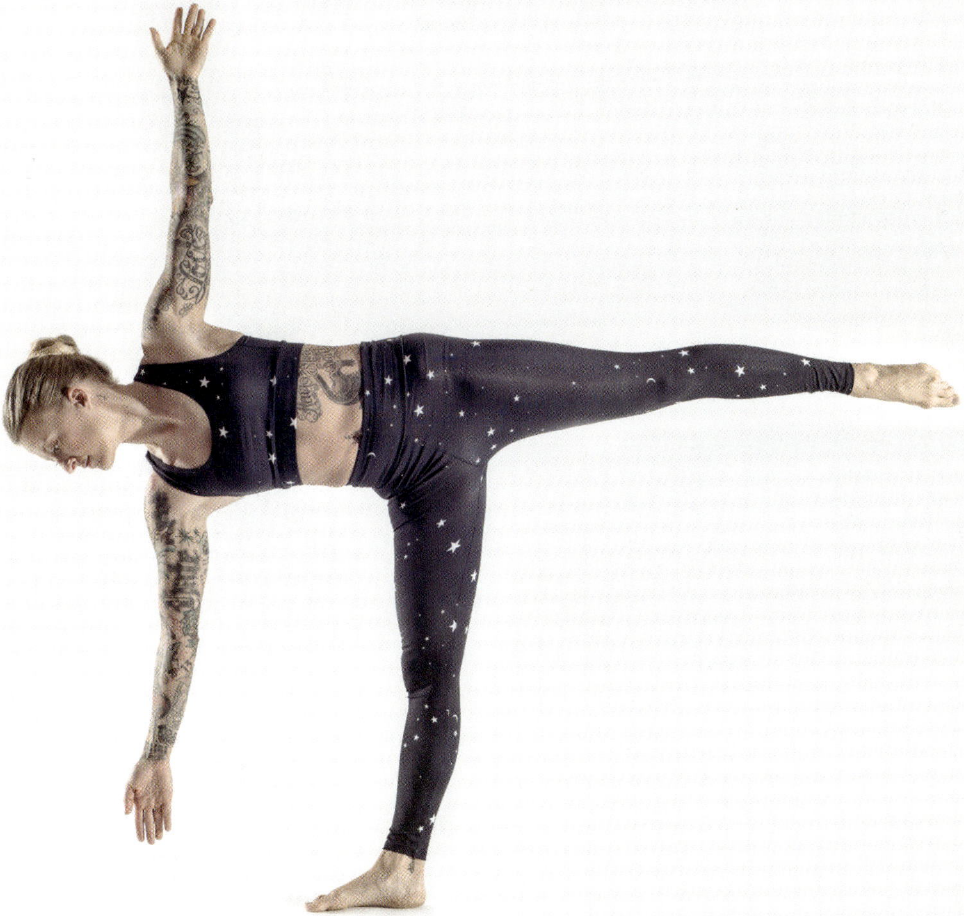

is knowing when you're lost it.

56 PARVRTTA ARDHA CHANDRASANA

GEDREHTER GEBUNDENER HALBMOND BOUND TWISTED HALF MOON

Der Gedrehte Gebundene Mond vereint die Kraft des Standbeins vom einfachen Stehenden Mond mit dem Twist und Oberschenkelstretch des Skorpions aus dem Hund (Nr. 21).

STEP BY STEP

- Beginne in Krieger 3 (Nr. 14), rechter Fuß vorn, mit beiden Hände am Boden.
- Bringe den Daumen der rechten Hand in die rechte Hüftgrube und schaffe Platz im Hüftgelenk, indem du das Material nach außen schiebst.
- Strecke den rechten Arm nach oben zur Decke und setze die linke Hand unter deine linke Schulter für den Gedrehten Halbmond.
- Mit jeder Einatmung strecke dich über die Kopfkrone und beide Beine aus.
- Mit der Ausatmung verschraube dich mehr aus deinem Core.
- Für den Bind beugst du dein linkes Knie und greifst mit der rechten Hand nach dem linken Fuß.
- Rolle dabei die rechte Schulter zurück und schiebe sanft den Fuß von dir weg, um die Rückbeuge zu intensivieren, oder ziehe die Ferse mehr in Richtung Gesäß als Oberschenkelstretch.

This twisted and bound version unifies the strength in the balancing leg with the twist and thigh stretch from Downdog to Scorpion (no. 21).

STEP BY STEP

- Start in Warrior 3 (no. 14), right leg in front and place both hands on the floor.
- Wedge your right thumb into your right hip crease and make space for your thighbone inside the hip socket by rolling your muscles towards your outer hip.
- Extend your right arm up towards the ceiling and set your left hand underneath your left shoulder for Twisted Half Moon.
- With every inhalation, extend yourself through the crown of your head and your legs.
- With every exhalation, deepen the twist from your core.
- For the bind: bend your left knee and grab your ankle with your right hand.
- Roll your right shoulder back and gently push your foot back to go for a deeper backbend or simply pull your foot in towards your buttocks for a thigh stretch.

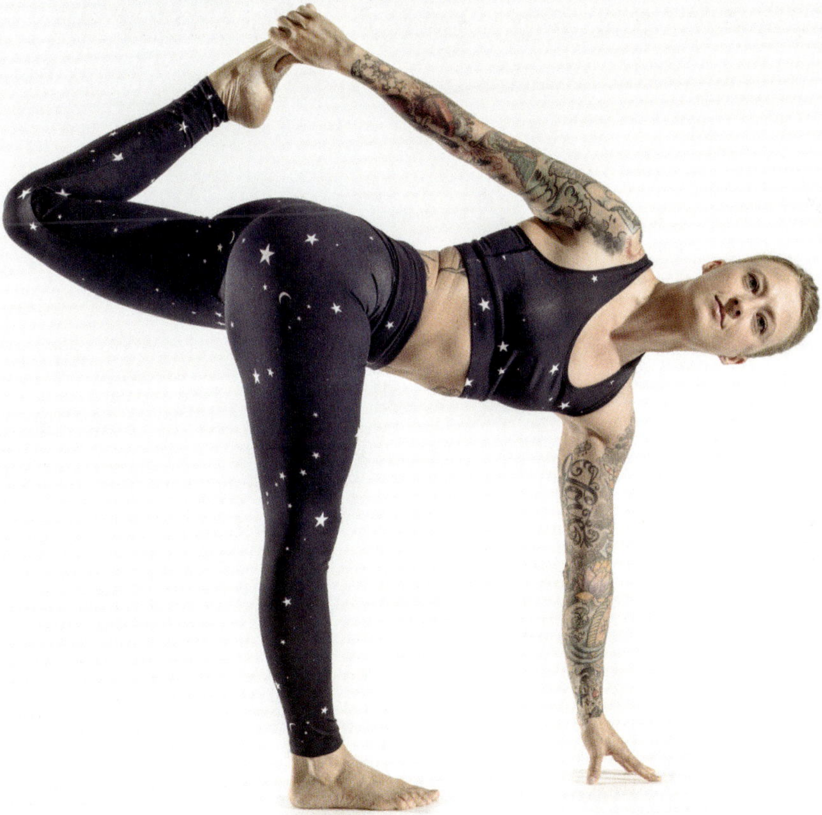

TIP

Diese Haltung kann auch an der Wand geübt werden, um die Angst vor dem Fallen auszuschalten. Nutze bei Bedarf einen Block unter der vorderen Hand.

This pose can be practiced against a wall as well, to avoid the fear of falling over in the beginning. Use a block underneath your front hand if necessary.

57 UTTHITA HASTA PADANGUSTHASANA A

GESTRECKTE HAND AM ZEH EXTENDED HAND TO BIG TOE POSE

Hasta Padangusthasana gehört zu den klassischen Yogapositionen. Sie streckt und stärkt die Beinmuskulatur und den Sinn für Balance. Beginner können einen Gurt um den Fuß zur Hilfe nehmen, falls der große Zeh nicht greifbar ist. Bei Schwierigkeiten mit den Fußgelenken und dem unteren Rücken übe diese stehenden Varianten nur unter Aufsicht.

STEP BY STEP

- Beginne in Tadasana (Asana Nr. 1).
- Ziehe das rechte Knie zu dir heran und verschränke die Finger hinter deiner Wade. Genieße diesen einfachen Hüftöffner. Konzentriere dich auf die Bandhas und richte deine Hüften parallel zum Boden aus.
- Mit dem Arm innen greife nun mit den ersten drei Fingern deiner rechten Hand deinen großen Zeh.
- Strecke das rechte Bein nach vorn aus. Aktiviere das rechte Bein in deine rechte Hand, sodass nicht nur der Arm Gewicht trägt.
- Bleibe hier 5 Atemzüge und wiederhole das Ganze auf der anderen Seite oder füge die nächste Haltung hinzu (Asana Nr. 58).

Hasta Padangusthasana is one of the classic asanas. Practicing this pose increases leg strength, mobility, and the sense of balance. Beginners may practice with a strap around the foot, if the big toes are not in reach. Students with ankle or lower back issues avoid these poses or practice these under professional supervision.

STEP BY STEP

- Start in Tadasana (asana no.1).
- Draw your right knee into chest and interlace your fingers behind your shin. Enjoy this simple in-between stretch. Focus on bandhas and align your hips parallel to the floor.
- With your right arm on inside of right knee, grab your big toe using your first three fingers.
- Extend your right leg forward. Activate the muscles in your right leg into your right hand, allowing the weight to be carried by the leg and arm.
- Stay 5 breaths and repeat on other side or add the next pose (asana no. 58).

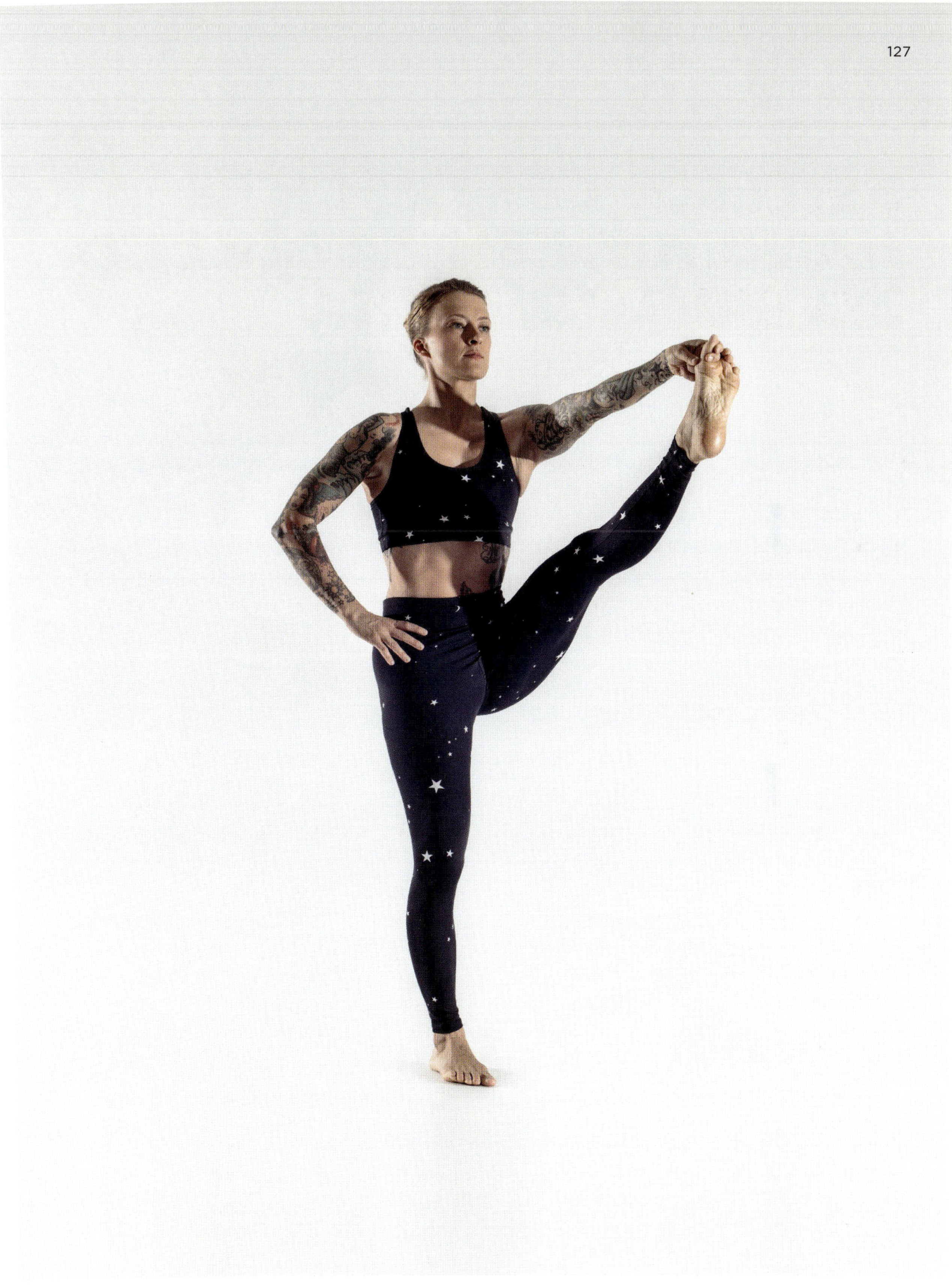

58 UTTHITA HASTA PADANGUSTHASANA B

SEITLICH GESTRECKTE HAND AM ZEH EXTENDED BIG TOE SIDE HOLD

Diese seitliche Variation von Hasta Padangusthasana verbindet die Kräftigung von Beinen und Gesäß und den Aspekt der Balance mit einem Hüftöffner, da das schwebende Bein zur Seite gestreckt wird und die Hüfte nach außen rotiert. Wichtig dabei ist, dass sich die Hüftknochen trotz Öffnung auf einem Level befinden. Diese Asana wird direkt nach der vorherigen Variante praktiziert, ohne dazwischen das Bein abzusetzen.

STEP BY STEP

- Beginne in der gestreckten Hand-am-Zeh-Haltung (Asana Nr. 57) mit dem Griff am rechten Zeh.
- Lege die linke Hand an der linken Hüfte ab.
- Erde dich über den linken Fuß und öffne das rechte Bein zur rechten Seite.
- Senke die rechte Hüfte evtl. etwas ab, entspanne deine Schultern und strecke den Rücken.
- In der Endposition angekommen, schaue über deine linke Schulter.
- Bleibe 5 Atemzüge und wiederhole das Ganze auf der anderen Seite.

This sideways variation of Hasta Padangusthasana combines the aspects of strength and balance with an external hip rotation. The floating leg is extended to the side, while leveling the hips to the floor. This pose is usually practiced directly after the previous variation without lowering the leg.

STEP BY STEP

- Start in Extended Hand To Big Toe Pose (asana no. 57).
- Rest your left hand on your hip.
- Root down through your left foot and open your right hip, extending the right leg to the right side.
- Drop right hip if necessary, relax your shoulders and lengthen your spine.
- For the full expression of the pose, send your gaze over your right shoulder.
- Stay 5 breaths and repeat on the other side.

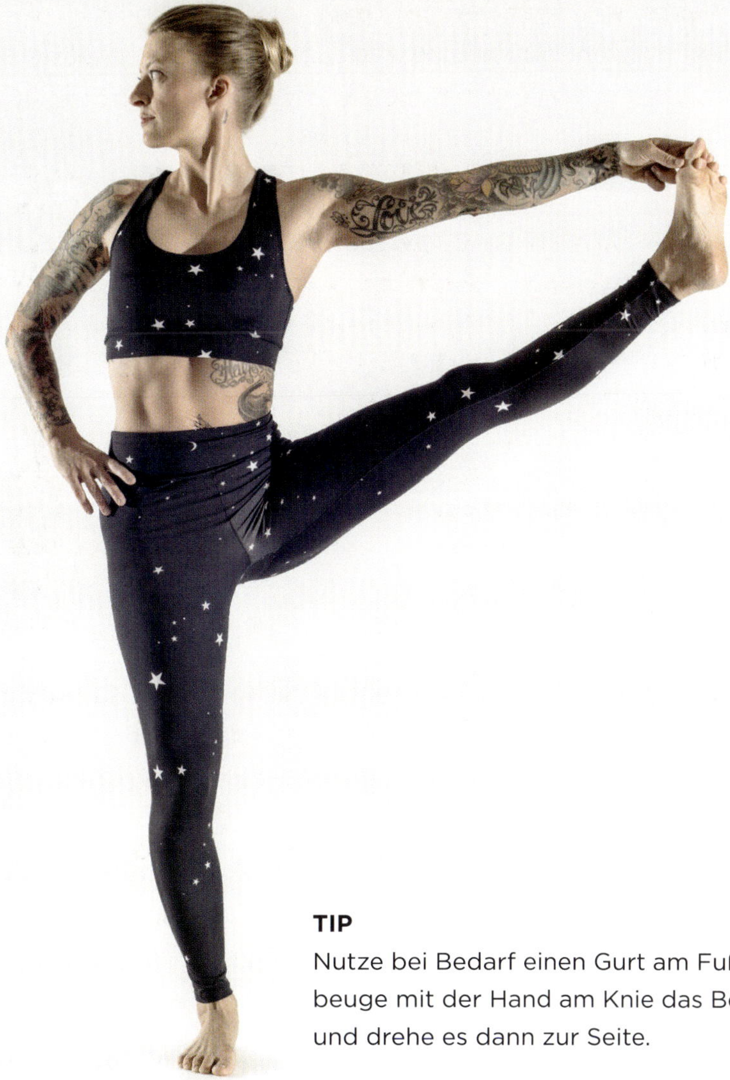

TIP

Nutze bei Bedarf einen Gurt am Fuß oder beuge mit der Hand am Knie das Bein und drehe es dann zur Seite.

Use a strap on the foot if necessary or bend the leg with one hand on the knee and turn to the side.

59 PARIVRITTA PADA HASTASANA

GEDREHTE GROSSZEHEN-HALTUNG TWISTED HAND TO BIG TOE POSE

Diese Haltung schult nicht nur den Sinn für Balance und die Orientierung im Raum, sondern auch die Willenskraft und ein Gleichmaß im Atem.

STEP BY STEP

- Beginne in Tadasana (Asana Nr. 1).
- Ziehe das rechte Knie zu dir heran und verschränke die Finger zunächst hinter dem Schienbein.
- Strecke dich aus dem linken Standbein über die Wirbelsäule nach oben aus und ziehe dabei das Knie Richtung Brust. Komme hier an und atme.
- Sobald du dich sicher fühlst, greife mit der linken Hand nach deinem rechten großen Zeh oder der Außenkante des Fußes.
- Strecke nun langsam das Bein nach vorn und den rechten Arm nach rechts.
- Der Blick geht in Drehrichtung nach rechts.
- Mit jeder Einatmung wachse nach oben, mit jeder Ausatmung verschraube dich mehr aus dem Core.
- Bleibe 5 Atemzüge und wiederhole das Ganze auf der anderen Seite.

This pose is also referred to as Revolved Hand To Big Toe or Dancing Shiva Pose. It not only increases the sense of balance and orientation but also builds determination and a calm breath.

STEP BY STEP

- Start in Tadasana (asana no. 1).
- Lift your right knee towards chest and lengthen your spine. Breathe and arrive.
- As soon as you feel some sense of stability, grab your right big toe or outer edge of right foot with your left hand.
- Extend the leg forward and your right arm towards right side.
- Your gaze follows the direction of the twist to the right.
- Grow taller with every inhale and twist deeper from the core with every exhale.
- Stay 5 breaths and repeat on other side.

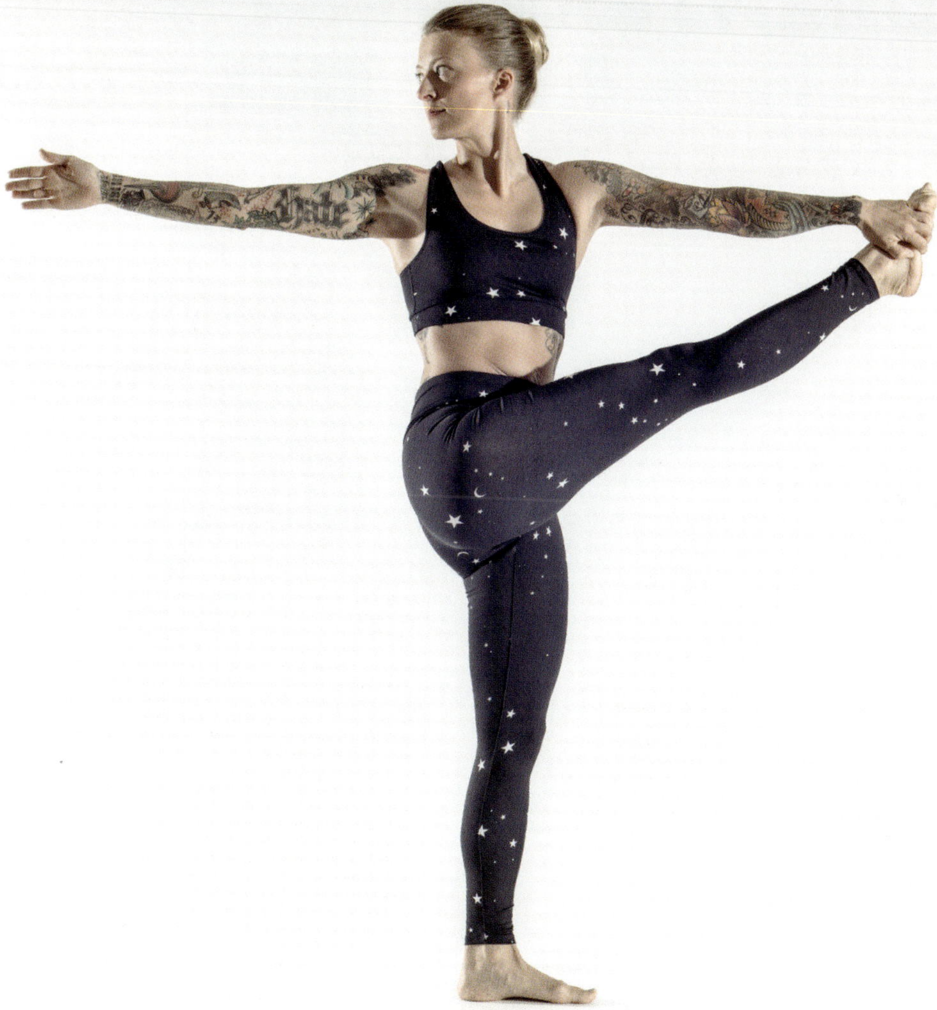

TIP

Zur Vorbereitung für diese Asana übe Drehungen. Falls es mit der Balance dabei zu Beginn nicht klappt, übe vor einer Wand und nutze einen Gurt um den Fuß, wenn nötig.

Prep this pose with twists. If balance is tricky, practice near a wall and use a strap around the foot if needed.

60 PARVRTTA TRIKONASANA

GEDREHTES DREIECK
TWISTED TRIANGLE POSE

Das Gedrehte Dreieck eignet sich zur Vorbereitung vom Gedrehten Stehenden Halbmond (Asana Nr. 56), zum Ausgleich vom Dreieck (Asana Nr. 17) und allen Vorbeugen und Twists. Dieser Twist entstaucht die Wirbelsäule und streckt und stärkt gleichsam Hüften und Beine.

STEP BY STEP

- Beginne in der Pyramide (Asana Nr. 100), rechter Fuß vorn, mit beiden Füßen auf der Matte.
- Wie für den Gedrehten Halbmond greifst du mit deinem rechten Daumen in die rechte Hüftgrube und schaffst Platz im Hüftgelenk.
- Strecke nun den rechten Arm zur Decke und setze die linke Hand unter die linke Schulter. Beginner setzen die linke Hand an die Innenseite vom vorderen Fuß. Fortgeschrittene Yogis setzen die linke Hand an die Außenseite des rechten Fußes.
- Schiebe vor allem die hintere Ferse mehr in die Matte, strecke dich über den Rücken bis zur Kopfkrone und drehe dich mit jeder Ausatmung tiefer zur Seite.
- Bleibe 5 Atemzüge und wiederhole das Ganze auf der anderen Seite.

Twisted or Revolved Triangle is the preparatory pose for Twisted Half Moon Pose (asana no. 56), a great counterpose to Triangle Pose (asana no. 17) and all forward bends and twists. It decompresses the spine and works the legs and hips.

STEP BY STEP

- Start in Pyramid Pose (asana no.100), right foot in front, with both feet on your mat.
- As in Twisted Half Moon, wedge your right thumb into your right hip crease and create space between your belly and your hip.
- Extend your right arm on an inhale towards ceiling and place your left hand underneath your shoulder.
- Beginners: set your left hand on inside of front foot. Advanced yogis: place your left hand on outside of right foot.
- Firm your back heel into the mat and extend your back up towards the crown of your head. Deepen the twist towards right side with every exhale.
- Stay 5 breaths and repeat on other side.

TIP

Diese Asana wird mit einem kürzeren Schritt einfacher. Beginner setzen die untere Hand innen vom vorderen Fuß auf den Boden oder auf einen Block.

This pose is easier with a narrower stance. Beginners: Place the bottom hand on the inside of the front foot on the floor or on a block.

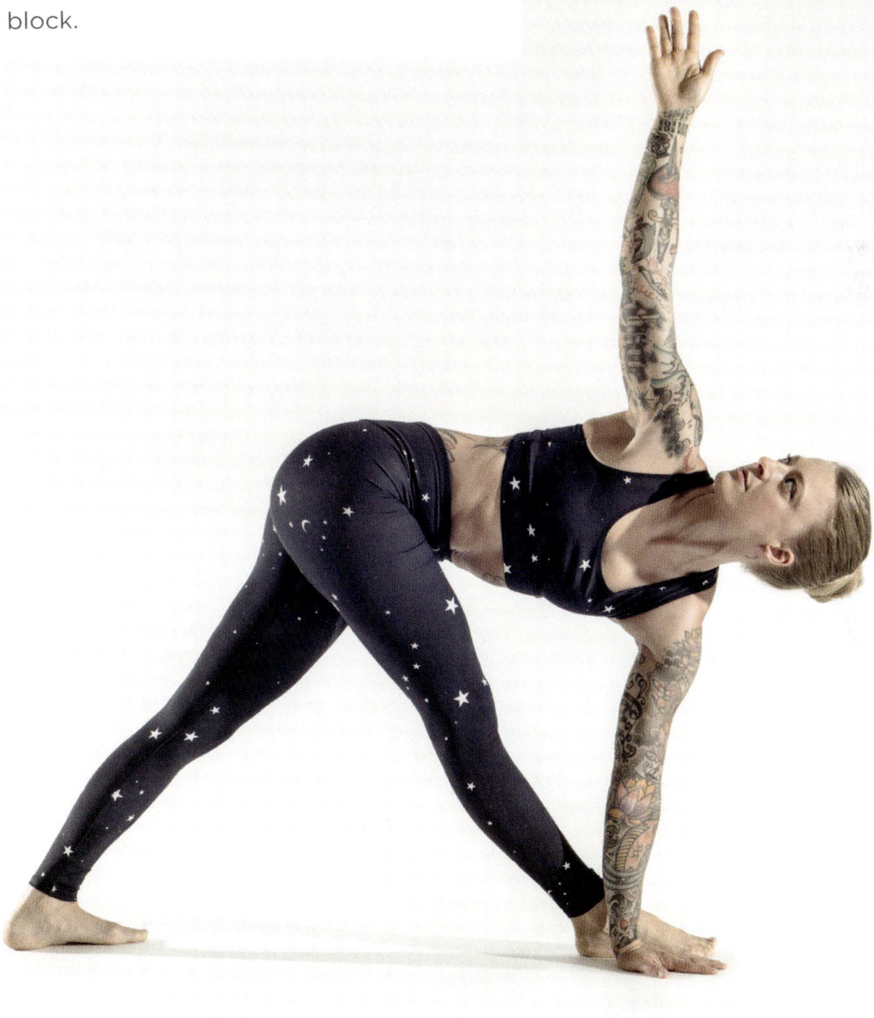

61 PARVRTTA SURYA YANTRASANA

KOMPASS
COMPASS POSE

Der Kompass ist ein intensiver Schulter-, Hüft- und Hamstringstretch, weshalb es sich lohnt, ihn dementsprechend vorzubereiten, mithilfe von Schulteröffnern und Seitdehnungen wie Kuhkopf (Asana Nr. 35), Dreieck (Asana Nr. 13) oder Eidechse (Asana Nr. 68). Je mehr die Schulter vor das gestreckte Bein geschoben werden kann, desto einfacher.

STEP BY STEP

- Beginne im Sitzen mit gebeugten Beinen und den Füßen auf der Matte.
- Ziehe die linke Ferse zu deinem rechten Gesäß und lege das linke Knie ab.
- Greife dir den rechten Unterschenkel und wiege das Bein im Hüftgelenk, siehe Babywiege (Asana Nr. 44).
- Schiebe nun deine rechte Schulter unter den rechten Oberschenkel und setze die rechte Hand rechts neben dir auf.
- Deine linke Hand bleibt dabei am rechten Fuß.
- Indem du langsam das rechte Bein streckst, entsteht die Dehnung der linken Seite.
- Strecke das rechte Bein nach rechts, und stütze dich dabei über die rechte Hand ab.
- Drehe dich über den Hebel des rechten Beins in Richtung Decke auf und schaue in Drehrichtung nach oben.
- Bleibe 5 Atemzüge und wiederhole die Schritte auf der anderen Seite.

Compass Pose is an intense shoulder-, hip- and hamstring stretch, which requires a proper warm up with preparatory poses like Cow's Head arms (asana no. 35), Triangle Pose (asana no. 13) or kneeling lunges (i.e. asana no. 68). The more you become able to slide your shoulder underneath the straight leg, the easier it gets.

STEP BY STEP

- Start sitting on your mat with legs bent, and feet on the floor.
- Pull your left heel in towards your right buttocks and set your left knee down.
- Hold on to your left shin and Rock Your Baby, which is your shin (asana no. 44).
- Slide your right shoulder underneath right thigh and set your right hand down on your right side.
- Your left hand is holding on to your left foot.
- By slowly stretching the right leg, you will move into the stretch on your left side.
- Extend right leg and support yourself with your right hand.
- Twist your chest up, using your right leg as a lever and gaze into the direction of the twist or up.
- Stay 5 breaths and repeat these steps on the other side.

Let your heart guide you...

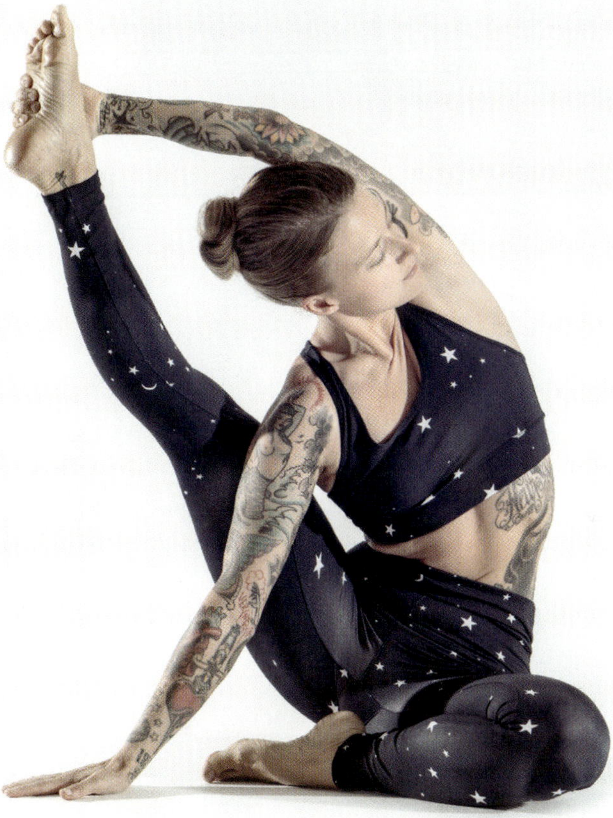

62 ARDHA VISVAMITRASANA

HALBER SCHWEBENDER SPAGAT HALF FLOATING SPLIT

Der Halbe Schwebende Spagat benötigt ein ausführliches Warm-up und zählt eher zu den fortgeschrittenen Asanas. Der Halbe Spagat ähnelt dem Kompass (Nr. 61) und dem Querbalken (Nr. 64), mit dem Unterschied, dass mehr Stützkraft vonnöten ist. Der Halbe Schwebende Spagat dehnt und kräftigt dabei Seiten und Beine.

STEP BY STEP

- Beginne im Ausfallschritt mit dem rechten Fuß vorn.
- Setze deine rechte Hand innen an deinem rechten Oberschenkel auf und das hintere Knie am Boden ab. Den linken Fuß kannst du dabei hinter dich auf dem Fußballen aufstellen.
- Je mehr du an deinem rechten Oberschenkel mit der Schulter vorbeikommst, desto besser.
- Greife nun mit der linken Hand nach deinem rechten Fuß.
- Strecke das rechte Bein, während du dich gleichzeitig mit dem Oberkörper Richtung Decke rotierst.
- Atme in die linke Körperseite, strecke den Rücken und schaue nach unten oder in Drehrichtung nach oben.
- Bleibe 1–5 Atemzüge, setze den rechten Fuß wieder zurück.

Half Floating Split requires a good warm up and some yoga experience. Half Floating Split is similar to Compass Pose (asana no. 61) and Gate Pose (asana no. 64), with the difference that it requires more arm and core strength. Half Floating Split stretches and tones sides and legs.

STEP BY STEP

- Begin in a lunge with right leg forward.
- Set your right palm down on inside of right thigh and your left knee onto the mat. Turn your left foot back behind you on the balls of your feet or top of the foot.
- Slide as much of your right shoulder under left thigh.
- Grab your right foot with your left hand.
- Extend your right leg and rotate your chest up towards the ceiling at the same time.
- Breathe into the space between the ribs on your left side and look down or in the same direction of the twist.
- Stay 1–5 breaths and set your right foot down slowly and repeat on left side.

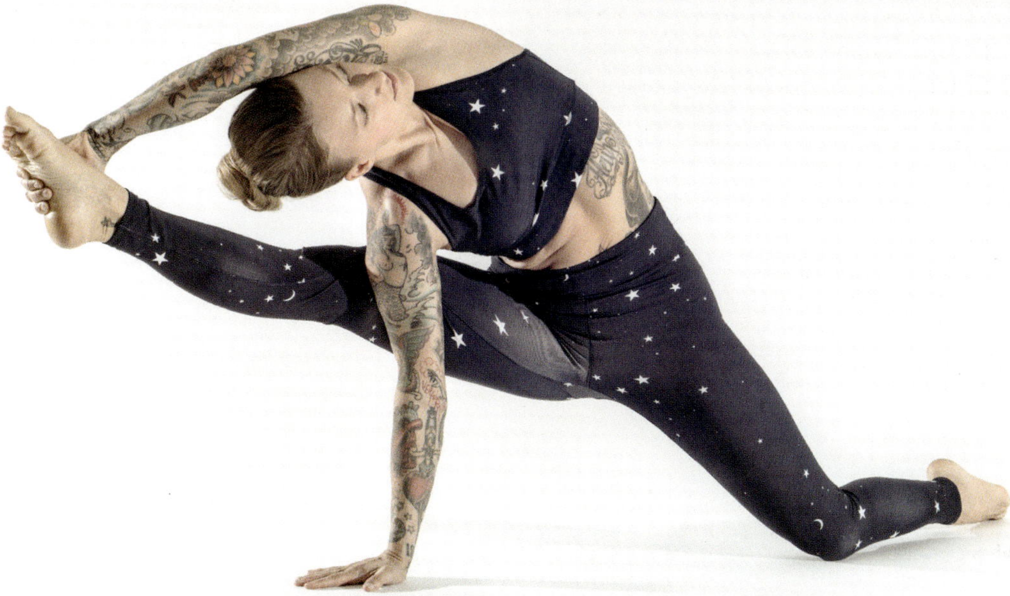

TIP

Übe mit dem Rücken zur Wand, um ein Fallen zu vermeiden.

Practice this pose with your back against a wall to stop you from falling over.

63 ARDHA VISVAMITRASANA

SCHWEBENDER SPAGAT FLOATING SPLIT

Bevor es sich lohnt, sich an Visvamitrasana heranzutrauen, muss die Balance in der halben Version gut zu halten sein. Für den Schwebenden Spagat können der Halbe Spagat, der Spagat (Nr. 52) und der Gebundene Stehende Spagat (Nr. 53) geübt werden, bevor es richtig zur Sache gehen kann.

STEP BY STEP

- Beginne im Ausfallschritt mit dem rechten Fuß vorn.
- Setze deine rechte Hand innen an deinem rechten Oberschenkel auf und setze die linke Ferse am Boden ab, wie für Krieger 2 (Nr. 13).
- Je mehr du an deinem rechten Oberschenkel mit der Schulter vorbeikommst, desto besser.
- Hebe deinen rechten Fußballen vom Boden ab und greife mit der linken Hand nach deinem rechten Fuß.
- Strecke das rechte Bein, während du dich gleichzeitig langsam mit dem Oberkörper Richtung Decke rotierst.
- Atme in die linke Körperseite, strecke den Rücken und schaue nach unten (leichter zu balancieren) oder blicke in Drehrichtung nach oben. Erlaube dem rechten Oberschenkel nicht, am Arm herunterzugleiten.
- Bleibe 1–5 Atemzüge, setze behutsam den rechten Fuß wieder zurück und wiederhole das Ganze auf der anderen Seite.

Before daring to challenge yourself with Visvamitrasana, Half Floating Split should feel ok. For the full expression of the pose warm up your hips and hamstrings with Half Floating Split, Split (no. 52) and Bound Standing Split (no. 53).

STEP BY STEP

- Begin in a lunge with right leg forward and turn your left heel down as in Warrior 2 (no. 13).
- Set your right palm down on inside of right thigh.
- Slide as much of your right shoulder as you can underneath left thigh.
- Lift your right toes up and slowly grab your right foot with your left hand.
- Extend your right leg and rotate your chest up towards the ceiling at the same time. Avoid allowing your right thigh to slip off of your right arm.
- Breathe into the space between the ribs on your left side. Look down or in the same direction of the twist.
- Stay 1–5 breaths, slowly set your right foot down and repeat on the other side.

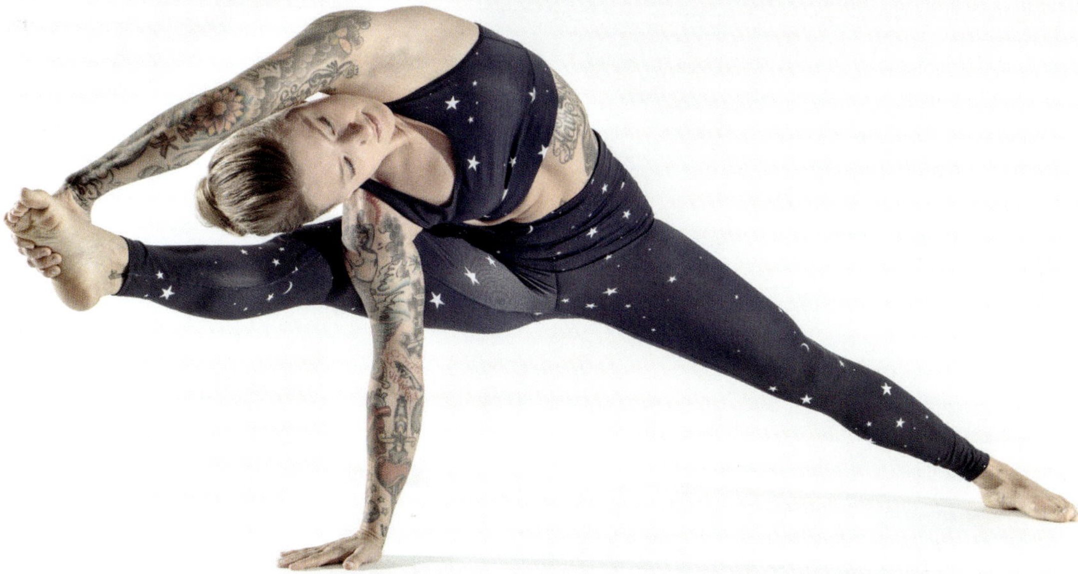

TIP

Übe diese Asana mit dem Rücken zur Wand, um herauszufinden, wo für dich der Fokus im Schwebenden Spagat liegt, bevor du dich an die Balance im freien Raum trauen kannst.

Practice this pose with your back against a wall first to get a feeling for your individual focus in this pose before you can try balancing freely.

64 PARIGHASANA

QUERBALKEN
GATE POSE

Der Querbalken kann auf dem Boden oder kniend geübt werden und bereitet als intensiver Seitstretch die Körperseiten für komplexere Haltungen wie das Dreieck (Asana Nr. 17) oder Visvamitrasana (Asana Nr. 63) vor. Die Atmung fungiert als guter Freund und zeigt an, sobald sie versiegt, wenn man einen Schritt zu weit gegangen ist.

STEP BY STEP

- Beginne im Sitzen im Halben Heldensitz (Asana Nr. 42) mit der linken Ferse am linken Gesäß.
- Strecke dein rechtes Bein zur rechten Seite.
- Lehne die rechte Schulter an die Innenseite des rechten Knies und drehe dadurch deine Brust Richtung Himmel. Falls die Schulter nicht ankommt, setze deine rechte Hand innen neben dein rechtes Knie und strecke den linken Arm über das Ohr nach rechts. Nutze die linke Hand oder den Ellbogen dabei als Hebel.
- Atme ein und strecke deinen Rücken, mit der Ausatmung drehe dich mehr auf.
- Das gestreckte Bein ist aktiv. Halte dich mit der linken Hand evtl. dort fest oder mit beiden.
- Bleibe für 5 tiefe Atemzüge und wiederhole das Ganze auf der anderen Seite.

Gate Pose can be practiced on the floor as shown or kneeling with one leg extended to the side. It prepares the side body as an intense side stretch for more complex poses like Triangle Pose (asana no. 17) or Visvamitrasana (asana no. 63). The breath is your best friend and shows, as soon as you're holding it, that you've moved too far.

STEP BY STEP

- Start sitting upright in Half Hero Pose (asana no. 42) with your left heel toward left buttocks.
- Extend your right leg to right side.
- Lower the right shoulder towards the inner knee and roll the chest open. If taking the shoulder down is too much, use your elbow on inside of the leg as leverage to twist your chest open.
- With an inhale lengthen the spine, exhale rotate the torso up toward the sky.
- Keep the extended leg active and hold on to the foot with left hand or both.
- Stay 5 deep breaths and repeat on the other side.

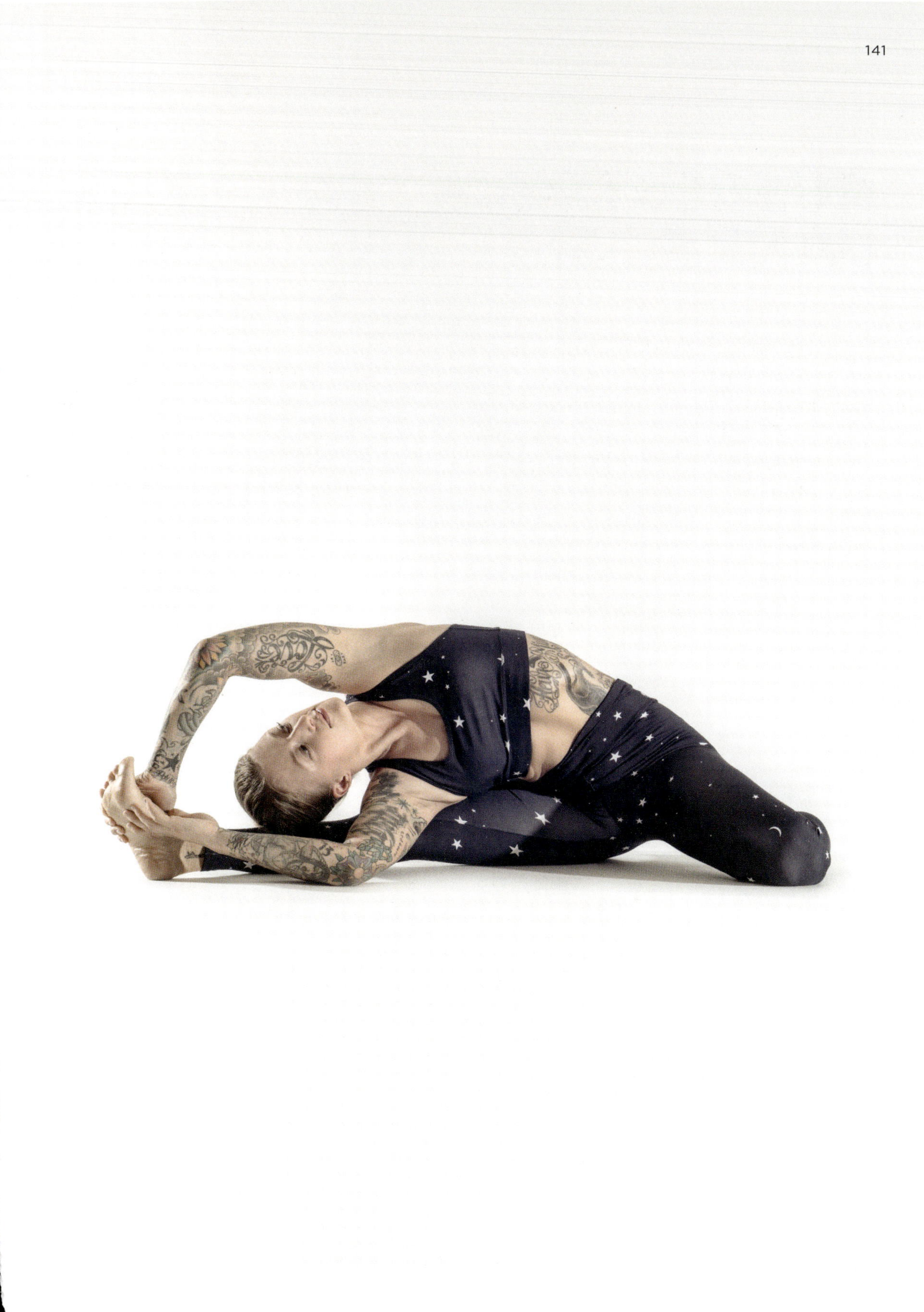

65 UTTHITA PARSHVA KONASANA

AUSGESTRECKTER WINKEL SIDE ANGLE POSE

Der Ausgestreckte Winkel sieht einfacher aus, als er ist, und ist mit seinen Benefits ein echtes Wunderpaket. Deshalb ist er zu Recht Teil der 1. Serie des Ashtanga. Er stärkt Beine (inkl. Knie und Fußgelenke) und dehnt Hamstrings, inneren Oberschenkel und Seiten und kann den Bauch- und Beckenboden wecken.

STEP BY STEP

- Beginne im Ausfallschritt mit dem rechten Fuß vorn und dem linken Fuß flach, wie für Krieger 2 (Asana Nr. 13).
- Setze die rechte Hand an der Außenseite (oder innerhalb) des rechten Fußes auf.
- Drücke die Handfläche in die Matte (oder den Block) und strecke den linken Arm über dem Ohr nach vorn aus.
- Der rechte Arm streckt sich dabei diagonal in einer Linie mit dem linken Bein.
- Aktiviere den unteren Bauch und atme hoch in Richtung Herz.
- Nutze den Hebel des rechten Arms, um den Brustkorb in Richtung Himmel aufzudrehen.
- Bleibe 5 Atemzüge und wiederhole das Ganze auf der anderen Seite.

Extended Side Angle Pose looks easier than it is and since it's a real power pose, this explains its part in the first ashtanga series. Side Angle Pose strengthens the legs (incl. knees and ankles) and stretches hamstrings, inner thighs and sides and tones the abs and pelvic floor.

STEP BY STEP

- Start in a lunge from Downdog.
- Back foot flat as in Warrior 2 (asana no. 13).
- Set your right hand flat outside (or inside) of right foot.
- Press your palm into the mat (or block) and extend your left arm over your head.
- The right arm reaches forward, in one line with the left leg.
- Tuck in the belly and breathe high into the heart.
- Use the leverage of the arm to open the chest up towards the sky.
- Stay 5 breaths and repeat on the other side.

TIP

Modifiziere die Haltung mithilfe von einem Block unter der vorderen Hand oder setze die vordere Hand innen statt außen neben den Fuß.

Modify the pose by placing a block underneath the front hand or setting the hand on the inside instead on the outside of the foot.

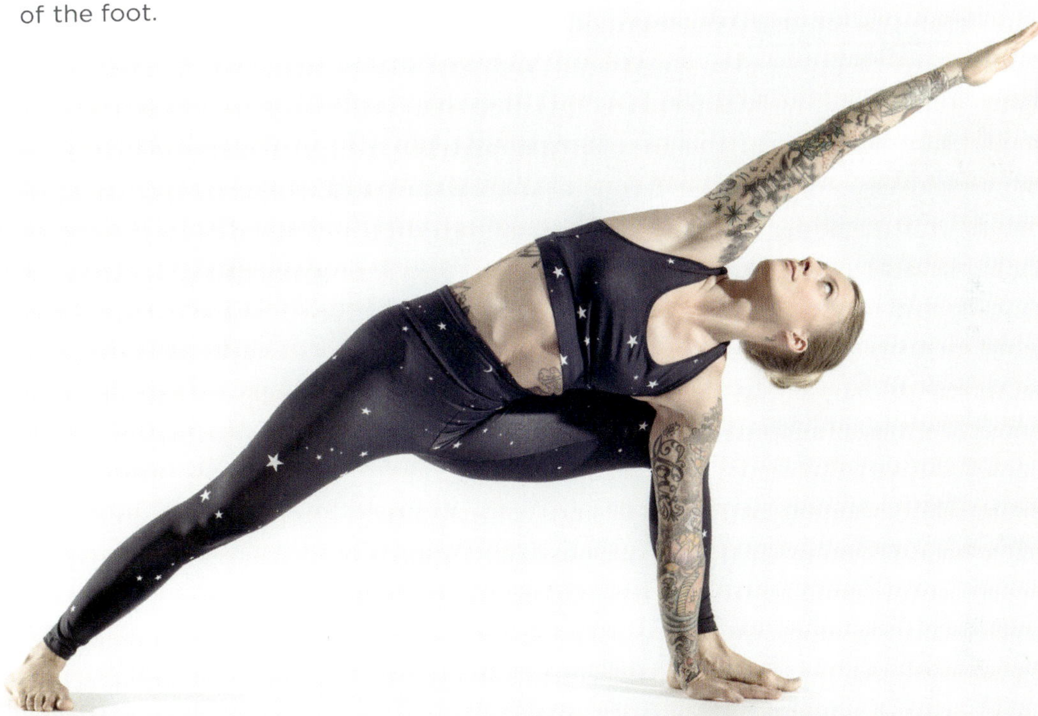

66 PARVRTTA PARSVAKONASANA

GEDREHTER WINKEL TWISTED SIDE ANGLE POSE

Die Kombination aus Gestrecktem (Asana Nr. 64) und Gedrehtem Winkel ermöglicht es uns, auf wunderbar einfache Weise den gesamten Körper zu strecken, zu kräftigen und auf tiefe Drehungen vorzubereiten, die uns im Alltag erwarten können.

STEP BY STEP

- Beginne im Ausfallschritt mit dem rechten Fuß vorn und dem linken Fuß flach, wie in Krieger 2 (Asana Nr. 13).
- Bringe die Handflächen zusammen und bereite den Twist vor, indem du den linken Ellbogen an die Außenseite vom rechten Knie setzt. Atme ein, strecke dich mehr über den Rücken, mit der Ausatmung verschraube dich über den Hebel der Arme.
- Schiebe nun die linke Schulter mehr über den rechten Oberschenkel, bis du Fingerspitzen oder Handfläche absetzen kannst.
- Strecke den rechten Arm über den Kopf diagonal nach vorn in einer Linie mit dem linken Bein.
- Je mehr du den unteren Bauch aktivierst, desto mehr kannst du dich verschrauben.
- Nutze den Hebel des linken Arms, um den Brustkorb Richtung Himmel aufzudrehen.
- Bleibe 5 Atemzüge und wiederhole das Ganze auf der anderen Seite.

The combination of Side Angle (asana no. 65) and Twisted Side Angle Pose enables us to care for our entire body, creating strength, length and the ability to twist deeply which makes our backs even more durable for daily adventures.

STEP BY STEP

- Start in a lunge from Downdog.
- Back foot flat as in Warrior 2 (asana no. 13).
- Fold palms together in front of your heart and prepare the twist by placing left elbow on outside of right thigh. Inhale, extend through the crown of your head, exhale twist deeper by engaging low belly.
- Slide your left shoulder over right thigh to set fingertips or palm flat on outside of right foot.
- The left arm reaches forward, in one line with the left leg.
- Use the leverage of the arm to open the chest up towards the sky.
- Stay 5 breaths and repeat on the other side.

TIP

Nutze einen Block unter der Hand oder setze die Hand innen statt außen auf.

Modify the intensity by placing a block underneath the front hand or setting the hand on the inside instead of the outside of your front foot.

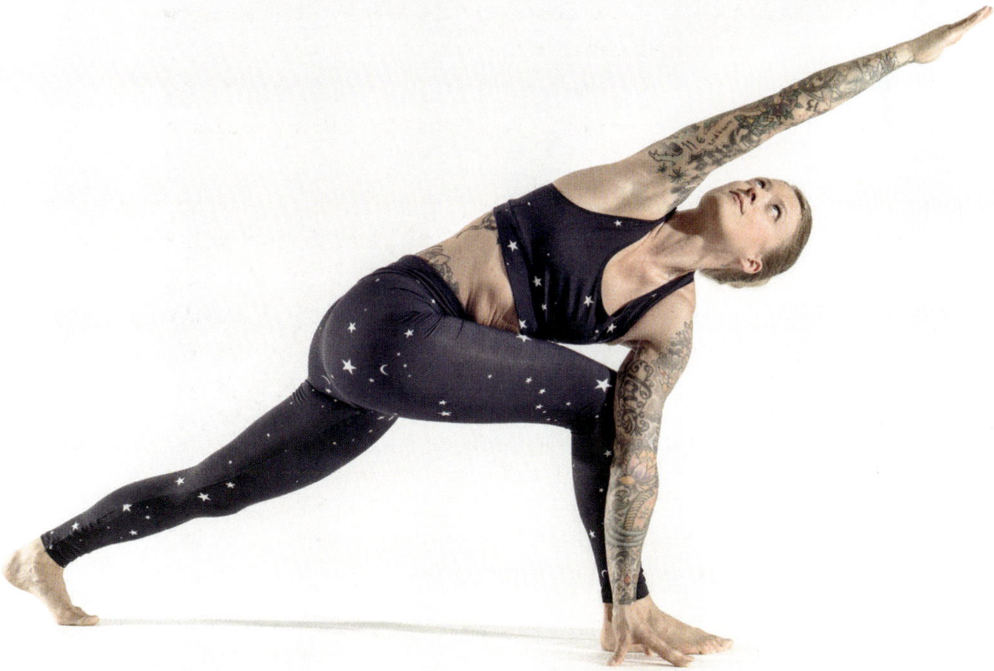

67 NANDUS SVARGA DVIJASANA

GEBEUGTER PARADIES-VOGEL BOWING BIRD OF PARADISE

Der Gebeugte Paradiesvogel ist die Fortsetzung vom Ausgestreckten Winkel (Nr. 65) und kann auch in der gedrehten Variante (Nr. 66) praktiziert werden. Aus dem Gebeugten Paradiesvogel ist es möglich, Rücken und Beine vollständig zu strecken.

STEP BY STEP

- Beginne im Ausfallschritt mit dem rechten Fuß vorn und dem linken Fuß flach, wie für Krieger 2 (Nr. 13).
- Setze die rechte Hand an der Innenseite des rechten Fußes auf.
- Drücke die Handfläche in die Matte (oder den Block) und strecke den linken Arm nach oben aus.
- Schiebe nun deine rechte Schulter weiter unter den rechten Oberschenkel, bis du mit der linken Hand von oben deine rechte Hand hinter deinem Oberschenkel greifen kannst.
- Tritt behutsam mit dem linken Fuß nach vorn und verlagere das Gewicht auf das linke Bein.
- Beuge das rechte Bein und richte dich langsam auf, bis sich dein Standbein und dein Oberkörper strecken. Optional kannst du dabei das rechte Bein strecken. Für den ganzen Paradiesvogel stehe dabei ganz auf.
- Bleibe 5 Atemzüge und wiederhole das Ganze auf der anderen Seite.

Bowing Bird of Paradise has many faces. It's a sequel pose that can be entered from Side Angle Pose (as shown) and Twisted Side Angle. It is possible to transition from Bowing Bird of Paradise to fully extending back and legs.

STEP BY STEP

- Start in a lunge from Downdog.
- Back foot flat as in Warrior 2 (no. 13).
- Set your right hand flat inside of right foot.
- Press your palm into the mat (or block) and extend your left arm up.
- Slide your right shoulder underneath right thigh and clasp hands behind right thigh.
- Slowly step your left foot forward in line with right foot, shifting the weight on your left leg.
- Bend your right leg and stand up until your standing leg and back are straight. Extend your right leg if you like. For the full expression of Bird of Paradise stand up.
- Stay for 5 breaths and repeat on the other side.

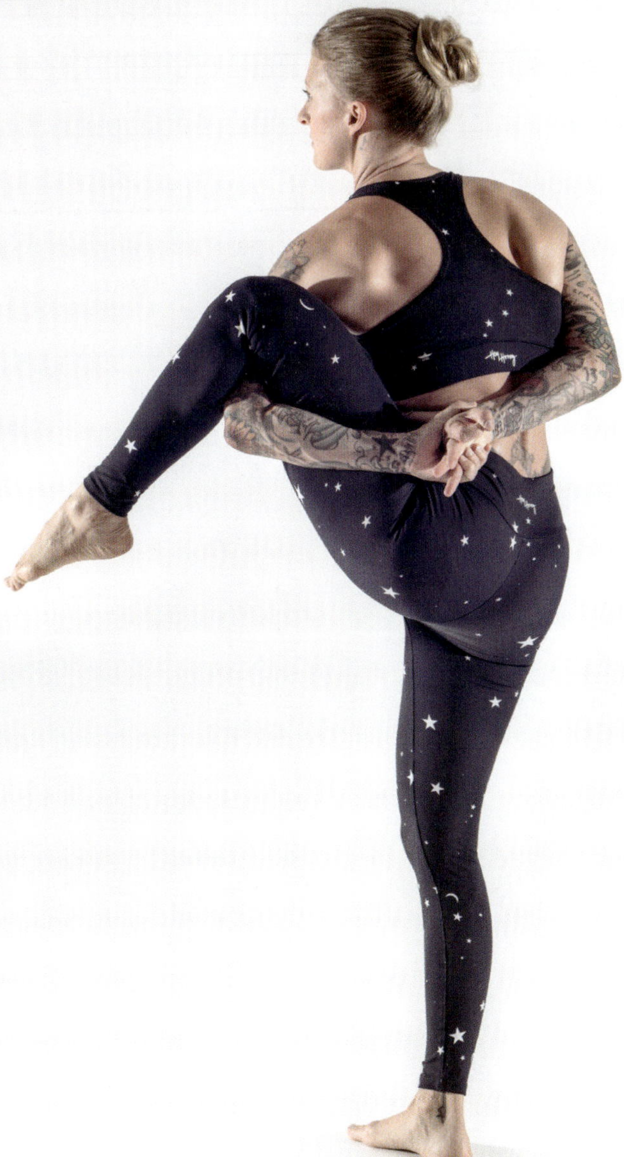

68 ANJANEYASANA

EIDECHSE LIZARD POSE

Die Eidechse, der Ausfallschritt mit abgelegtem Knie, bietet eine einfache und effektive Möglichkeit, Oberschenkel, Leisten und die Brust zu öffnen, und bereitet uns so für wildere Haltungen wie den Stehenden Verbundenen Spagat (Nr. 53) vor. Nutze den hinteren Fuß mit eingeklappten Zehen, um die Dehnung in der Vorderseite des hinteren Beins zu vertiefen.

STEP BY STEP

- Beginne im Ausfallschritt mit dem rechten Fuß vorn und dem linken Knie auf der Matte. Falte bei Bedarf die Matte hierfür auf der rechten Seite doppelt.
- Setze deine Hände innen am rechten Fuß unter deine Schultern, wandere hierfür mit dem rechten Fuß etwas weiter nach rechts und drehe die Zehen in die gleiche Richtung wie die Kniescheibe.
- Atme ein, strecke Arme und Rücken und schiebe dich über leichten Druck durch den linken Fußballen gefühlt nach vorn, in die Dehnung der linken Bein- und Hüftseite.
- Gehe tiefer, indem du deine Unterarme auf der Matte oder optional auf 2 Blöcken ablegst. Versuche dabei dich weniger einzuigeln, sondern die Brust nach vorn zu öffnen.
- Bleibe 5–20 Atemzüge und wiederhole das Ganze auf der anderen Seite.

Lizard Pose, also known as Low Lunge, is an easy and efficient preparation to stretch thighs and groins prior to more complex poses like Bound Standing Split (no. 53). Use the support of the back foot with toes tucked under for a deeper stretch in the front of the back leg.

STEP BY STEP

- Start in a lunge from Downdog with right foot in front and left knee down. Double the mat on right side if necessary.
- Walk your right foot further to the right, creating space to set your hands down underneath your shoulders, on the inside of right foot.
- Breathe in, extend arms and back, and gently push yourself through the ball of left foot into the stretch in your left leg/hip.
- Deepen the pose by taking your forearms down on the mat or on 2 blocks. Avoid rounding your back, instead stretch your chest forward.
- Stay 5–20 breaths and repeat on the other side.

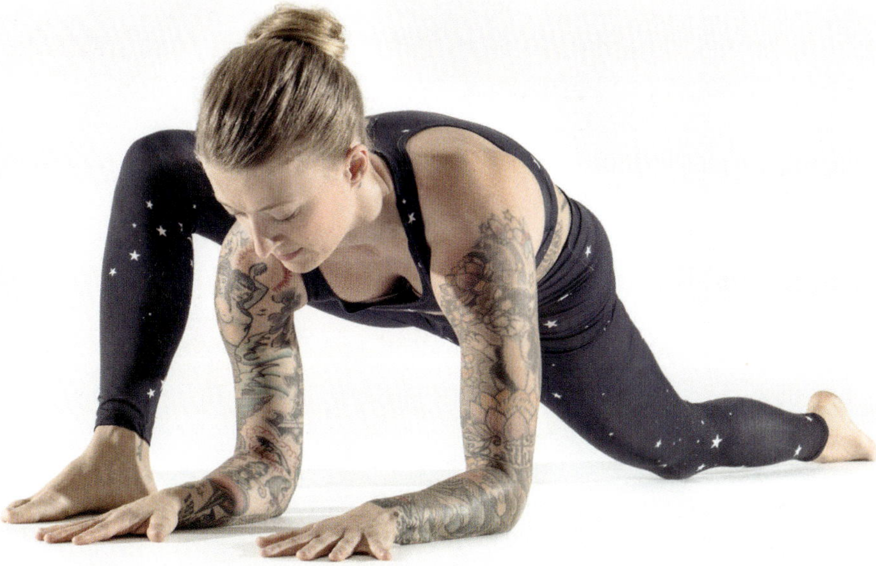

TIP

Falte die Matte unter dem Knie doppelt.

Fold the mat double underneath the resting leg.

69 PARIVRTTA ANJANEYASANA

GEDREHTE EIDECHSE TWISTED LIZARD POSE

Die Gedrehte Eidechse eignet sich besonders für Beginner, die sich mit dem Gedrehten Rechten Winkel (Asana Nr. 66) schwertun. Durch das abgelegte Knie und die gefalteten Hände wird dieser Twist und Hüftstretch für alle Yogis und Yoga-Newbies zugänglich gemacht.

STEP BY STEP

- Beginne im Ausfallschritt mit dem rechten Fuß vorn und dem linken Knie auf der Matte.
- Richte dich auf und bringe die Handflächen zusammen.
- Bereite den Twist vor, indem du den linken Ellbogen an die Außenseite vom rechten Knie setzt. Atme ein, strecke dich mehr über den Rücken, mit der Ausatmung verschraube dich über den Hebel der Arme.
- Je mehr du den unteren Bauch aktivierst, desto mehr kannst du dich verschrauben.
- Nutze den Hebel des linken Arms, um den Brustkorb Richtung Himmel aufzudrehen.
- Bleibe 5 Atemzüge und wiederhole das Ganze auf der anderen Seite.

Twisted Lizard Pose is great for Beginners who are still struggling with Twisted Side Angle Pose (Asana no. 66). Through dropping the back knee and folding the hands in front of the heart, this pose becomes accessible for all yogis and yoga-newbies to enjoy the benefits of twisting and stretching hips and legs at the same time.

STEP BY STEP

- Start in a lunge from Downdog, right foot forward and left knee down.
- Raise the trunk and fold palms together in front of your heart and prepare the twist by placing left elbow on outside of right thigh.
- Inhale, extend through the crown of your head, exhale and twist deeper by engaging low belly.
- Use the leverage of the left elbow to open the chest up towards the sky.
- Stay 5 breaths and repeat on the other side.

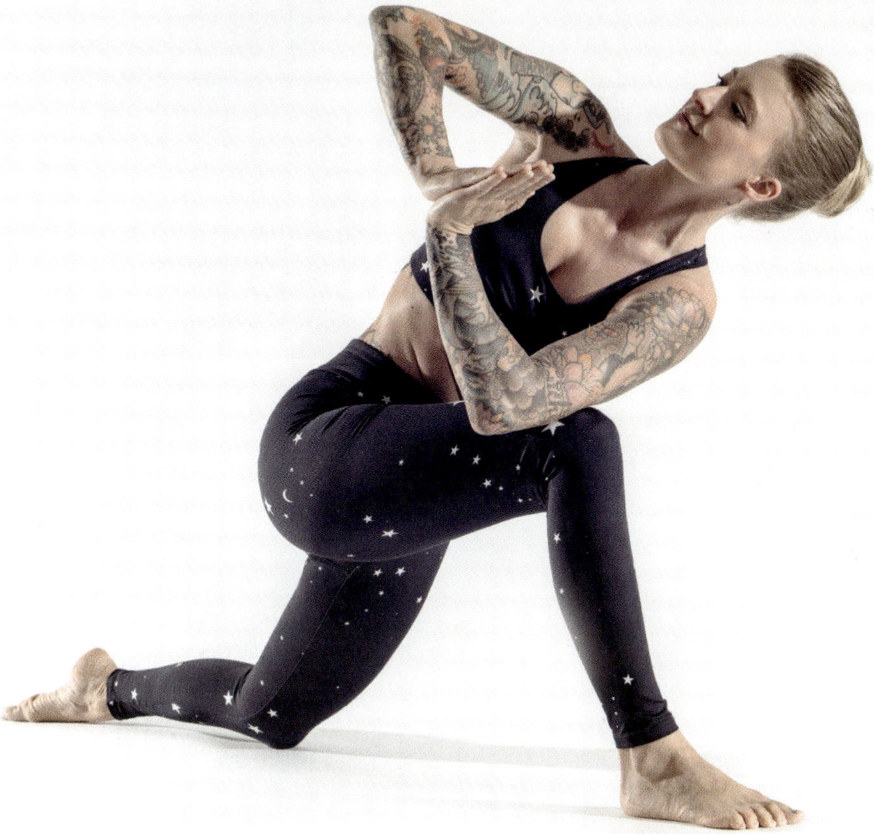

70 SALABHASANA

HEUSCHRECKE
LOCUST POSE

Die Heuschrecke bereitet uns für fortgeschrittenere Rückbeugen vor und wird genutzt, um vor allem den Rücken zu stärken. Das größte Missverständnis liegt hierbei in der »Ausbeutung« der Beweglichkeit der Lendenwirbelsäule, die zu einem unangenehmen Stauchungsgefühl führen kann.

STEP BY STEP

- Beginne in Bauchlage. Polstere bei Bedarf auch deine Hüftknochen mit einer Decke und/oder lege noch eine aufgerollte Decke unter die Brust.
- Lasse deine Stirn auf der Matte ruhen und strecke die Arme nach hinten.
- Strecke die Beine und drehe die großen Zehen zueinander, um die Oberschenkel nach innen zu rotieren, und kippe dein Steißbein in Richtung Schambein.
- Drehe die Handflächen in Richtung Matte, atme ein und drücke die Hände in den Boden, ziehe die Schulterblätter zueinander und hebe den Oberkörper vom Boden ab.
- Verlängere den Nacken über den Hinterkopf.
- Bleibe 5 Atemzüge bis zu einer Minute und wiederhole bei Bedarf.

Locust Pose prepares us for more intense backbends and strengthens especially the back muscles. The biggest misconception lies in the exploitation of the flexibility of the lower back which can lead to compression and pain in the lumbar spine.

STEP BY STEP

- Start lying on your belly. Add more padding if necessary underneath hip bones or sternum.
- Rest your forehead on the mat and extend your arms back.
- Extend legs back and turn toes towards each other, to inwardly rotate your thighs. Energetically move tailbone toward pubic bone.
- With palms flat, inhale, press your hands into the floor, pressing scapulae firmly into the back and lift the torso up.
- Keep the back of the skull lifted and back of neck long.
- Stay 5 breaths up to one minute and repeat if you like.

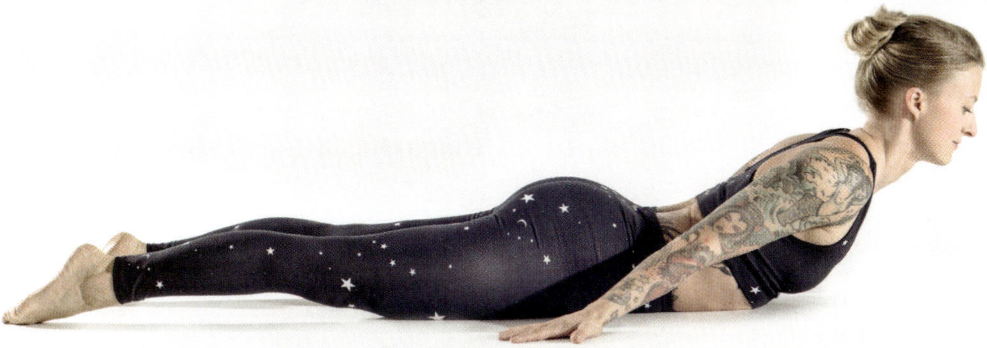

TIP

Beginner können für mehr Unterstützung eine aufgerollte Decke unter das Brustbein legen und die Halswirbelsäule in neutraler Position halten.

Beginners can place a rolled up blanket underneath the sternum. When practicing with neck issues, maintain a neutral cervical spine.

71 USTRASANA

KAMEL CAMEL POSE

Das Kamel kann für alle mit festen Schultern anstrengend sein. Hier lässt sich die Position mit den Händen an den Hüften modifizieren. Fortgeschrittene Yogis legen die Fußrücken flach auf, um die Rückbeuge zu vertiefen. Bei Verletzungen im Bereich des unteren Rückens sollte diese Haltung gemieden werden.

STEP BY STEP

- Beginne kniend auf deiner Matte und setze dabei die Knie hüftbreit auf. Falte bei Bedarf deine Matte unter den Knien.
- Beginner: Klappe die Zehen um. Fortgeschrittene Yogis: Lege die Füße flach ab.
- Drehe die Oberschenkel leicht zueinander und ziehe die Sitzknochen nach innen.
- Lege die Handflächen auf dein Becken und kippe dein Steißbein Richtung Schambein, ohne dein Gesäß hart werden zu lassen.
- Atme ein und hebe dein Herz an, die Schulterblätter gehen zueinander und nach unten.
- Atme aus, lehne dich zurück und schaue nach vorn oben. Anfänger bleiben hier und atmen.
- Um tiefer zu gehen, setze die Hände auf die Fersen oder Fußgelenke, während die Oberschenkel senkrecht zum Boden stehen.
- Um eine Stauchung des unteren Rückens zu vermeiden: Hebe die Vorderseite des Beckens an und hebe die hinteren Rippen weg von der Taille.

Camel Pose can be a struggle especially if the shoulders are tight, which can lead to discomfort in the neck. Modify the pose by placing hands on hips. Advanced yogis rest the tops of the feet flat on their mat. Avoid this pose with serious low back or neck injuries.

STEP BY STEP

- Start kneeling, with knees hip width apart. Fold the mat double underneath knees if needed.
- Beginners: Tuck toes under.
  Advanced students: tops of the feet flat.
- Rotate your thighs inward slightly. Draw sitting bones up.
- Rest hands on back of pelvis to increase tucking tailbone towards pubic bone, without hardening the buttocks.
- Inhale, lift your heart by pressing shoulder blades together and down.
- Exhale, lean back, keeping your head up. Beginners, stay here and breathe.
- Deepen the pose: Keeping thighs perpendicular to the floor, drop hands onto heels or ankles.
- To avoid compression in lower back, lift front of pelvis up towards the ribs and the lower back ribs away from the pelvis to keep the lower spine as long as possible.
  Stay 5 breaths or more.

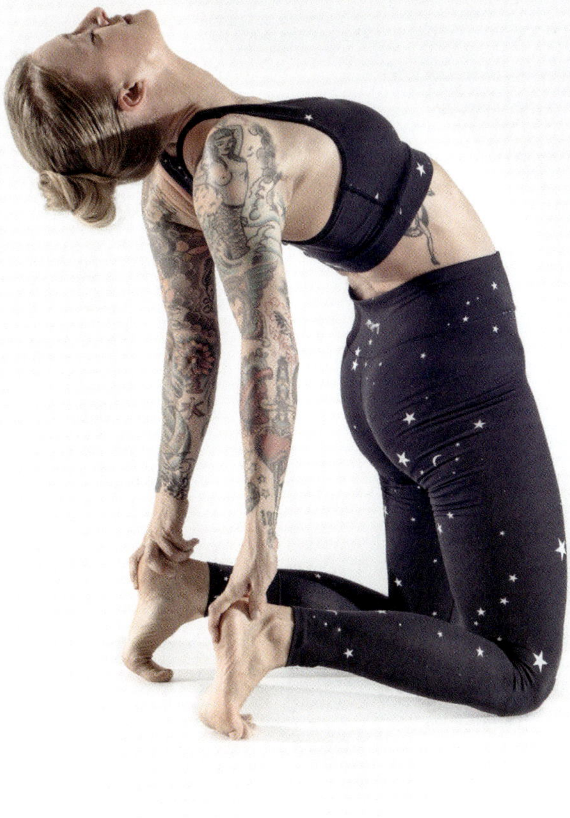

72 EKA PADA SETU BANDHA SARVANGASANA

EINBEINIGE BRÜCKE
ONE LEGGED BRIDGE

Die Brücke im Yoga st ideal für Anfänger, um in die Welt der Rückbeugen einzusteigen, und kann als Vorbereitung vor komplexeren Asanas geübt werden, in denen es im Kern um die gleichen Ausrichtungsprinzipien geht. Wer schon länger übt, kann mit der einbeinigen Variante seine Kraft aufs Neue testen.

STEP BY STEP

- Beginne in Rückenlage.
- Setze die Füße hüftbreit und parallel hinter dem Gesäß auf, sodass du mit den Mittelfingerkuppen deine Fersen berühren kannst.
- Atme ein, drücke die Füße gleichmäßig in die Matte und hebe daraus das Gesäß an.
- Atme aus, verschränke die Finger unter deinem Rücken, rolle dabei die Oberarme nach außen, sodass die Schulterblätter sich zueinanderbewegen.
- Verwurzle dich über die 4 Kanten deiner Füße und verlängere den unteren Rücken, indem du das Gesäß Richtung Knie aktivierst.
- Atme in Richtung Brustbein, um die Vorderseite und den Brustwirbelbereich zu mobilisieren.
- Wandere von hier mit dem linken Fuß zur Mitte der Matte und ziehe das rechte Knie zur Brust.
- Atme ein, strecke das Bein Richtung Decke. Mit jeder Ausatmung hebe die Hüften mehr.

Bridge Pose in yoga is ideal for all beginners, to get a glimpse of the world of backbends, which also translates to more complex poses applying the same principles of alignment. Intermediate and advanced beginners will find the right amount of challenge by testing their strength in One Legged Bridge Pose.

STEP BY STEP

- Start lying on your back.
- Set your feet parallel and hip width apart, so that you can reach your heels with the tips of middle fingers.
- Inhale, press feet down evenly and lift your buttocks up.
- Exhale, interlace fingers behind back, roll upper arms out so that your shoulder blades move toward each other.
- Root through the 4 edges of your feet and lengthen the lower back by engaging buttocks and tilting tailbone toward knees.
- Breathe into your sternum to open up the chest and thoracic spine.
- Walk your left foot towards middle of the mat and pull your right knee to chest.
- Inhale extend your leg towards the ceiling. With every exhalation, lift your hips up higher.

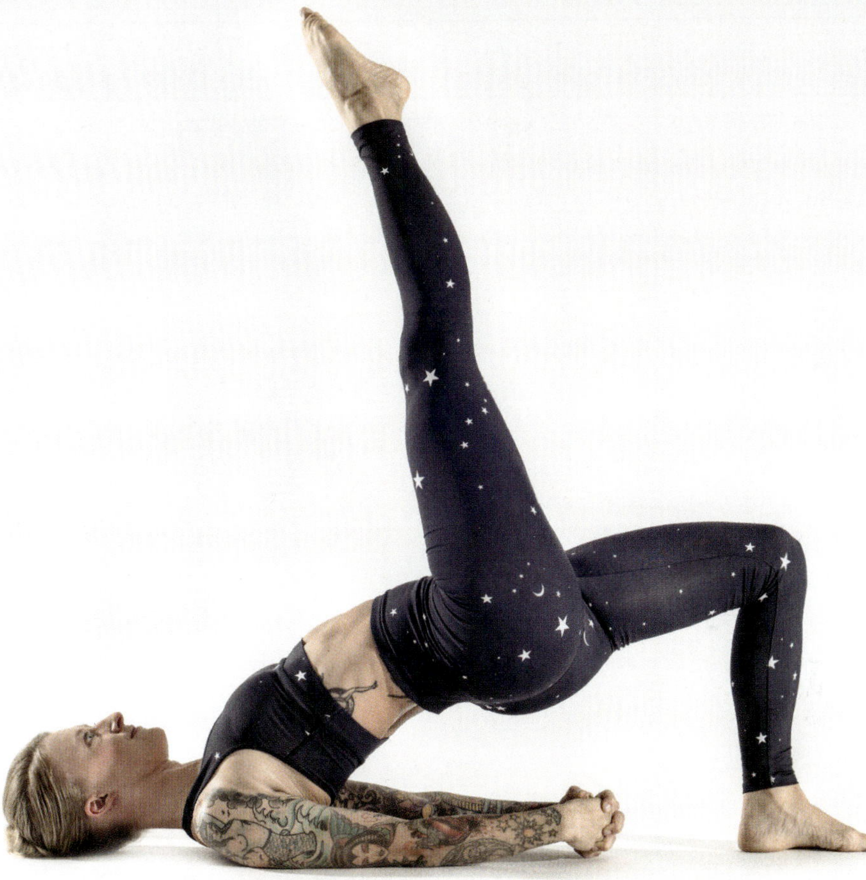

73 URDHVA DHANURASANA

ERHÖHTES RAD
ELEVATED WHEEL POSE

Das Rad ist für manche Freund, für andere Erzfeind. Um die Vorzüge der Drehung von Brust und Wirbelsäule, Bauch und Leisten und der Kräftigung von Beinen und Rücken wirklich geniessen zu können, lohnt es sich mit Hilfsmitteln zu arbeiten.

STEP BY STEP

- Beginne in Rückenlage mit den Füßen auf deiner Erhöhung.
- Setze die Hände neben die Ohren (Achtung: Lange Haare sollten mit einem Zopf gebändigt werden) und ziehe die Ellbogen parallel zueinander.
- Drück dich ab und setze zunächst evtl. leicht den Kopf auf oder drücke dich direkt in dein Rad.
- Lasse den Kopf zu Beginn neutral hängen.
- Mit Armen und Füßen parallel schiebe dich aus dem oberen Rücken über das Brustbein nach vorn, in Blickrichtung.
- Aktiviere den under butt (den Bereich, wo der Oberschenkel in das Gesäß übergeht) und schiebe dadurch das Steißbein vor und hoch, um den unteren Rücken zu verlängern.
- Bleibe 5–15 Atemzüge und wiederhole das Ganze noch 2-mal. Nimm dir 30 Sekunden bis zu einer Minute Zeit zw. deinen Sets.

Wheel Pose as the ultimate back bend can be the best friend or arch enemy for many yoga students. To really enjoy and benefit from this incredible stretch in shoulders, chest, belly and groins, you can try elevating the feet on a bench or sofa.

STEP BY STEP

- Start on your back with feet up on a bench or stall bar.
- Place your hands next to your ears (make sure to tuck your hair away) and pull elbows parallel towards each other.
- Push into the floor and come up either on your head first or directly into Wheel Pose.
- Allow your head to hang in a neutral position, looking down is not necessary in the beginning.
- With arms and feet parallel push your chest forward from your upper back.
- Squeezing the under butt (the part where hamstring and buttocks meet) to move tailbone forward and up, creating length in the lower back.
- Stay 5–15 breaths and repeat 2 times. Take 30 sec to one minute rest in between sets.

TIP

Achte darauf, dass deine Füße parallel und hüftbreit stehen und deine Ellbogen sich nicht nach außen beugen.

Make sure to practice with feet hip width apart and parallel and avoid flaring the elbows to the sides.

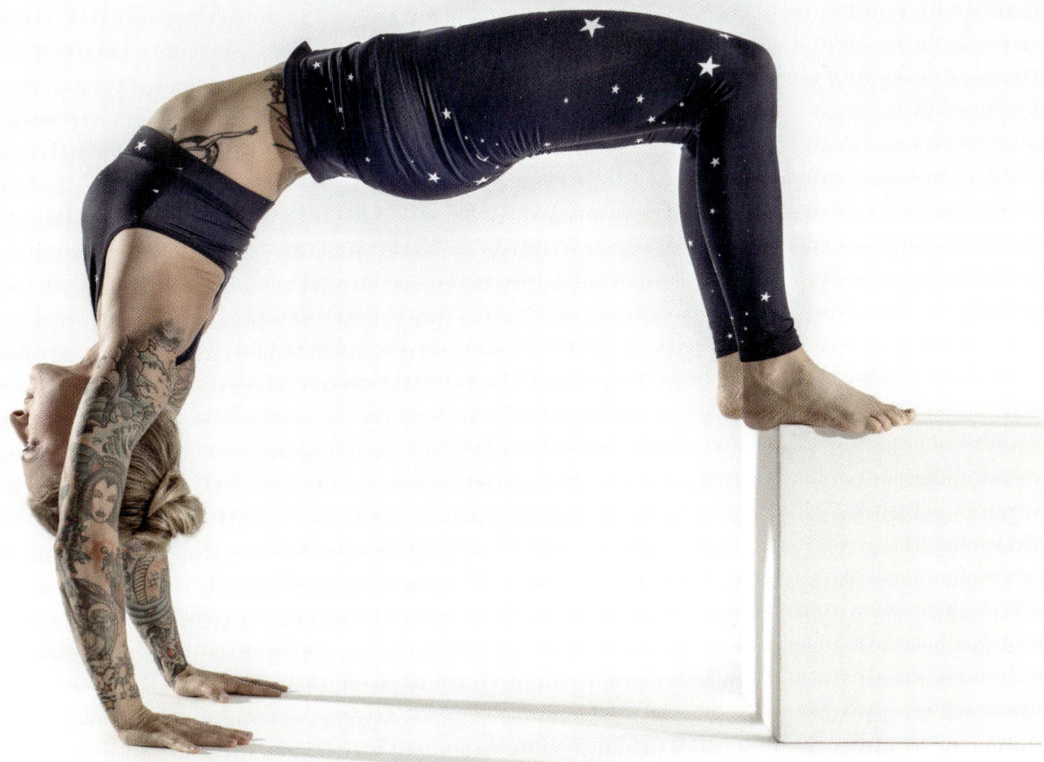

74 EKA PADA URDHVA DHANURASANA

EINBEINIGES RAD
ONE LEGGED WHEEL POSE

Für alle, die mit dem Rad spielen, ob mit Füßen erhöht oder auf dem Boden, wird diese einbeinige Variante ein guter Test für die Stärke der Rückseite und Beweglichkeit der Beine sein. Übe diese Asana mit erhöhten Fersen oder den Fußsohlen flach auf der Matte.

STEP BY STEP

- Beginne im Rad (Asana Nr. 73).
- Erde dich gut über deine Hände und aufgefächerten Finger.
- Ziehe mit einer Einatmung zunächst das rechte Knie zur Brust.
- Mit der Ausatmung strecke das Bein nach oben in Richtung Decke. Flexe den Fuß, um das gesamte Bein zu aktivieren.
- Bleibe 2–5 Atemzüge und setze den Fuß achtsam wieder ab.
- Wiederhole das Ganze mit dem linken Bein.
- Kehre danach in die Rückenlage zurück, setze die Füße mattenbreit auf, lehne die Knie gegeneinander und atme Richtung Bauch und unterer Rücken.

Everyone playing with Wheel Pose with feet elevated or on the floor may find this variation a challenging next step to really test the strength in the back of the body and the flexibility in the legs. Practice this pose with heels up or for more stability heels down.

STEP BY STEP

- Start in Wheel Pose (asana no. 73).
- Root yourself down through your palms with fingers spread.
- Pull your right knee towards chest with an inhale.
- Extend the leg up towards the ceiling with an exhale.
- Stay 2–5 breaths and set the foot down slowly.
- Repeat these steps with your left leg.
- Rest on your back with feet mat width apart and knees toward each other and breathe into the belly and low back.

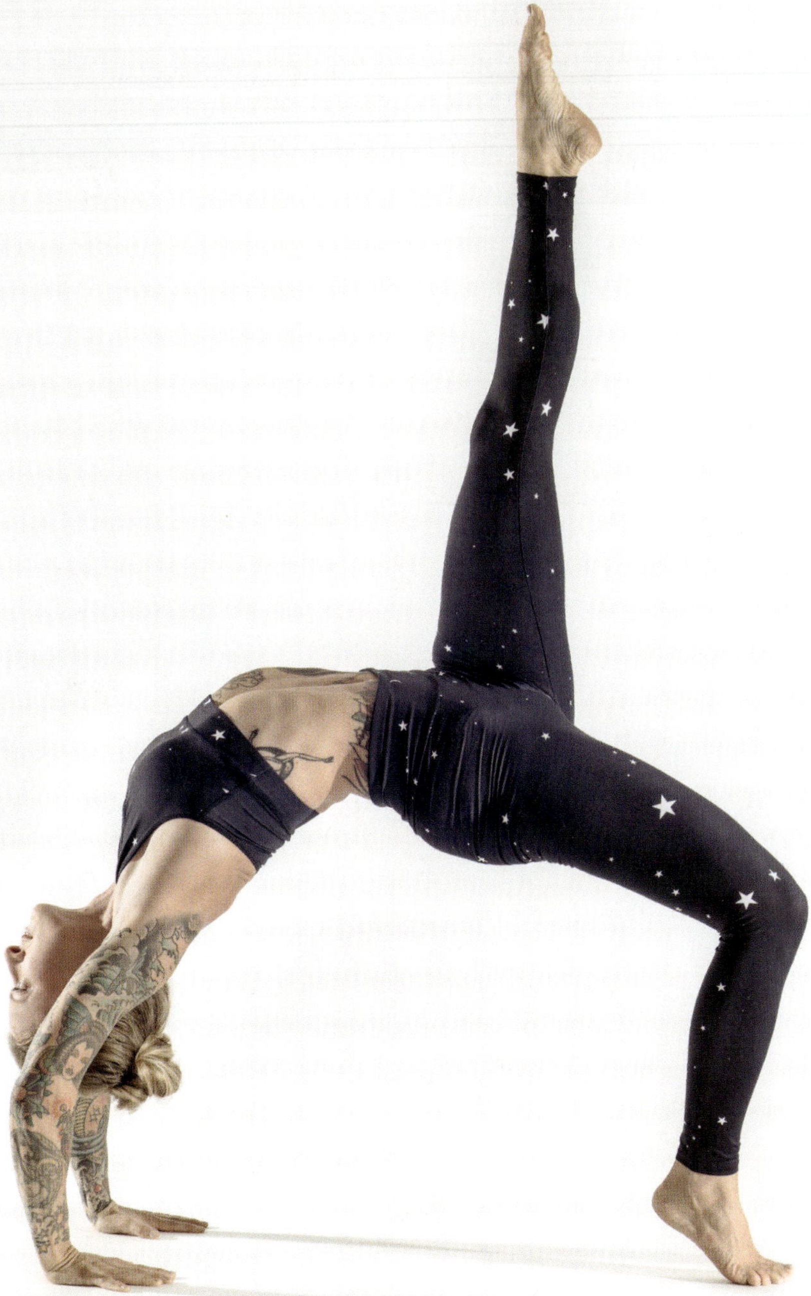

75 DHANURASANA

BOGEN
BOW POSE

Der Name trägt schon das Prinzip der Spannung in sich, und in der Tat wird der Asana eine energetisierende Wirkung nachgesagt. Auch hier lassen sich die Ausrichtungsgrundlagen der Rückbeugen, wie der Schulterbrücke (Asana Nr. 72), anwenden, um den Bogen gleichmäßig zu spannen, anstatt den unteren Rücken als Scharnier zu verwenden.

A bow is tensed and ready to fire an arrow, which is why it is said that this pose can make you feel energetically loaded, while stretching the front of the body and strengthening the back at the same time. The same back bending principles apply, for example as in Bridge Pose (asana no. 72).

STEP BY STEP

- Beginne in Bauchlage. Lege bei Bedarf eine aufgerollte Decke oder Matte unter die Hüftknochen.
- Beuge die Knie, greife mit den Händen die Fußgelenke.
- Achte darauf, dass deine Knie parallel und hüftbreit auseinander sind.
- Mit einer Einatmung ziehe die Füße aktiv vom Gesäß weg, wodurch sich der Oberkörper vom Boden löst. Aktiviere den oberen Rücken, um die Schultern zurückzuziehen, und kippe das Steißbein in Richtung Schambein.
- Lasse dabei die Oberschenkel entweder auf der Matte oder löse sie auch vom Boden.
- Atme hier für 5-15 Atemzüge, löse die Haltung und schüttle die Hüften von links nach rechts aus.

STEP BY STEP

- Start on your belly, with a rolled-up blanket or mat underneath the hipbones if necessary.
- Reach back, bend knees and hold on to your ankles.
- Make sure your knees aren't wider than your hips.
- With an inhale push your feet away from your hips, lifting the torso off the mat. Engage your upper back to pull shoulders back and tilt your tailbone towards pubic bone.
- Leave thighs on the ground or lift yourself up completely.
- Breathe for 5–15 breaths, release the pose and shake hips out left to right.

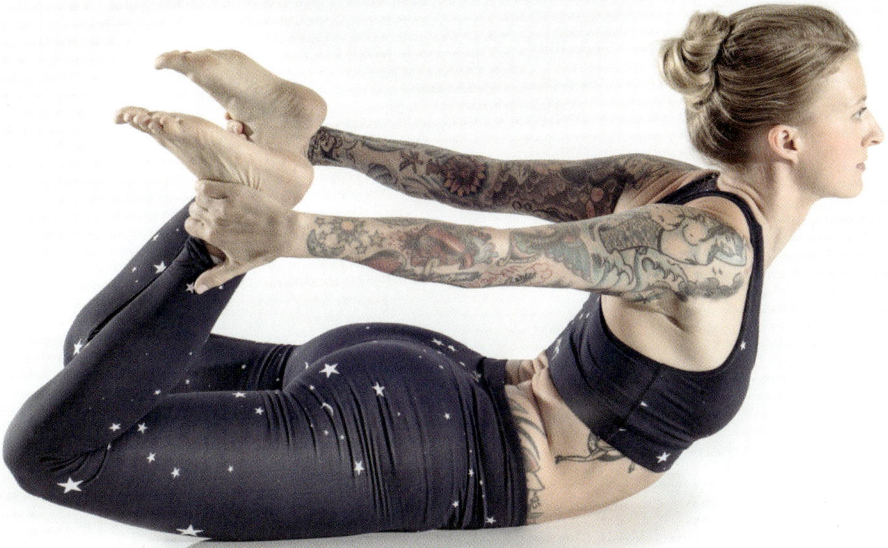

TIP

Falls das Greifen der Füße nicht möglich ist, nutze einen Gurt um die Füße und greife diesen.

If holding on to the feet is difficult, use a strap around the feet to modify the pose.

76 ARDHA SIRSASANA

HALBER KOPFSTAND HALF HEADSTAND

Der Halbe Kopfstand gehört zu den vorbereitenden Haltungen für den verbundenen Kopfstand und gibt uns die Möglichkeit, das Set-up der Hände, Arme und Schultern zu verstehen. Das A und O ist dabei die Kraft des Oberkörpers, die den Nacken vor Stauchung schützt. Für mehr Kraftaufbau kann Halber Kopfstand zu Delfin (Nr. 82) als Push-ups geübt werden. Diese Länge im Nacken ist während der Kopfstandpraxis notwendig für ein schmerzfreies Üben.

STEP BY STEP

- Beginne auf allen vieren.
- Miss den Abstand zwischen den Unterarmen, indem du die Mitte des gegenüberliegenden Oberarms greifst.
- Lege nun die Unterarme auf der Matte ab und verschränke die Finger, bringe dabei den letzten kleinen Finger in die Faust.
- Setze deine Kopfkrone auf die Matte zwischen deine Unterarme, sodass seitlich ein Teil deines Kopfes auf den Unterarmen aufliegt.
- Hebe die Knie vom Boden ab und laufe Richtung Kopf.
- In dieser Variante bleiben beide Füße am Boden. Ziehe die Schultern weg von den Ohren.
- Optional: Komme auf die Zehenspitzen im Halben Kopfstand und ziehe eine Ferse zum Gesäss.

Starting with Half Headstand is a great way to learn the set up for bound headstand, integrating the action of upper body and shoulders. The main focus is on lifting the shoulders away from ears to avoid strain on the neck. To build more strength in this area, try Half headstand to Dolphin Push-ups (no. 82). This length in the neck is necessary for pain- and injury-free headstands.

STEP BY STEP

- Start on all fours.
- Measure the distance between elbows by grabbing the mid part of opposite upper arms.
- Place your forearms down on your mat, interlacing fingers and tucking the last little finger in.
- Put the crown on your head down between upper arms, so that your forearms are touching the sides of your head.
- Lift knees off the ground and walk towards your head.
- In this half headstand variation both feet remain on the floor at first. Pull shoulders away from ears, by actively driving forearms and fist into the ground.
- Optional: come onto your toes, lift your hips over your shoulders as much as possible and pull one heel toward buttocks.

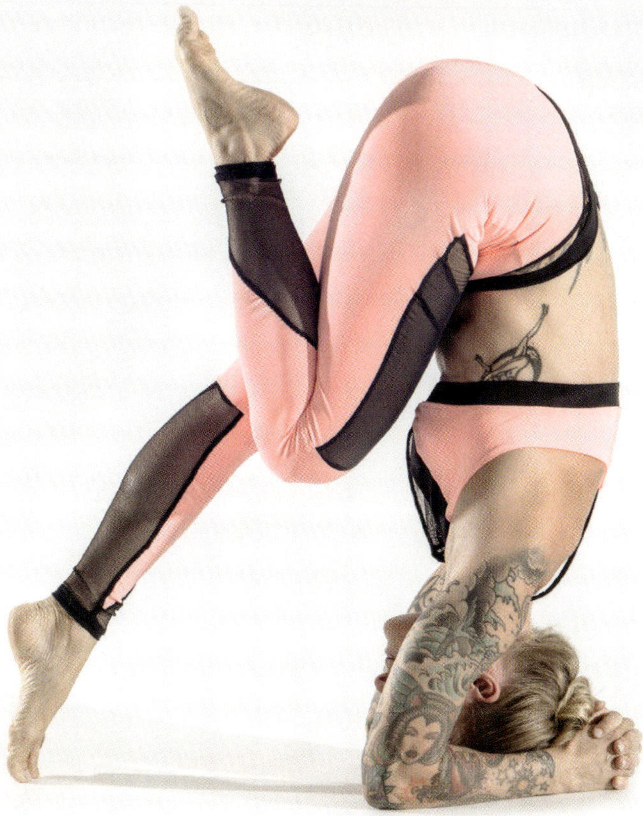

TIP

Beginner üben mit ihrer Matte vor der Wand.

Beginners practice with their mat in front of a wall.

77 ARDHA SIRSASANA

KOPFSTAND HEADSTAND

Der Kopfstand zählt als König der Asanas zu den Lieblingen aller Yogapraktizierenden. Er kann neben der hier gezeigten verbundenen Variante auch als Tripod geübt werden. Dabei werden die Hände in einer Linie unter die Schultern gesetzt, sodass ein Dreieck zwischen Kopf und Händen entsteht. Der verbundene Kopfstand eignet sich jedoch auch als Übergang zum Unterarmstand (Asana 83).

STEP BY STEP

- Beginne im Halben Kopfstand.
- Beginner/Einstieg mit Päckchen: Komme auf die Zehenspitzen, aktiviere deinen Core und ziehe eine Ferse nach der anderen in Richtung Gesäß. Der Rücken wird dabei rund.
- Schiebe deine Unterarme in den Boden und strecke die Beine langsam nach oben, wobei sich dein Rücken streckt.
- Ziehe die Rippen zueinander und das Schambein Richtung Nabel, um ein Hohlkreuz zu vermeiden.
- Fortgeschrittene/Einstieg mit gestreckten Beinen: Aus dem halben Kopfstand kommst du auf die Zehenspitzen. Strecke die Beine, aktiviere die Oberschenkel und ziehe sie Richtung Bauch.
- Aus dieser Kraft hebe die Füße von der Matte ab (ohne zu springen!) und lass sie Richtung Himmel schweben. Komme genauso über gestreckte Beine nach unten.

As King of Asanas, headstand is a passionate favorite by many yoga practitioners. It can be practiced with hands bound (as shown) or in a tripod variation. For tripod, the hands are placed in one line underneath the shoulders, which creates a triangle between hands and head. Bound headstand offers you the opportunity to transition elegantly into forearm stand (Asana 83).

STEP BY STEP

- Start in half headstand.
- Beginner/Entry through a tuck position: walk your toes towards head, activating your core, rounding your back.
- Pull one heel at a time towards buttocks, to come into a tuck headstand.
- From here, slowly extend legs up towards ceiling. Point your feet to engage legs more.
- Come down through tuck headstand.
- Intermediate/Entry through pike: from half headstand, point toes and engage core and thighs. Slide feet closer, by pulling thighs into chest.
- Float legs up towards ceiling and come down with straight legs again.

TIP

Beginner üben mit ihrer Matte vor einer Wand. Warnung: Springe nie in den Kopfstand! Meine Empfehlung: Lerne in den Kopfstand zu schweben!

Beginners practice with their mat in front of a wall. Folding the mat double might support your head, but makes balancing harder. Warning: Never jump into Headstand! My advice: Learn to float into headstand!

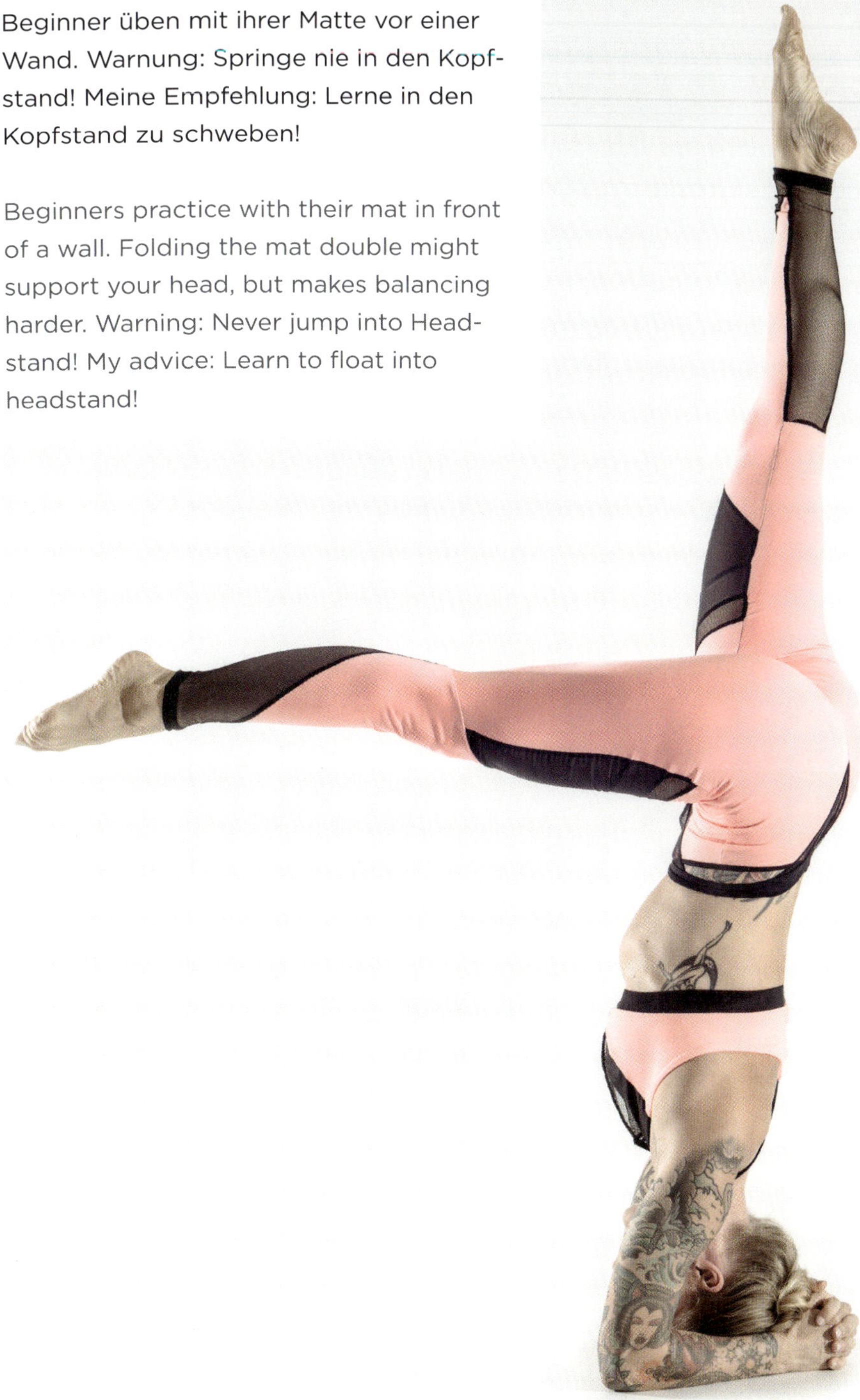

78 SALAMBA SARVANGASANA

SCHULTERSTAND SHOULDERSTAND

Kopfstand und Schulterstand gehören nach Yogameister B.K.S. Iyengar aufgrund ihres Nutzens für den Menschen zur Krone der Asanas. Da sich in dieser Position, die wir aus der Schule als Kerze kennen, plötzlich sehr viel Druck auf der Wirbelsäule befindet, ist es empfehlenswert, gerade am Anfang ein Podest aus Decken zu bauen, um die Dehnung eines sonst eher steifen Nackens besser dosieren zu können.

STEP BY STEP

- Beginne in Rückenlage (evtl. mit einem Stapel Decken unter den Oberarmen und Schultern; Kopf und Nacken werden dabei ausgespart).
- Mit den Armen neben dem Körper ziehst du deine Knie Richtung Brust und drückst die Arme dabei in den Boden.
- Rolle dich auf, bis sich deine Hüften über den Schultern befinden, und verschränke die Finger ineinander, um die Schulterblätter zueinanderzuschieben. Bringe die Ellbogen schmaler als schulterbreit zusammen.
- Strecke nun die Beine Richtung Decke und bringe deine Hände auf den Rücken, um das Gewicht mitzutragen.
- Strecke dich von den Großzehenballen und den Bandhas über die innere Oberschenkelmuskulatur nach oben.
- Bleibe ungefähr 5–15 Atemzüge.

Headstand and Shoulderstand are king and queen of asanas, as stated by the late Yogi master B.K.S. Iyengar due to their health benefits. This pose, also known as Candle Pose, creates a lot of sudden pressure on the spine, especially the 7th cervical vertebrae. It is recommended for beginners to practice this pose with a set of folded blankets underneath shoulders, to aid in stretching the neck in a comfortable manner.

STEP BY STEP

- Start lying on your back (with an optional stack of blankets underneath upper arms and shoulders, leaving out head and neck).
- With arms next to your body, pull knees into chest and push your arms into the ground.
- Curl your legs up until you can interlace your fingers behind your back to help squeezing shoulder blades together and bringing
  elbows closer, about shoulderwidth apart.
- As soon as your legs are up, release hands onto your back to support the weight.
- Reach up through the balls of your toes, engaging inner thighs and bandhas.
- Stay approximately 5–15 breaths.

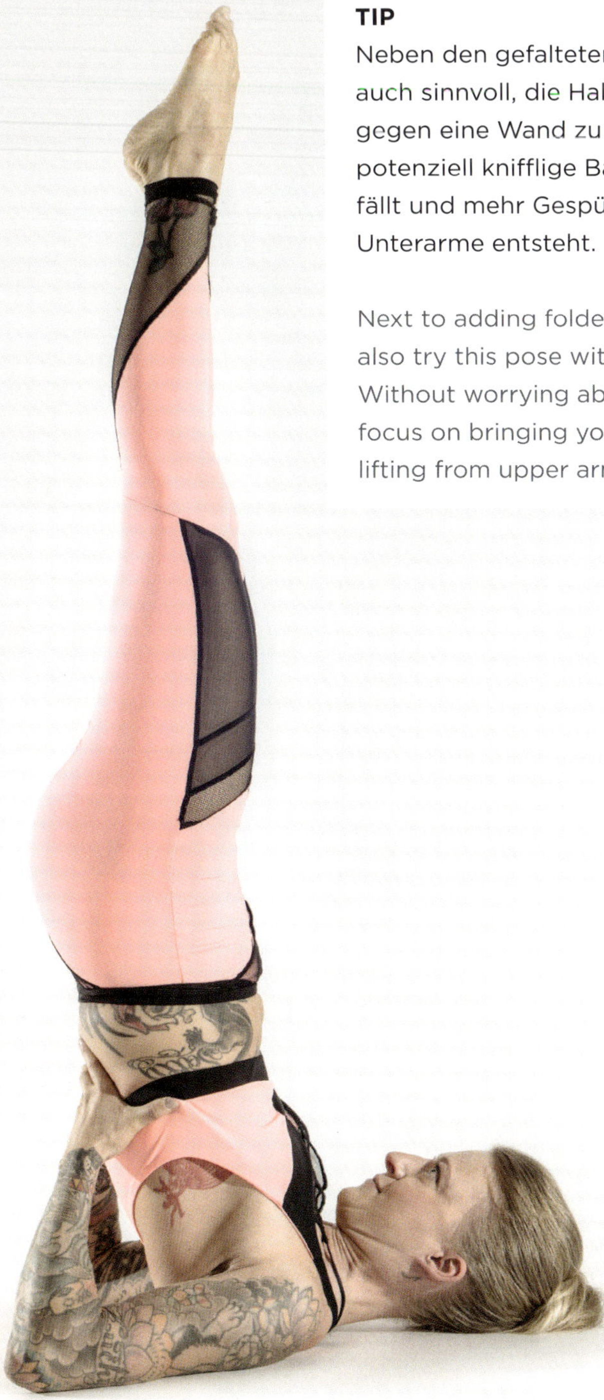

TIP

Neben den gefalteten Decken ist es auch sinnvoll, die Haltung mit den Füßen gegen eine Wand zu probieren, da so der potenziell knifflige Balancefaktor wegfällt und mehr Gespür für die Arbeit der Unterarme entsteht.

Next to adding folded blankets, you can also try this pose with your feet on a wall. Without worrying about balance, you can focus on bringing your elbows closer and lifting from upper arms.

79 HALASANA

PFLUG PLOW POSE

Nachdem der Schulterstand zur Praxis hinzugefügt wurde, ist es möglich, die Dehnung des Nackens mit Halasana, dem Pflug, zu intensivieren. Beginner können bei Bedarf die Füße mithilfe von Blöcken oder einem Stuhl erhöhen, um so den Winkel und den Druck auf dem Nacken leichter zu gestalten - auf diese Weise wird der Zugang zu dieser entspannenden und schlaffördernden Haltung für alle möglich.

STEP BY STEP

- Beginne im Schulterstand mit den Händen am Rücken.
- Bringe von hier einen Fuß nach dem anderen hinter deinem Kopf auf deine Erhöhung.
- Mit den Füßen angekommen, aktiviere deine Oberschenkel und schiebe dein Steißbein Richtung Decke.
- Ziehe das Kinn weg von der Brust, um die Halsvorderseite weich werden zu lassen.
- Mit den Händen auf dem Rücken schiebst du nun deine Unterarme in die Matte und hebst die Oberschenkel nach oben an.
- Bei Bedarf können die Arme gestreckt und die Finger verschränkt werden.
- Bleibe hier 5–15 Atemzüge. Um die Position zu verlassen: Komme zurück in den Schulterstand oder rolle dich mit gestreckten Armen in Rückenlage ab.

When incorporating Shoulderstand into your yoga practice you may increase the stretch of neck, back and legs by practicing Halasana, Plow Pose. Beginners may elevate feet on blocks or a chair, for easier versions of this pose and to make it as comfortable as possible for all yogis to benefit from its stress relieving and sleep inducing effects.

STEP BY STEP

- Begin in Shoulderstand with hands on your back.
- Slowly release one leg at a time towards the ground or blocks, behind your head.
- As soon as your toes touch down, activate your thighs and lift your tailbone towards the ceiling.
- Gently pull chin away from chest and soften the throat.
- With your hands on your back, press forearms down to lift thighs up.
- You may also extend arms and interlace fingers to press down.
- Stay 5–15 breaths. To release the pose: come back into Shoulderstand or roll down on your back.

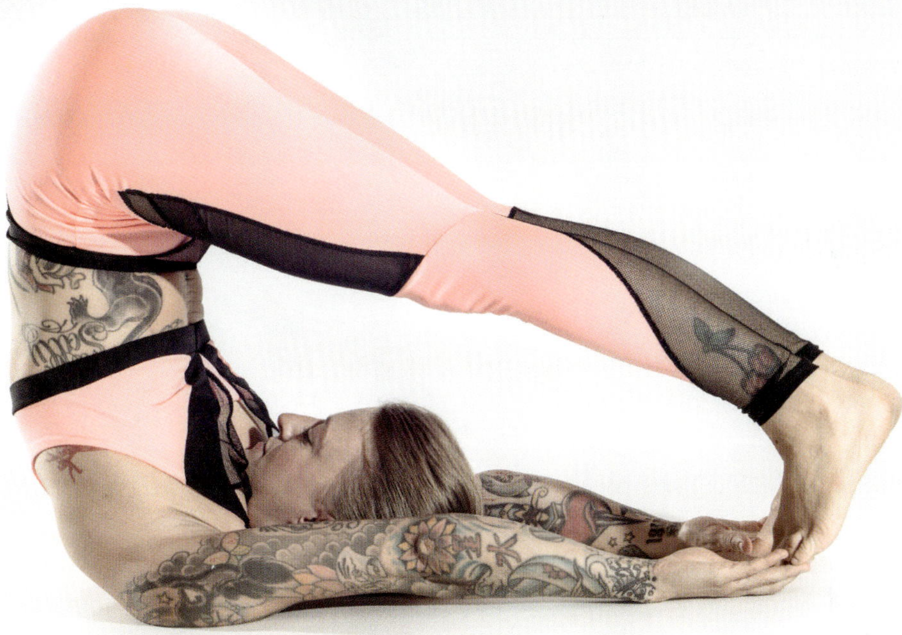

TIP
Wie beim Schulterstand kann auf einem Podest aus Decken praktiziert werden.

As in Shoulderstand, Plow Pose can be practiced on a set of folded blankets.

80 KARNAPIDASANA

SCHNECKE SNAIL POSE

Die Schnecke heißt, wörtlich aus dem Sanskrit übersetzt, »Knie zu den Ohren«-Position. Sie ist der nächste Schritt nach Halasana, dem Pflug, und streckt ebenso die Wirbelsäule sowie den Nacken. In manchen Yogastilen wird Druck über die Knie zu den Ohren ausgeübt, um so Ohren und Nebenhöhlen zu befreien.

STEP BY STEP

- Beginne im Pflug mit verschränkten Fingern und gestreckten Armen.
- Beuge von hier die Knie in Richtung Ohren.
- Löse bei Bedarf die verschränkten Finger und lege deine Hände an den Rücken.
- Hebe das Gesäß an und lasse die Knie in Richtung Boden ab.
- Optional: Du kannst die Beine mit beiden Armen umschlingen.
- Um die Position zu verlassen: Strecke deine Arme in Richtung Fußende der Matte und rolle dich langsam ab.

Snail Pose literally translated from Sanskrit means "knee to ears pose". It is the next step after Plow Pose has become familiar and if you are looking for a stretch for your spine and neck. In some yoga styles, this pose is referred to as "ear pressure pose" because of its unblocking effect for sinuses and ears.

STEP BY STEP

- Start in Plow Pose with fingers interlaced and arms straight.
- Bend knees towards ears.
- Place hands on back to lift buttocks up.
- Optional: you can hug your legs tight.
- To release the pose: place arms back on your mat with fingers pointing away from you and slowly roll down on your back.

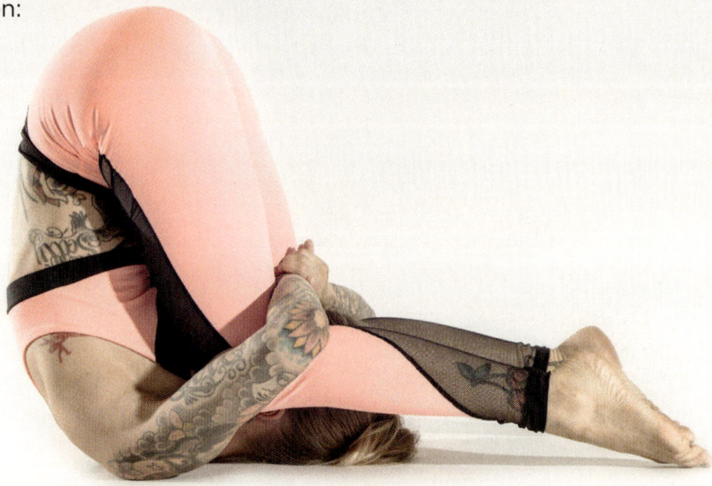

81 MATSYASANA

FISCH FISH POSE

Traditionell wird Matsyasana mit den Beinen verschränkt im Lotussitz ausgeführt. Da Padmasana, der Lotussitz, für viele schwer möglich ist, kann der Fisch als Ausgleichsasana nach Schulterstand oder Pflug auch mit angewinkelten Beinen oder gestreckten Beinen ausgeführt werden.

STEP BY STEP

- Beginne im Sitzen mit gestreckten Beinen.
- Setze die Hände hinter dein Gesäß (Finger zeigen Richtung Füße) und lehne dich dabei zurück, schiebe die Ellbogen zueinander.
- Sobald du dich auf den Ellbogen abstützen kannst, lehne den Kopf sanft nach hinten.
- Atme in Richtung Brustbein, ziehe die Schulterblätter zusammen und öffne bei Bedarf den Mund. Bleibe 5–15 Atemzüge.
- Um die Position zu verlassen: Ziehe das Kinn in Richtung Brust, schiebe dabei die Ellbogen nach außen und lege dich in Rückenlage ab.

Traditionally Matsyasana is being practiced by advanced yogis and yoginis with legs folded in padmasana, lotus seat. Since legs in lotus is fairly advanced and cannot be mastered by many, you can practice this asana with bent knees or legs extended (as shown).

STEP BY STEP

- Start sitting with your legs bent or straight.
- Place your hands behind your buttocks (fingers pointing towards feet).
  Start leaning back and tuck elbows close together, pressing forearms into the mat.
- Rest on your elbows, lift upper torso and head and release the head.
- Breathe into your chest, pull shoulder blades together and relax your lower jaw until maybe your mouth opens. Stay 5–15 breaths.
- To release the pose: gently lift chin towards chest, release elbows to side and lie down on your back.

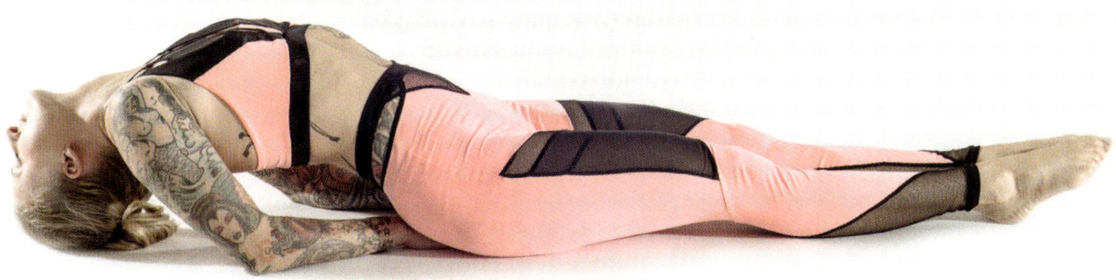

82 EKA PADA MAKARASANA

EINBEINIGER DELFIN ONE LEGGED DOLPHIN

Der Delfin ist fordernder als der Herabschauende Hund, da er mehr Länge in den Hamstrings und Beweglichkeit der Brustwirbelsäule und Schultern fordert.

STEP BY STEP

- Beginne auf allen vieren.
- Miss deinen individuellen Abstand zwischen den Unterarmen ab, indem du den mittleren Teil der gegenüberliegenden Oberarme greifst.
- Bringe nun die Unterarme auf die Matte.
- Optional: Du kannst die Finger verschränken oder, wenn du in Richtung Unterarmstand übst, die Unterarme parallel auf der Matte aufsetzen (konzentriere dich hier darauf, dass die Hände nicht zusammenrutschen).
- Hebe die Knie nun vom Boden und beuge die Knie bei Bedarf.
- Lasse den Kopf zwischen den Oberarmen hängen und entspanne dabei den Nacken.
- Schiebe dich aus den Unterarmen nach hinten.
- Setze den linken Fuß etwas näher zur Mittellinie auf und hebe das rechte Bein für einige Atemzüge nach hinten an. Wiederhole das Gleiche auf der anderen Seite.
- Spüre danach in der Haltung des Kindes kurz nach.

Dolphin Pose is more challenging than Downdog because it creates even more length in hamstrings and increases flexibility in T-spine and shoulders.

STEP BY STEP

- Start on all fours.
- Measure your individual distance between elbows, by grabbing the mid part of your opposite upper arms.
- Place forearms down on your mat.
- You can practice with fingers clasped, or, when working towards forearm stand, forearms parallel. Avoid allowing your hands to slide together.
- Lift knees off the ground and bend knees if necessary.
- Drop head between arms, relaxing the neck.
- Push forearms down and buttocks back.
- Step your left foot closer towards midline and lift your right leg up. Repeat on the other side.
- Then rest in Child's Pose.

TIP

Rolle den Trizeps wie im Downdog nach hinten. Der Kopf liegt dabei nicht am Boden auf. Wer mehr möchte, streckt jeweils ein Bein für in die Luft und schiebt sich dabei noch mehr über die Ferse nach hinten (wie gezeigt).

Wrap your triceps back around arms, as in Downdog. Keep your head floating above the mat. For a more challenging variation lift each leg (as shown).

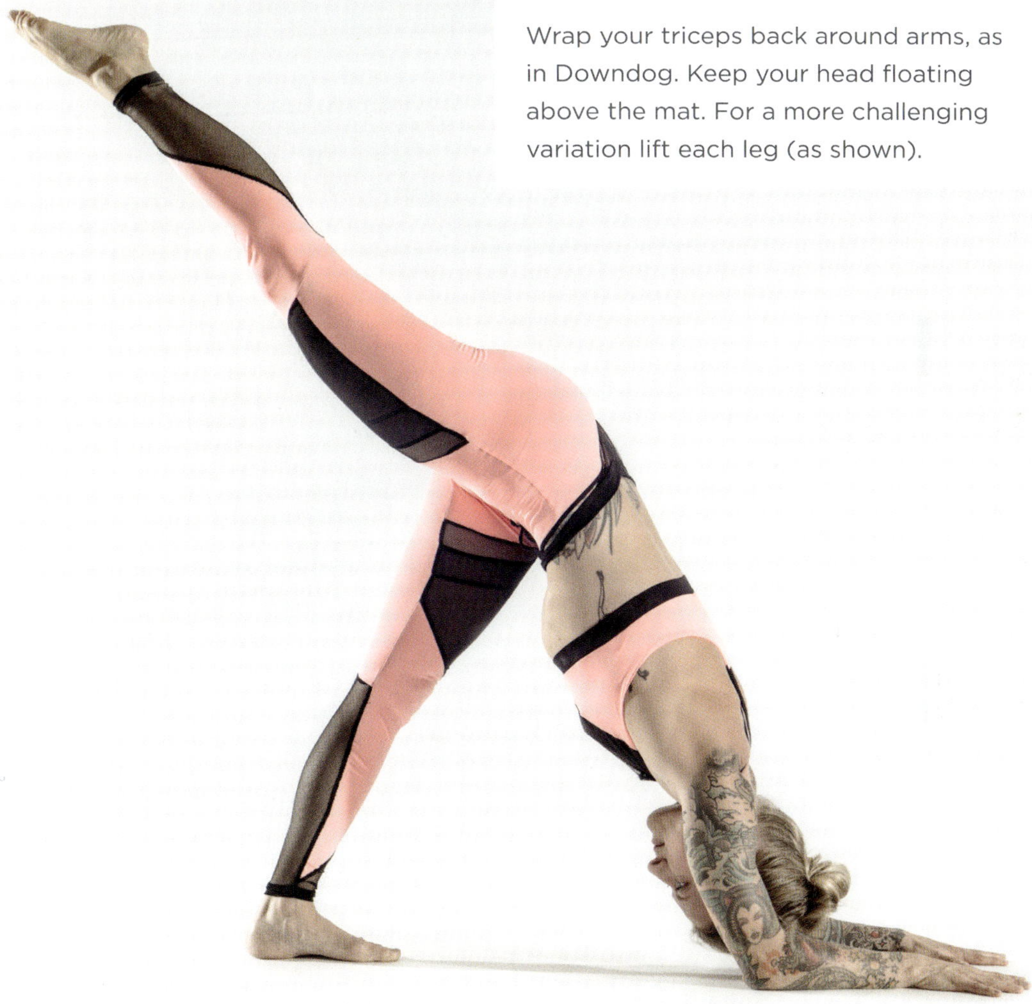

83 PINCHA MAYURASANA

UNTERARMSTAND FOREARMSTAND

Der Unterarmstand fällt vielen leichter als der Handstand und ist die nächste Herausforderung unter den Umkehrhaltungen, sobald der Kopfstand gemeistert wurde. Für den Unterarmstand wird ausreichend Beweglichkeit in den Schultern und der Brustwirbelsäule benötigt, übe hierfür den Delfin zur Vorbereitung.

STEP BY STEP

- Beginne im Delfin auf den Unterarmen mit dem Blick zwischen den Handgelenken und gebeugten Knien.
- Hebe dein Schwungbein an und schwinge es aus der Kraft des anderen Beins nach oben oder an die Wand.
- Lasse die Beine zunächst in einem L oder V, um die Balance zu finden. Schließe dann die Beine und strecke die Zehen Richtung Himmel.
- Öffne dabei den Winkel der Schultern und schaue evtl. zwischen den Oberarmen durch.
- Wer mit der Balance gut zurechtkommt, kann die Beine in der Luft anwinkeln oder in Richtung Spagat gehen.

Standing on your forearms is easier than standing on your hands. It is the next inversion to conquer, after becoming acquainted and best friends with headstand. Forearmstand requires flexibility in shoulders and thoracic spine. Practice Dolphin Pose as a preparation.

STEP BY STEP

- Start in Dolphin Pose on your forearms, gazing between your wrists and legs bent.
- Lift your kicking leg up and kick up from the drive from the other leg until your leg balances in the air (or arrives at the wall).
- Find balance with legs in L- or V-shape. Close legs and point toes.
- Open the shoulder angle and look between upper arms over time to play with balance.
- As soon as balance feels stable, stag your legs or move towards inverted splits.

TIP

Praktiziere bei Bedarf vor einer Wand. Ziehe die Rippen zusammen und aktiviere Bandhas, um ein Hohlkreuz zu vermeiden.

Work in front of a wall if necessary. Knit your ribs down towards your hipbones and activate bandhas to avoid excessive arching in the lower back.

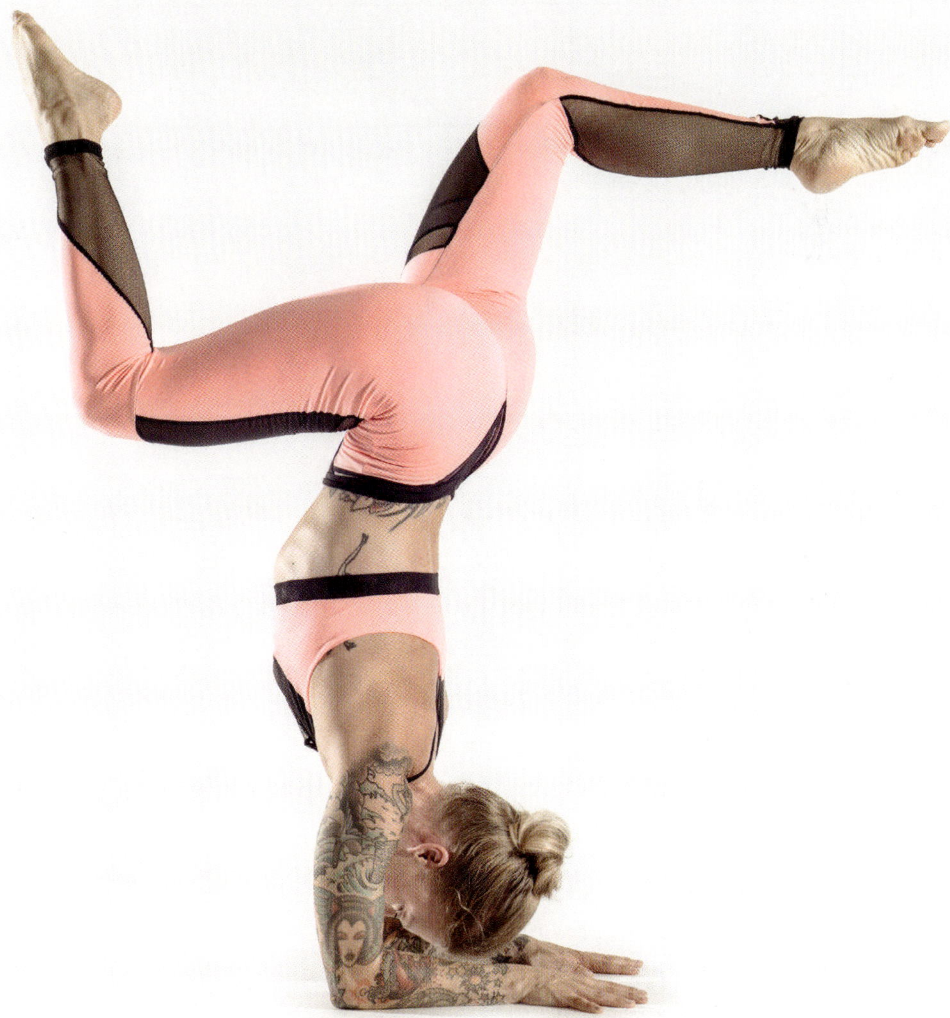

84 VRKSASANA

HANDSTAND

Das Stehen auf den Händen ist für viele DER Beweis von Kraft und Kontrolle. Auch ein »Bananenhandstand« ist ein Handstand, effizienter wird er allerdings durch schlaues Stapeln der Knochen. Das Wichtigste dabei: Ausrichtung, Kraft und Balance. Durch das Abspeichern des Handstands an der Wand und das Üben von allen Handstand-relevanten Drills wird die Angst vor dem Fallen reduziert. Diese Angst ist zu Beginn unser bester Freund, da sie uns vor Dummheiten schützt.

STEP BY STEP

- Beginne im Downdog (optional: vor einer Wand).
- Schaue zwischen die Daumen und setze den linken Fuß unter die Brust nach vorn.
- Schiebe deine Schultern über die Handgelenke, Blick zwischen die Hände gerichtet.
- Ziehe dein Brustbein nach innen, sodass der obere Rücken gefühlt rund wird, und ziehe die Rippenbögen zueinander.
- Beuge dein linkes Knie mehr und kicke zunächst das rechte Bein Richtung Himmel.
- Probiere dies 2- bis 5-mal, bis der Fuß eventuell in der Luft schweben bleibt oder an der Wand ankommt. Bringe dann die Beine zusammen, während die Rippen weiterhin zueinander ziehen.
- Komme runter und wiederhole das Ganze auf dem anderen Bein.

Standing on your own two hands, defying gravity, is the ultimate test and proof of strength and control. For an efficient handstand it is all about: Alignment, Strength and Balance. Through memorizing the alignment at the wall and practicing everything that's relevant to build strength for handstands (like a handstand itself) you will work through the initial fear of falling. This fear is our best friend that keeps us from making dumb mistakes.

STEP BY STEP

- Start in Downdog (optional: in front of a wall).
- Look between your thumbs and step your left foot forward underneath your chest.
- Move your shoulders above wrists, still focusing the gaze between hands.
- Pull your chest in, so that your upper back feels "full" or rounded and pull your ribs in.
- Bend your left knee more and kick your right leg up.
- Try this about 2–5 times until your leg stays in the air or arrives at the wall. Close your legs and keep knitting your ribs down towards hipbones.
- Come down, take a breath and repeat with left leg.

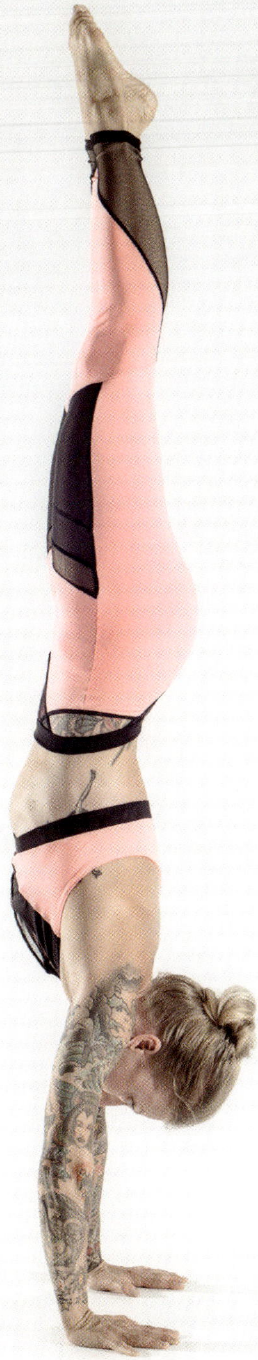

85 VRKSASANA-VARIATION

V-HANDSTAND-BEINWECHSEL V- HANDSTAND LEG SWITCHES

Wem das Balancieren im geraden Handstand schwerfällt, der wird mit dieser Variation leichter das Gefühl der Schwerelosigkeit erleben können. Das Schöne an dieser Variante ist, dass sie mit den Zehen an der Wand geübt werden kann, und das mit dem Rücken oder Bauch zu Wand. Je flexibler du in den Beinen bist, desto weiter kannst du von der Wand weg, bis die Zehenspitzen den Kontakt irgendwann nicht mehr brauchen.

STEP BY STEP

- Beginne im Handstand (Optional: Bauch oder Rücken zur Wand).
- Öffne deine Beine in einem kleinen V, lege dabei evtl. einen Fuß an der Wand ab.
- Konzentriere dich auf die Aktivität deines Core und von Bandhas, erlaube dabei nicht, dass sich deine Rippenbögen nach vorn auffächern, sondern ziehe aktiv die Rippen zueinander.
- Wachse aus deinen Händen in die Länge nach oben aus den Füßen raus, pointe dabei die Zehen.
- Wechsle nun das V, sodass die Beine die Plätze tauschen. Bringe dabei zuerst beide Beine zur Wand.

If balancing in a straight handstand is still a mystery to you, try this variation to feel the sensation of weightlessness. The beauty of this variation is that it can be practiced with your toes at the wall, belly facing or back facing the wall. The more flexible the legs, the farther you can move from the wall, until you can switch the legs in the air without touching the wall.

STEP BY STEP

- Start in Handstand (Optional: belly or back facing the wall).
- Open your legs in a small V, optionally placing one foot at your wall.
- Focus on engaging your core and bandhas, avoid making your ribs flare. Instead, pull ribs in.
- Grow from your hands up towards the ceiling through your feet, while pointing them.
- Switch your V, so that your legs switch places. Take both feet to the wall first and then switch. Over time, switch legs in the air without pushing yourself off the wall.

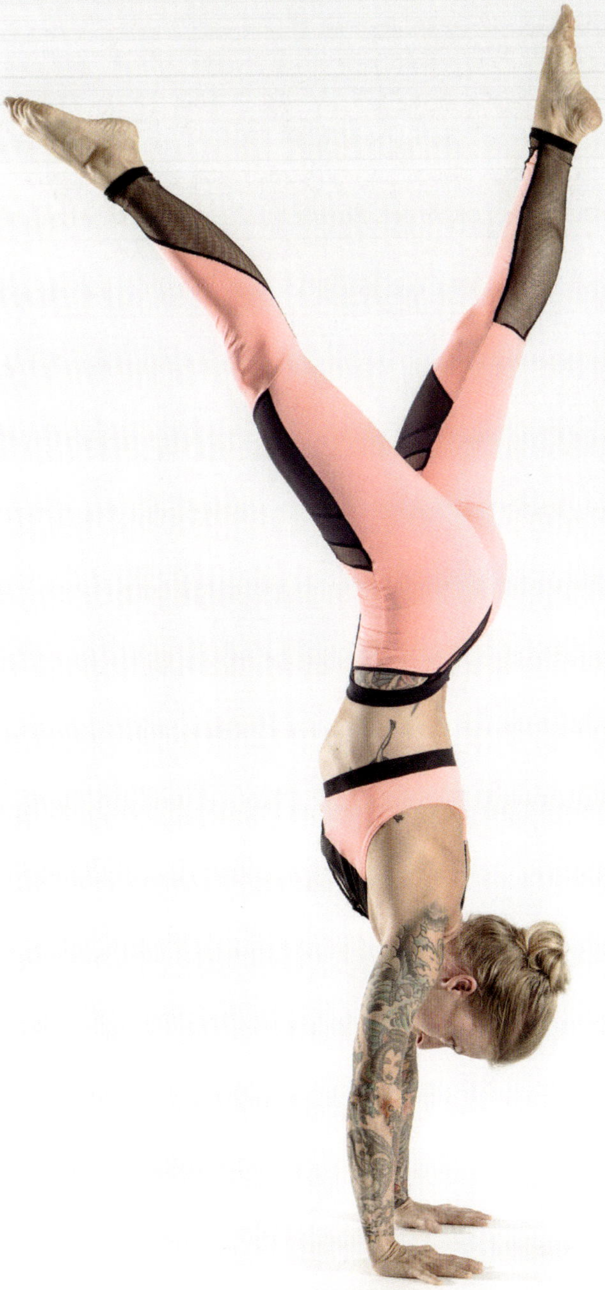

86 VRKSASANA-VARIATION

PÄCKCHEN-HANDSTAND
TUCK HANDSTAND

Der Päckchen-Handstand, erfordert nicht nur Kraft und Ausdauer, sondern vor allem Beweglichkeit der Brustwirbelsäule und des Schultergürtels. Dieser Tuck kann dynamisch als Hüpfer geübt werden oder statisch mit dem Bauch zur Wand gehalten werden.

Tuck Handstand is not only about endurance and strength, like all other handstand variations, but more about flexibility in the thoracic spine and shoulders. This Tuck can be practiced with Tuck Jumps (back to wall) or static holds (belly to wall).

STEP BY STEP

- Als Hüpfer: Beginne in einem kurzen Downdog (laufe dafür mit den Füßen näher zu den Händen).
- Schiebe deine Schultern über die Handgelenke und ziehe dein Brustbein nach innen.
- Hüpfe deine Hüften über die Schultern, bis du beginnst im Päckchen zu schweben.
- Mit dem Bauch zur Wand: Beginne im Handstand mit dem Gesicht zur Wand gerichtet.
- Zu Beginn setze deine Hände weiter von der Wand weg und wandere mit der Zeit näher heran (bis min. 20 Zentimeter entfernt).
- Lasse nun die Füße an der Wand heruntergleiten, so weit es geht.
- Schiebe dich aktiv aus den Schultern nach oben und ziehe das Brustbein nach innen.
- Die Knie können so tief wandern, bis du in einer umgekehrten Haltung des Kindes bist.
- Einfacher: mit dem Blick zur Wand.
  Mit der Zeit: Schaue dabei zwischen die Handgelenke.

STEP BY STEP

- For Tuck Hops: start in a short Downdog (by walking feet closer towards hands).
- Move your shoulders above wrists and pull your chest in.
- Hop your hips up above shoulders until you start to feel the lightness of being on your hands.
- Belly facing the wall: start in Handstand with belly facing the wall.
- For starters: place your hands further away from the wall and walk hands closer over time (until min. 20 cm distance to the wall).
- Slide your feet down the wall as far as possible, until your knees are tucked in to your chest (as in Child's Pose).
- Push yourself up and maintain pulling your ribs in.
- Easier: looking at the wall.
  Over time: look between your wrists.

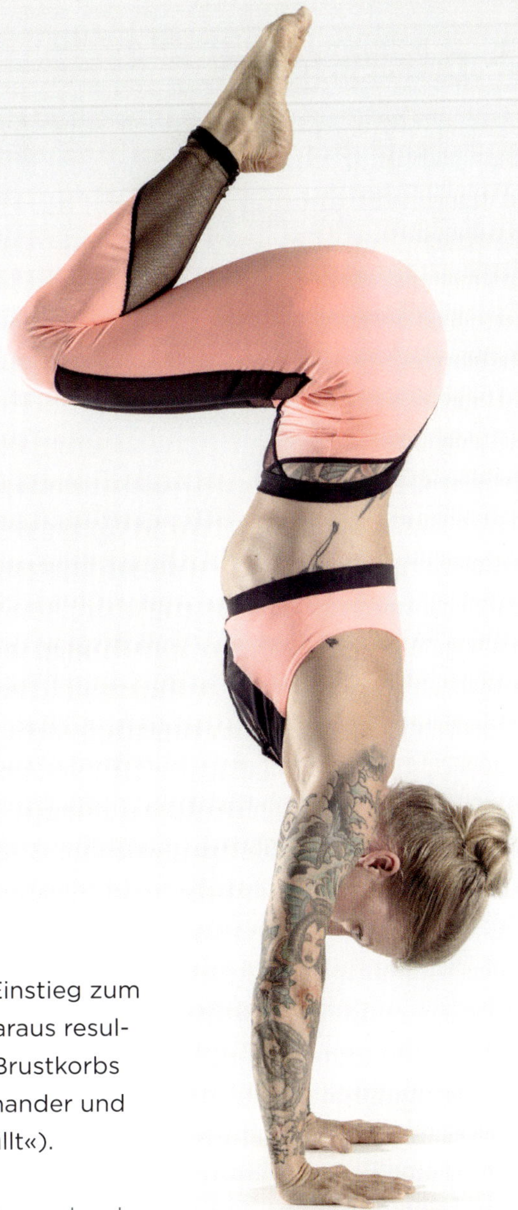

TIP

Der Vorteil dieses Tucks als Einstieg zum geraden Handstand ist die daraus resultierende Positionierung des Brustkorbs (die Rippen ziehen sich zueinander und der obere Rücken wird »gefüllt«).

The benefit of the (for some) very hard Tuck Handstand as an entry to the world of straight handstands is the resulting positioning of the ribcage (ribs pull in and upper back broadens).

87 VRKSASANA VARIATION

GEGRÄTSCHTER HANDSTAND STRADDLE HANDSTAND

Der Gegrätschte Handstand fällt vielen leichter als die gerade Linie, da mehr Hüft- und Bauchmuskulatur zur Stabilisierung aktiviert wird. Auch diese Variante lässt sich mit dem Rücken vor der Wand üben, entweder mit einem Sprung direkt in die Position oder aus dem Tuck-Handstand.

STEP BY STEP

- Beginne in einem kurzen Downdog (laufe dafür mit den Füßen näher zur den Händen).
- Schiebe die Schultern über die Handgelenke, ziehe das Brustbein nach innen, schaue zwischen die Daumen.
- Mit einem beherzten Sprung schiebst du nun deine Hüften über die Schultern und grätschst die Beine.
- Denk dran: Je aktiver die Beine bis in die Fußspitzen, desto mehr Kontrolle!
- Wiederhole dies so oft, bis du beginnst zu schweben.

Some yogis and non-yogis find it easier to balance a Straddle Handstand than a Straight Handstand because more hip- and belly muscles are engaged to stabilize the position of the pelvis. This variation can be practiced in front of the wall too, with a jump or floating transition from tuck handstand.

STEP BY STEP

- Start in a short Downdog (walk your feet closer towards hands).
- Shift your shoulders above wrists, pull ribs in and look between thumbs.
- With a leap of faith, hop your hips above shoulders and straddle the legs to the sides.
- Remember: the more active the legs, the more control!
- Repeat until you start to get a sense of balance in this position.

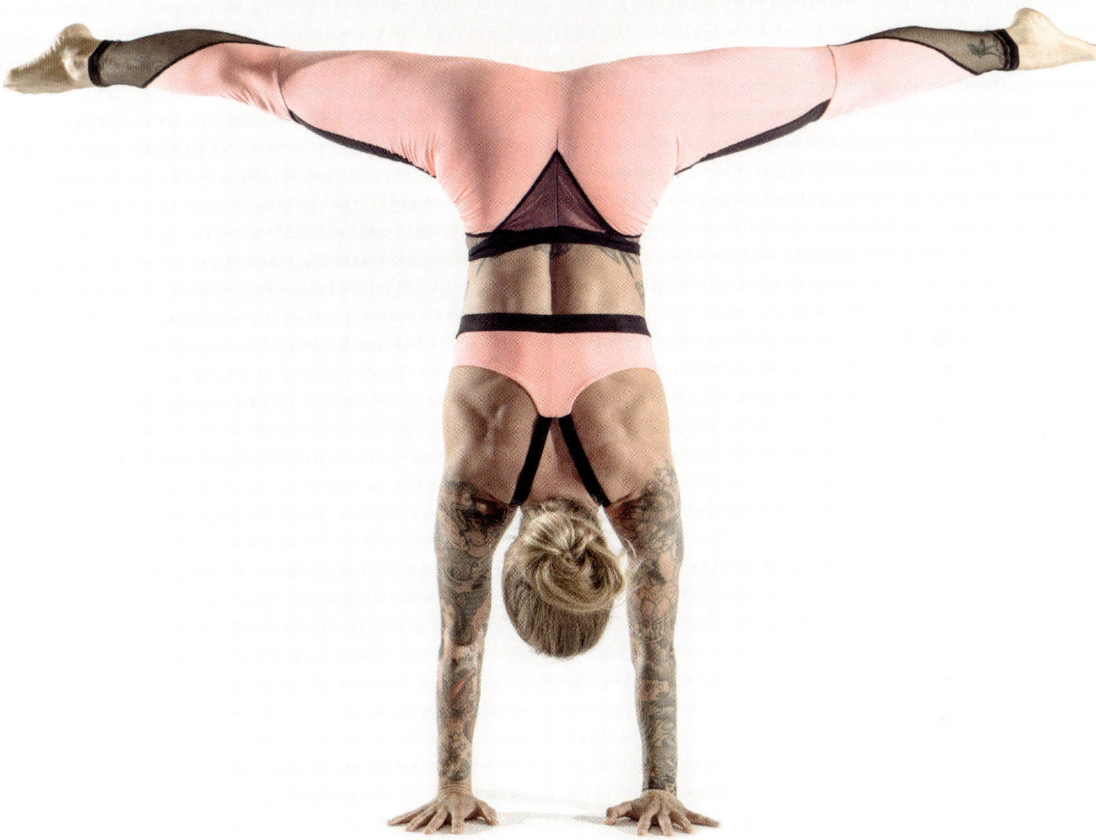

TIP

Zur Vorbereitung können der Pfannkuchen (Nr. 39), der Kompass (Nr. 61) und das Tor (Nr. 64) geübt werden.

To prepare for this pose, practice Pancake (no. 39), Compass (no. 61), Gate Pose (no. 64).

88 VRKSASANA-VARIATION

DIAMANT-HANDSTAND
DIAMOND HANDSTAND

Der Diamant-Handstand kann aus dem Gegrätschten Handstand heraus eingenommen werden. So entsteht mit der Zeit eine Choreographie aus Positionen auf den Händen.

STEP BY STEP

- Beginne im Gegrätschten Handstand (optional vor der Wand).
- Bringe langsam die großen Zehen zueinander.
- Achte darauf, nicht in ein Hohlkreuz zu rutschen, und ziehe die Rippen zueinander.
- Von hier grätschst du die Beine wieder.
- Wiederhole dies 1- bis 5-mal.

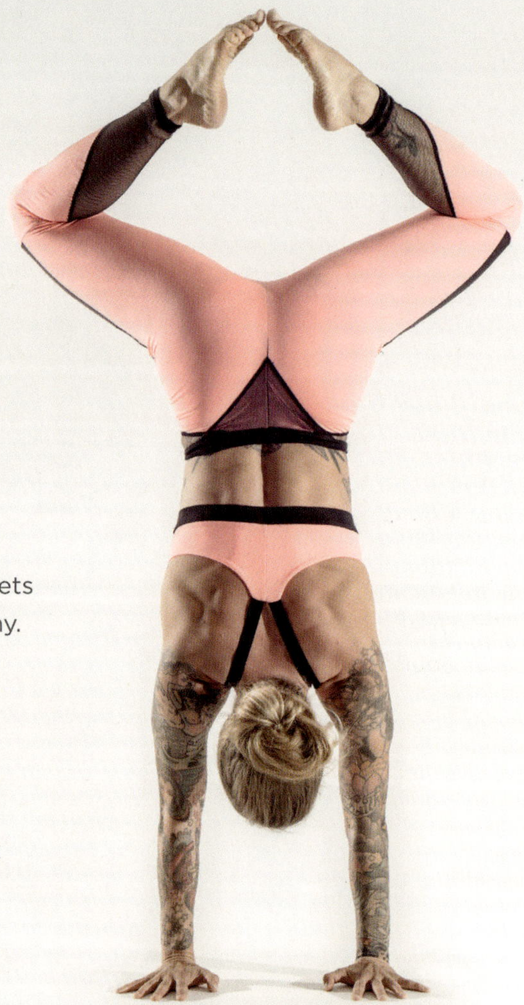

From Straddle Handstand you can transition into the beautiful Diamond Handstand. This lets you create your own handstand choreography.

STEP BY STEP

- Start in Straddle Handstand (optional: in front of a wall).
- Slowly bring your big toes together.
- Make sure to avoid arching in the low back by pulling ribs in.
- Slowly straddle your legs again.
- Repeat 1–5 times.

89 KARANDAVASANA

HIMALAYA-ENTE
HIMALAYAN DUCK

Diese kleine Ente eignet sich für alle, die in der Hocke ihre Achselhöhlen auf die Knie legen können. Da die Fallhöhe sehr gering ist, dürfen sich auch Beginner an diese Haltung wagen.

STEP BY STEP

- Beginne im Fersensitz mit dem Gesäß zunächst auf den Füßen.
- Setze die Unterarme parallel zueinander am Boden auf.
- Komme nun auf die Zehenspitzen und laufe mit den Füßen Richtung Ellbogen.
- Wandere mit den Knien so weit wie möglich Richtung Achselhöhlen.
- Blicke zwischen die Handgelenke, verlagere das Gewicht mehr auf die Unterarme und drücke diese in die Matte.
- Aktiviere dein Zentrum und ziehe die Füße zum Gesäß heran.
- Bleibe 3–5 Atemzüge und lande sanft auf der Matte oder springe in Chaturanga.

This tiny little duck works for everyone who can squat down and place their armpits on their knees. Since we're working close to the floor and the fear of falling is not as present, even beginners may try this pose.

STEP BY STEP

- Start sitting on your heels.
- Place your forearms parallel to each other onto your mat.
- Lift your hips up, walk your feet towards elbows, and squeeze knees into armpits.
- Look between wrists and slowly shift weight onto forearms.
- Engage core and pull feet towards buttocks.

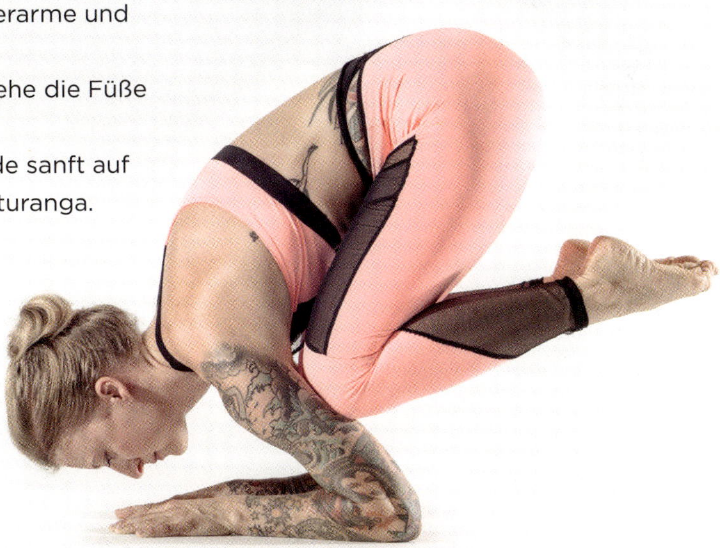

90 EKA PADA BAKASANA

EINBEINIGE KRÄHE
ONE LEGGED CROW

Generell wird in manchen Stilen Bakasana, die Krähe (gestreckte Arme), von Kakasana, dem Kranich (gebeugte Arme), unterschieden. Um es zu vereinfachen, fallen die folgenden Armbalancen alle unter den Begriff der Krähe und können mit gestreckten (schwieriger) oder gebeugten Armen praktiziert werden. Dieser Vogel wirkt als Kraftaufbau für darauf folgende Varianten und Handbalancen.

STEP BY STEP

- Option 1: Beginne in einem kurzen Ausfallschritt, mit dem rechten Bein hinten.
- Setze die Hände schulterbreit auf und beuge die Arme, indem du dich nach vorn lehnst.
- Drücke dabei aktiv die Hände in die Matte und setze dein linkes Knie auf den linken Oberarm.
- Sobald dein linker Fuß vom Boden abhebt, lehne dich weiter vor, bis deine Arme sich mehr beugen und dein rechtes Bein beginnt zu schweben (ohne zu springen).
- Verweile kurz und wiederhole das Ganze auf der anderen Seite.
- Option 2: Aus der Krähe, mit schulterbreit aufgesetzten Händen, lehnst du dich mehr auf die linke Hand und streckst dein rechtes Bein hinter dich. Fliege wieder zurück, setze das rechte Knie wieder auf und wiederhole mit links.

For most yogis, Crow Pose is their first arm balance. There is a differentiation between Bakasana, Crow (straight arms) and Kakasana, Crane (bent arms). To avoid confusion, this pose and the following ones will be called Crow variations and can be practiced with arms extended (more challenging) or bent. These birdies can be practiced to build strength for more advanced variations and hand balances.

STEP BY STEP

- Option 1: start in a short lunge stance with your right leg back.
- Place your hands underneath shoulders and bend your arms by leaning forward.
- Press your hands actively into your mat and set your left knee onto the back of your left upper arm, while leaning forward until left foot lifts and right foot starts floating (no jumping involved).
- Breathe and repeat on the other side.
- Option 2: from Crow Pose (with bent arms) hands shoulder width apart, lean more onto your left hand and start releasing your right leg back in the air. Slowly float back and repeat on other side.

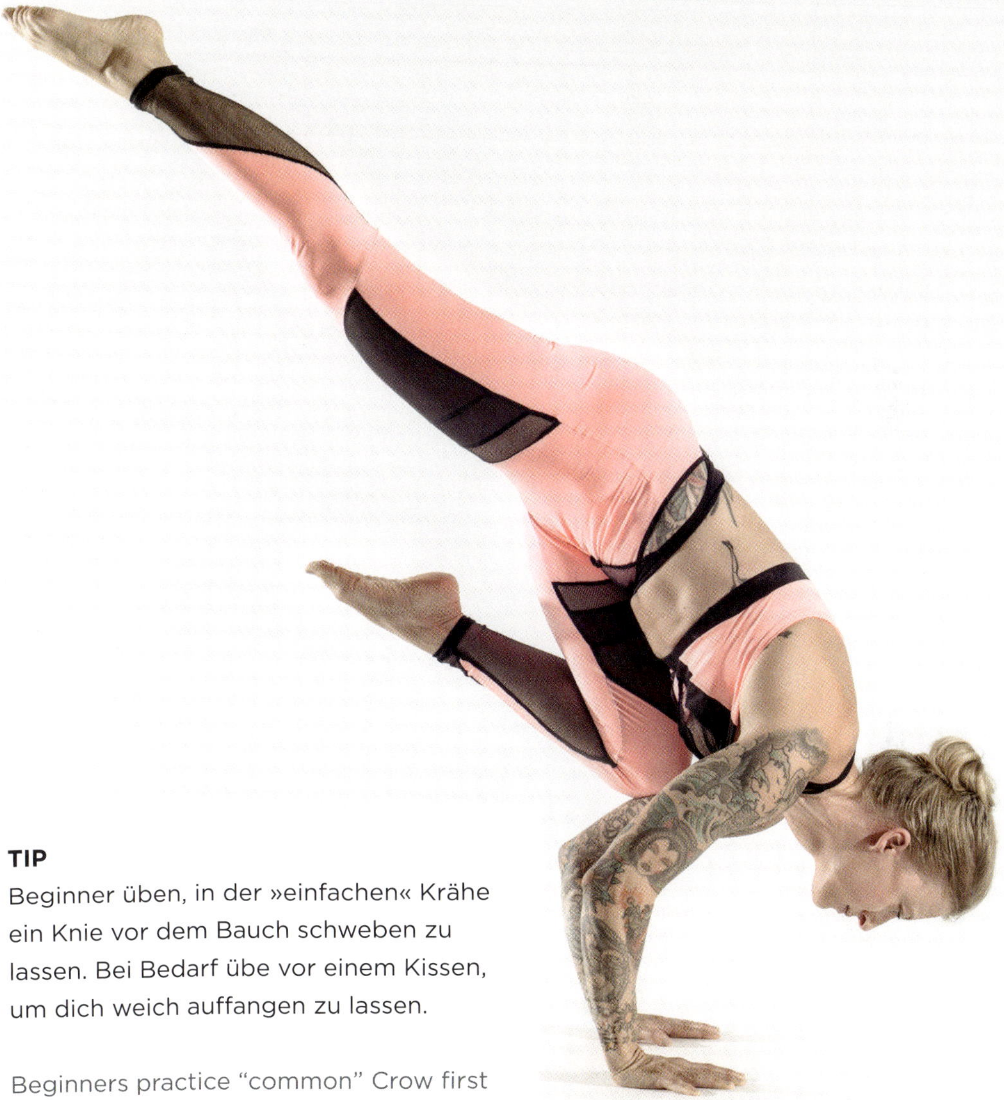

TIP

Beginner üben, in der »einfachen« Krähe ein Knie vor dem Bauch schweben zu lassen. Bei Bedarf übe vor einem Kissen, um dich weich auffangen zu lassen.

Beginners practice “common” Crow first and try to remove one knee from elbow towards belly, to start floating. Practice with a big cushion underneath your face.

91 KAKASANA-VARIATION

BLINKERKRÄHE
TURN SIGNAL CROW

Diese Krähe fliegt durch die Stadt und möchte nicht nur geradeausfliegen, sondern auch mal abbiegen. Hierfür wird der Blinker wahlweise mal rechts, mal links gesetzt. Diese Variante eignet sich auch für Beginner, da sie mit einem Fuß auf der Matte geübt werden kann und viel einfacher ist als die Einbeinige Krähe (Nr. 89).

STEP BY STEP

- Beginne in der Hocke und setze die Hände schulterbreit vor dir auf.
- Für die Krähe als Ausgangsposition: Setze beide Knie oder nur eins auf die Rückseite der Oberarme. Hebe die Füße Richtung Gesäß an und lasse die großen Zehen sich dabei berühren.
- Balanciere mit dem Gewicht über den Händen und tippe nun zuerst mit dem rechten Fuß den Boden neben deiner rechten Hand an. Fliege zurück und wiederhole dies auf der anderen Seite.
- Tippe so 3- bis 5-mal pro Seite den Boden an, um mit Kraft und Balance zu spielen.

Imagine your crow flying through your city and it needs to take a turn to the right (or left). It needs to use its turn signal, which will be our toes. This variation can be practiced by beginners because one foot can remain on its toes on the floor and it's much easier than One Legged Crow (no. 89).

STEP BY STEP

- Start in a low squat and place your hands shoulder width apart on the floor.
- For Crow Pose: place both knees on back of upper arms, lift feet off the floor towards buttocks and allow big toes to touch.
- Balance your weight on your hands and tap the floor on your right with toes on right foot.
- Float back into crow and repeat on the other side.
- Tap each side 3–5 times to play with strength while maintaining your balance.

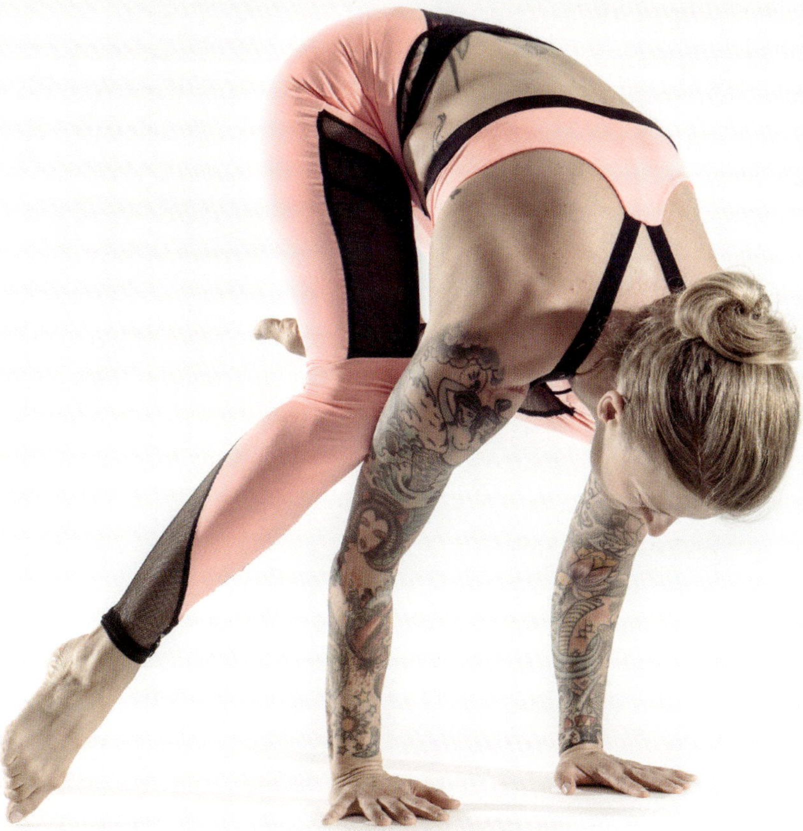

92 ASHTAVAKRASANA

LIEGENDE ACHT
FIGURE EIGHT

Die Liegende Acht, das Symbol der Unendlichkeit, macht Spaß und sieht nach mehr Kraft aus, als wirklich dafür gebraucht wird. Wichtig dabei ist das Beugen der Ellbogen und die Aktivität der inneren Oberschenkel.

STEP BY STEP

- Beginne im Sitzen mit gestreckten Beinen.
- Ziehe das rechte Bein zu dir heran, kippe es nach außen und kreise das Bein im Hüftgelenk (Babywiege, Nr. 44).
- Schiebe nun deine rechte Schulter unter dein rechtes Knie – je weiter, desto besser – und halte das Bein währenddessen mit der linken Hand.
- Verschränke nun den linken Fuß über dem rechten und ziehe beide Knie zueinander. Stell dir vor, du willst deinen rechten Oberarm wie mit einer Zange (deine Oberschenkel) zusammenquetschen.
- Setze nun deine Hände unter den Schultern auf, schiebe den Boden dadurch weg und hebe dein Gesäß an.
- Lehne dich gleichzeitig nach vorn und strecke dabei die Beine zur rechten Seite aus.
- Der Blick kann Richtung Füße gehen oder fürs Foto nach vorn.
- Gleite geschmeidig zurück in die Ausgangsposition und wiederhole auf der anderen Seite. Fortgeschrittene Yogis segeln über die Krähe zur anderen Seite.

This figure eight, which is also the symbol for eternity, is fun and looks like a lot although you don't need much strength or flexibility to achieve it. There are many ways to transition into this pose. The most important details are: bending the arms at the elbows and engaging the inner thigh muscles.

STEP BY STEP

- Start sitting with legs extended.
- Pull your right leg towards you, externally rotating from your hip socket to rock your shin (Rock Your Baby no 44).
- Slide as much of right shoulder underneath your right knee as you can, holding on to right shin with left hand.
- Cross left foot over right foot and pull both knees together. Imagine you are squeezing your upper arm with tongs, using your thighs.
- Now place your hands underneath shoulders and push the floor to lift buttocks off the ground.
- In one motion lean forwards and extend your legs to the right side.
- Your gaze can be directed towards feet or forwards for a cute photo.
- Elegantly slide back and repeat on the other side. Advanced yogis float through Crow Pose as a transition to the other side.

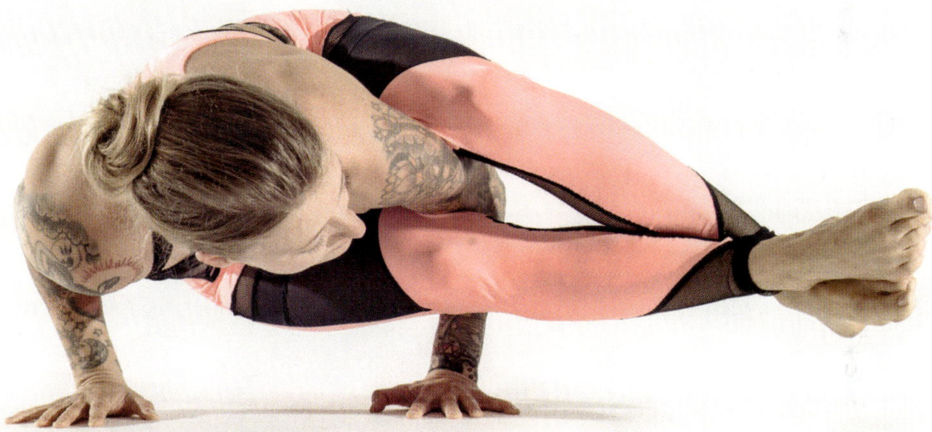

93 ARM BALANCE VARIATION

FUNKY KRÄHE
FUNKY CROW

Sobald Krähe, Kranich & Co. gemeistert wurden, darf nach Lust und Laune experimentiert werden. Bei dieser Hybrid-Asana kreuzen wir den Unteramstand mit unseren Armbalancen – ein Einstieg in die Welt der Umkehrhaltungen, da sich die Beine Richtung Himmel recken.

STEP BY STEP

- Beginne im Vierfüßler und setze deinen rechten Unterarm auf der Matte ab.
- Ziehe imaginär eine Linie vom rechten Ellbogen und setze die linke Hand etwas tiefer unter deiner linken Schulter ab.
- Hebe nun die Knie an und strecke deine Beine.
- Schiebe deine Hüften so gut wie möglich über deine Schultern und drücke dich aktiv über die linke Hand und den rechten Ellbogen aus den Schultern raus und schaue zu Boden.
- Hebe dein Schwungbein in die Luft und komme auf den Fußballen des anderen Beins.
- Übe zunächst kleine Hüpfer mit gestreckten Beinen, bis du den Punkt der Balance spürst.
- Bleibe mit den Beinen zunächst im L und strecke mit der Zeit beide Beine nach oben, wie für den geraden Handstand (Nr. 84).
- Wiederhole das Ganze auch auf dem linken Unterarm.

As soon as Crow, Crane & Co. feel good, you may start playing and experimenting. In this hybrid pose Forearmstand is crossed with hand balances like Crow Pose, offering a whole new level of options.

STEP BY STEP

- Start on all fours and set your right forearm down.
- Draw an imaginary line from your right elbow towards left outer edge of the mat and place your left hand down underneath this line.
- Lift your knees off the mat and extend your legs.
- Walk your hips over your shoulders as much as possible and root down through hand and forearm.
- Lift your kicking leg up, coming onto the ball of the foot on the pushing leg.
- Start kicking up gently until you can feel the point of balance.
- Keep your legs in an L shape at first and bring them together with time, as in Handstand (no. 84).
- Repeat these steps on your left forearms.

TIP
Beginner üben mit dem Rücken zur Wand.

Beginners practice back towards wall.

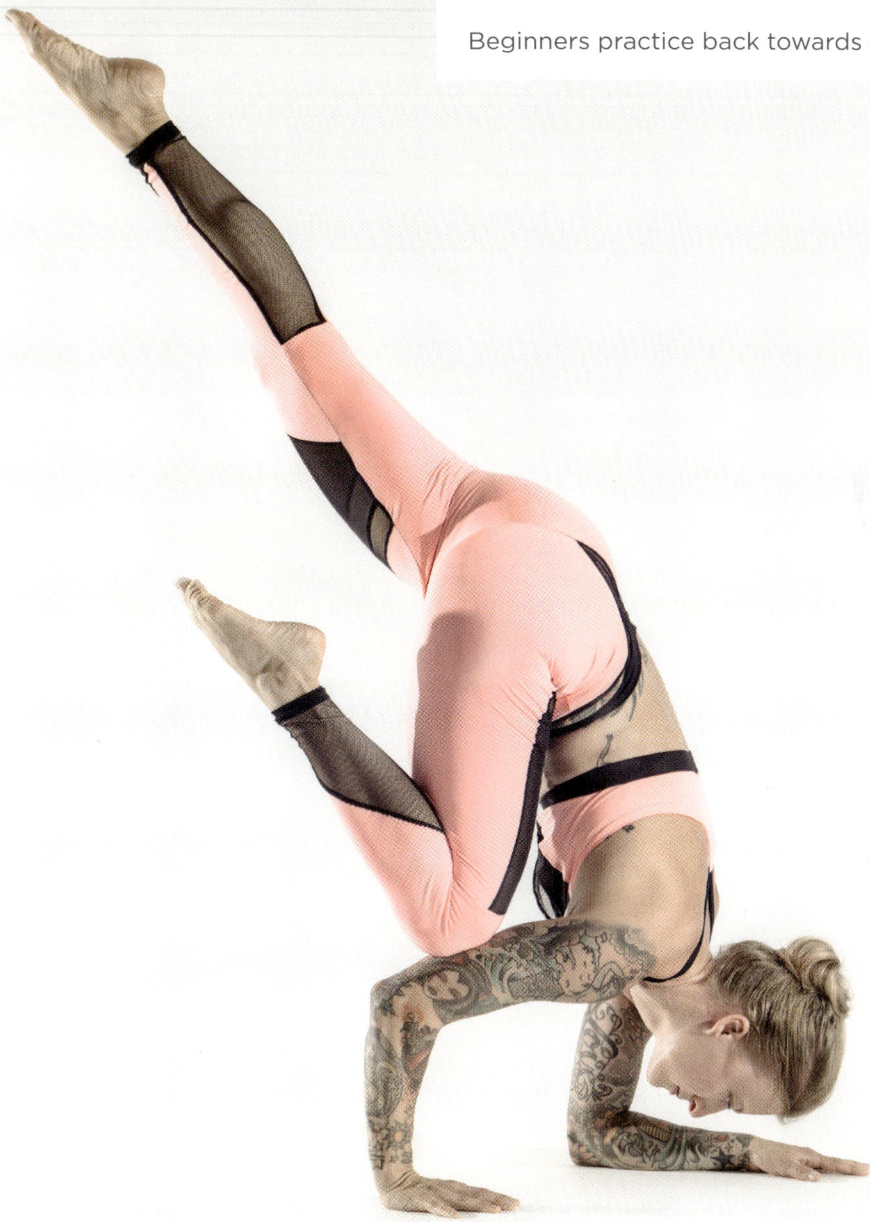

94 EKA PADA GALAVASANA

FLIEGENDE TAUBE
FLYING PIGEON

Die Fliegende Taube kann für viele Yoganeulinge ein Rätsel sein, da sich das schwebende Bein wie von allein in die Lüfte heben sollte. Neben Kraft und Konzentration bedarf es bei dieser Variante an Außenrotation der Hüfte, die mithilfe von Hüftöffnern wie der Babywiege (Nr. 44) und 90/90 (Nr. 38) vorbereitet werden kann.

STEP BY STEP

- Beginne im Stehenden Nadelöhr (Nr. 33) mit dem rechten Fuß überkreuzt auf dem linken Oberschenkel.
- Lehne dich nach vorn und setze deine Hände unter den Schultern auf der Matte ab.
- Wickle dabei deinen rechten Fuß um den linken Oberarm und lege den Unterschenkel auf den Oberarmen ab.
- Drücke dich vom Boden weg und lehne dich nach vorn, wie bei der einbeinigen Krähe (Nr. 89). Lasse dabei das linke Bein vom Boden schweben.
- Schwebe langsam hinab und wiederhole das Ganze auf der anderen Seite oder springe von hier in Chaturanga Dandasana (Nr. 32) und fließe durch ein Vinyasa, um von dort zur anderen Seite zu gelangen.

One Legged Balance Pose or Flying Pigeon can be frustrating and seemingly impossible for newbies, because it needs a lightness in the flying leg. This pose requires strength and concentration and, unlike other arm balances, flexibility in external hip rotation, which can be prepared with poses like Rock Your Baby (no. 44) and 90/90 (no. 38).

STEP BY STEP

- Start in Standing Shoe Lace Pose (no. 33) with your right foot on top of left thigh.
- Lean forward and place your hands on your mat shoulder width apart.
- Wrap toes of right foot around left upper arm and place your right shin onto your bent arms.
- Push the floor and lean forward as in Crow Pose (no. 89) and allow your left leg to float off the ground.
- Slowly come down and repeat on other side. Advanced yogis jump into Chaturanga Dandasana (no. 32) through a vinyasa to come to the other side.

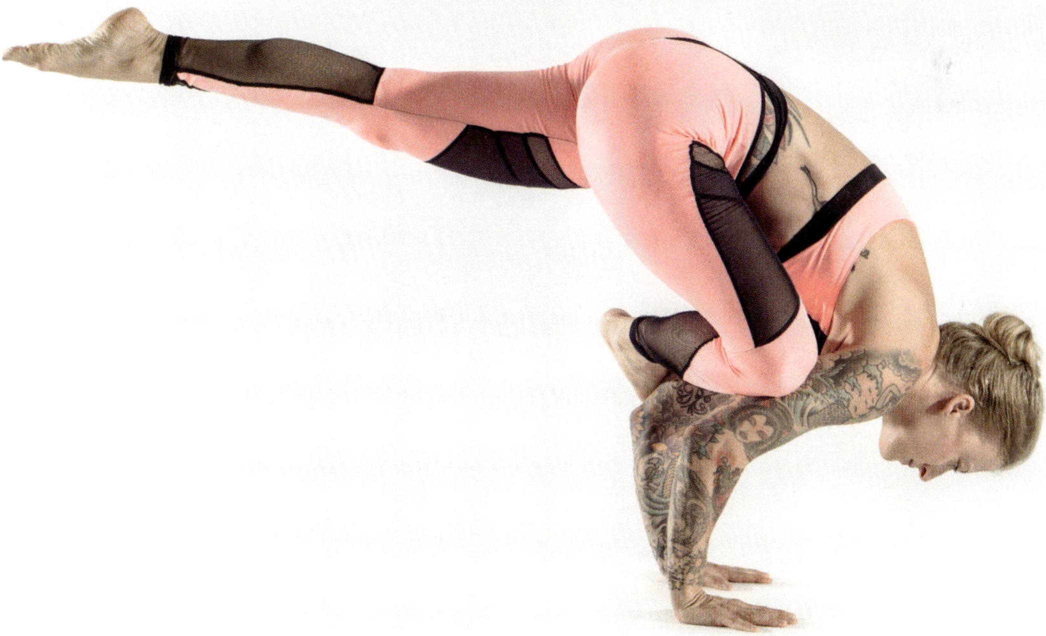

95 PARSVA BAKASANA

SEITLICHE KRÄHE
SIDE CROW

Bei der Seitlichen Krähe (Kranich) geht es um geschicktes Stapeln der Knochen und Aktivierung von Core/Bandhas. Sobald die Arme gebeugt sind, entstehen dadurch Podeste (die Oberarme), auf denen Körper und Beine abgelegt werden können. Leichter wird es mit gebeugten, spannender mit zur Seite gestreckten Beinen. Sobald das obere Bein dabei nach hinten gestreckt wird, entsteht eine neue Haltung namens Eka Pada Koundinyasana.

STEP BY STEP

- Beginne in einer Hocke auf den Fersen.
- Drehe deinen Oberkörper zur linken Seite und schiebe deine rechte Schulter am linken Oberschenkel vorbei, um die rechte Hand am Boden aufzusetzen.
- Setze deine linke Hand so nah wie möglich schulterbreit zur anderen auf.
- Hebe dein Gesäß kurz an, und setze deine linke Hüfte auf dem linken Ellbogen ab.
- Verlagere dein Gewicht, mit dem Blick nach vorn gerichtet, auf deine Hände, bis die Füße beginnen zu schweben. Wer mehr möchte, streckt die Beine.
- Schiebe dich über die Fingerspitzen zurück auf die Matte und wiederhole die Schritte auch auf der anderen Seite.

Side Crow is all about engaging the core and stacking your bones. As soon as your arms bend, you can rest on your elbows with body and hips. Side crow is easiest with bent legs and more challenging with straight legs. As soon as you extend your top leg back you arrive in Eka Pada Koundinyasana.

STEP BY STEP

- Start squatting on your heels.
- Twist your upper body to the left side and slide as much of your right shoulder as possible over your left thigh to set your right hand down, close to your left foot.
- Place your left hand shoulder width apart underneath your shoulder.
- Lift your buttocks up and rest your left hip on left elbow and left thigh on right elbow.
- Slowly shift your weight over your hands, gazing forward, until your feet lift off. Optional: try extending the legs to the right.
- To come down, push your fingertips into the mat and repeat these steps on the other side.

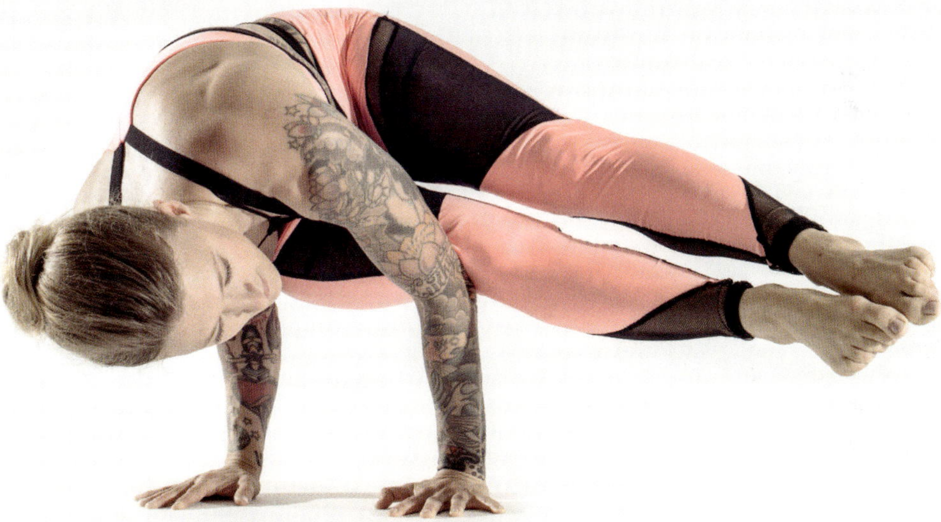

TIP

Zur Vorbereitung für die Seitkrähe können Twists (Asana Nr. 105/106) geübt werden.

To prepare your spine for this pose, practice twists (asanas no 105/106).

96 ARM BALANCE VARIATION

GEFALLENER ENGEL FALLEN ANGEL

Der Gefallene Engel gehört nicht zu den klassischen Yogahaltungen, bietet jedoch neue Möglichkeiten, um die Kraft des Schultergürtels und des Core zu testen und der Seitlichen Krähe neuen Schwung zu verleihen. Übe zur Vorbereitung den Stuhl (Nr. 10), den Stuhl-Twist (Nr. 11) und die Seitliche Krähe (Nr. 94).

STEP BY STEP

- Beginne in einer Hocke auf den Fersen.
- Drehe deinen Oberkörper zur linken Seite und schiebe deine rechte Schulter am linken Oberschenkel vorbei, um die rechte Hand am Boden aufzusetzen.
- Setze deine linke Hand so nah wie möglich schulterbreit zur anderen auf.
- Hebe dein Gesäß kurz an, und setze deine linke Hüfte auf dem linken Ellbogen ab.
- Mit dem Blick nach vorn gerichtet verlagere dein Gewicht auf deine Hände, bis die Füße beginnen zu schweben.
- Lege nun langsam deine rechte Wange am Boden ab, trage dabei das Gewicht weiterhin auf den Händen und Schultern.
- Strecke nun das linke Bein Richtung Himmel. Lasse auch den rechten Fuß nach oben zeigen.
- Um die Haltung zu verlassen, beuge beide Knie und kehre zurück in die Seitkrähe.
- Gleite durch ein Vinyasa und wiederhole das Ganze auf der anderen Seite.

Fallen Angel is not a classic textbook asana, but still offers ways to test your shoulder girdle and core strength and to play with Side Crow. To prep this pose practice Chair Pose (no. 10), Twisted Chair (no. 11) and especially Side Crow (no. 94), which will be our starting and end position.

STEP BY STEP

- Start squatting on your heels.
- Twist your upper body to the left side and slide as much of your right shoulder as possible over your left thigh to set your right hand down, close to your left foot.
- Place your left hand shoulder width apart underneath your shoulder.
- Lift your buttocks up and rest your left hip on left elbow and left thigh on right elbow.
- Shift your weight over your hands, gazing forward, until your feet lift off.
- Gently place your right cheek down on your mat, carrying the weight with hands and shoulders instead of on the head!
- Extend your left leg up towards the sky. Allow your right foot to look up as well.
- To come down, push your fingertips into the mat and float back into Side Crow.
- Flow through your vinyasa of choice and repeat on the other side.

TIP

Falte deine Matte doppelt oder lege eine Decke unter, falls es doch mal schneller geht als erwartet.

Fold the front edge of your mat over or place a blanket underneath your face, just to make sure you are safe even when moving too fast.

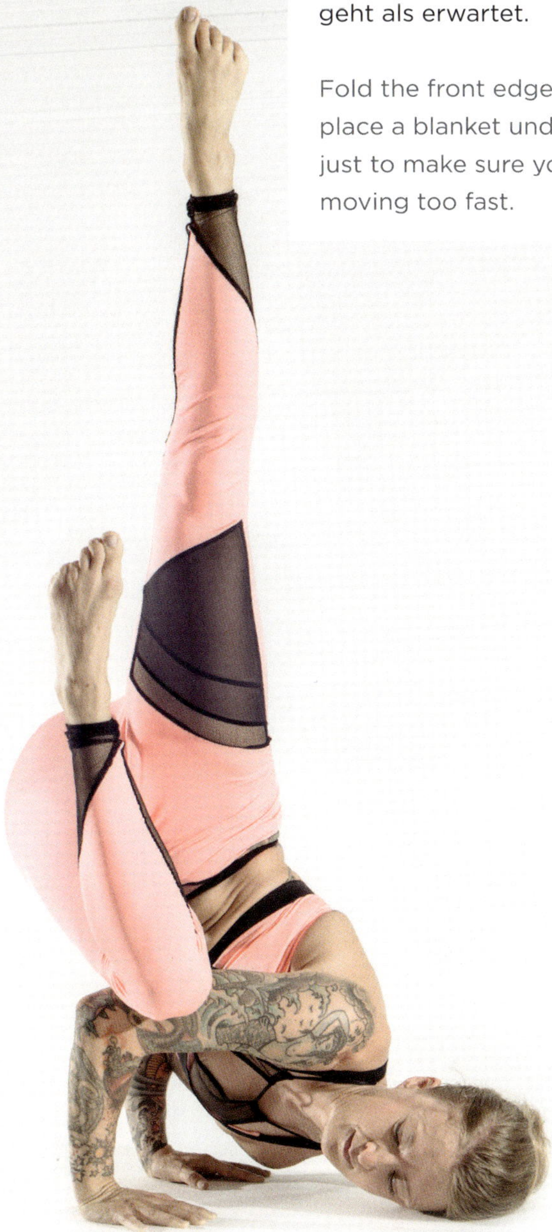

97 PADANGUSTHASANA

GROSSZEHENHALTUNG
BIG TOE POSE

Die Großzehenhaltung wirkt wie Balsam für sture und feste Hamstrings, die Rückseiten der Beine, da sie diese sanft dehnt und die Oberschenkelvorderseite kräftigt. Sie wirkt beruhigend auf einen noch so agilen Geist und kann sowohl als Warm-up oder auch Cool-down während einer Yogasession oder zum Abschluss zu Hause geübt werden.

STEP BY STEP

- Beginne in der Vorbeuge (Asana Nr. 3) mit hüftbreitem Abstand zwischen den Füßen.
- Greife mit den ersten drei Fingern deine großen Zehen, ohne Gewicht auf die Daumen zu bringen.
- Aktiviere die Oberschenkel und ziehe die Kniescheiben hoch.
- Atme ein, strecke Arme und Rücken, beuge bei Bedarf die Knie leicht.
- Mit der Ausatmung ziehe dich über die großen Zehen Richtung Füße.
- Ziehe die Schultern dabei weg von den Ohren.
- Bleibe für 5 Atemzüge.

Big Toe Pose works like a soothing balm for tight and stubborn hamstrings, the backsides of the legs because it stretches them gently and strengthens the front of the thighs at the same time. This pose is also known for calming the mind and can be practiced as a warm up or warm down, during or towards the end of a home yoga practice.

STEP BY STEP

- Start in Forward Fold (asana no. 3) with feet hip width apart.
- Hold on to your big toes with your first three fingers of each hand. Don't lean onto your thumbs.
- Engage your thighs and pull kneecaps up.
- Breathe in, extend your arms and back, bend knees if necessary.
- Exhale, extend legs more and pull yourself towards feet.
- Move shoulders away from ears and allow backs of the legs to lengthen.
- Stay 5 breaths.

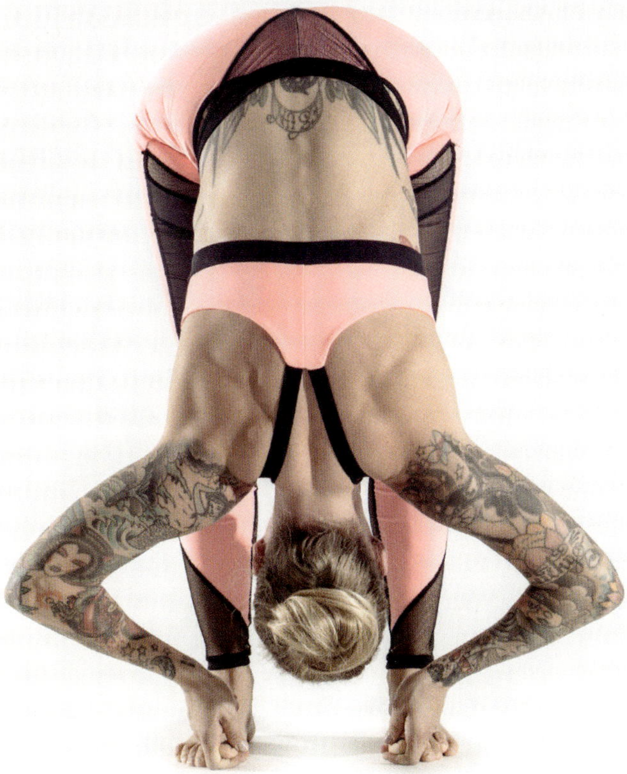

TIP

Beginner können einen Gurt um die Füße legen und diesen greifen, falls die Zehen nicht in Reichweite sein sollten.

Beginners use a strap around your feet if you cannot reach your toes.

98 PADAHASTASANA

HAND-ZUM-FUSS-POSITION HAND TO FOOT POSE

Diese Yogahaltung ist die Fortsetzung von Padangusthasana (Asana Nr. 97), der Großzehenhaltung. Sobald jene mit Leichtigkeit gemeistert wird, macht das Üben der Hand-zum-Fuß-Position erst Sinn. Hier werden nicht mehr nur die großen Zehen gegriffen, sondern es wird gleich die ganze Hand unter die Füße geschoben. Es geht dabei wieder um eine intensive Dehnung der Rückseite, wie der Hamstrings und des Rückens, und Stärkung der Oberschenkelvorderseite.

STEP BY STEP

- Beginne in der Vorbeuge (Asana Nr. 3), die Füße stehen dabei hüftbreit auseinander.
- Beuge kurz die Knie leicht, um eine Hand nach der anderen mit dem Handrücken zur Matte unter die Fußsohlen zu schieben.
- Aktiviere die Oberschenkel und ziehe die Kniescheiben hoch.
- Atme ein, strecke Arme und Rücken.
- Mit der Ausatmung ziehe dich über die Füße Richtung Boden.
- Ziehe die Schultern dabei weg von den Ohren.
- Bleibe für 5 Atemzüge.

This asana, which can be literally translated as Hand to Foot Pose, is a sequel pose to Big Toe Pose, Padangusthasana (asana no. 97). As soon as you master the previous pose, move on to practicing Hand to Foot Pose. The big toes are no longer held, instead the whole hand slides underneath the soles of your feet, which increases the stretch of the hamstrings and back and the strength in front of thighs.

STEP BY STEP

- Start in Forward Fold (asana no. 3), feet hip width apart.
- Slightly bend knees and slide your hands underneath your feet, one at a time with your palms facing up.
- Engage your thighs and pull kneecaps up.
- Breathe in, extend your arms and back.
- Exhale, extend legs more and pull yourself towards feet.
- Move shoulders away from ears and allow backs of the legs to lengthen.
- Stay 5 breaths.

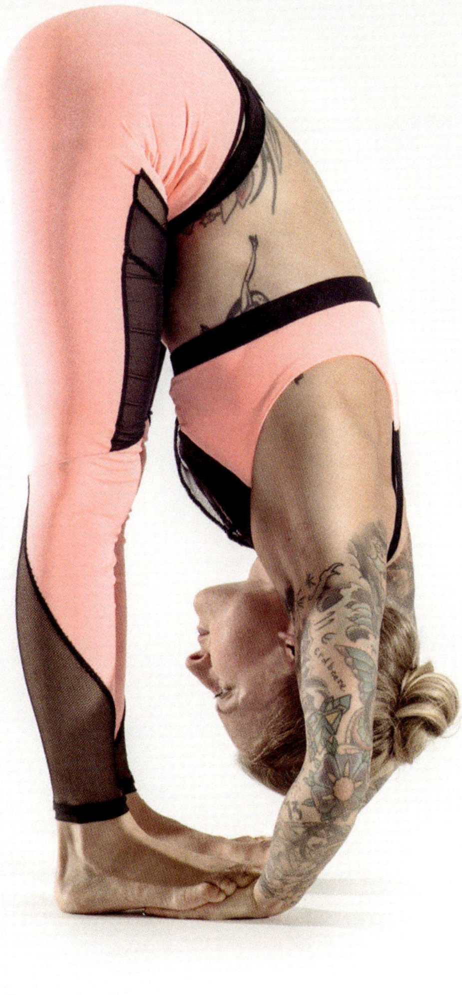

99 PADAHASTASANA-BALANCE

BALANCIERENDE VORBEUGE BALANCING FORWARD FOLD

Diese Hybridposition vereint das Balancieren auf den Händen mit der Streckung und Länge von Vorbeugen und kann als Fortsetzung nach Hand zum Fuß (Asana Nr. 98) geübt werden. Um diesen Balanceakt sicher und angstfrei zu probieren, übe vor dem Sofa oder Bett. Die Position ist nämlich nichts für schwache Nerven, da die Handflächen bei dieser Variante nach unten zeigen und nicht so schnell herausgezogen werden können.

STEP BY STEP

- Beginne in der Vorbeuge (Asana Nr. 3), Füße hüftbreit.
- Beuge kurz die Knie leicht, um eine Hand nach der anderen mit der Handfläche zur Matte unter die Fußsohlen zu schieben. Die Daumen zeigen dabei nach außen.
- Aktiviere die Oberschenkel und ziehe die Kniescheiben hoch.
- Atme ein, strecke Arme und Rücken.
- Mit der Ausatmung hebe langsam die Fersen vom Boden ab.
- Ziehe die Schultern dabei weg von den Ohren.
- Bleibe für 1–5 Atemzüge.

This hybrid pose combines balancing on your hands with the intense length and stretch that is created by forward folds and can be seen as another sequel for Hand to Foot Pose (asana no. 98). To try this pose safely and fear-free, try it in front of a sofa or mattress. Balancing Forward Fold is not for the faint of heart, because of the palms facing down, which cannot be pulled out as quickly as needed to catch yourself from falling.

STEP BY STEP

- Start in Forward Fold (asana no. 3), feet hip width apart.
- Slightly bend knees and slide your hands underneath your feet, one at a time with your palms facing down, with thumbs on the outsides of feet.
- Engage your thighs and pull kneecaps up.
- Breathe in, extend your arms and back.
- Exhale, slowly lift your heels off the ground.
- Move shoulders away from ears.
- Stay 1–5 breaths.

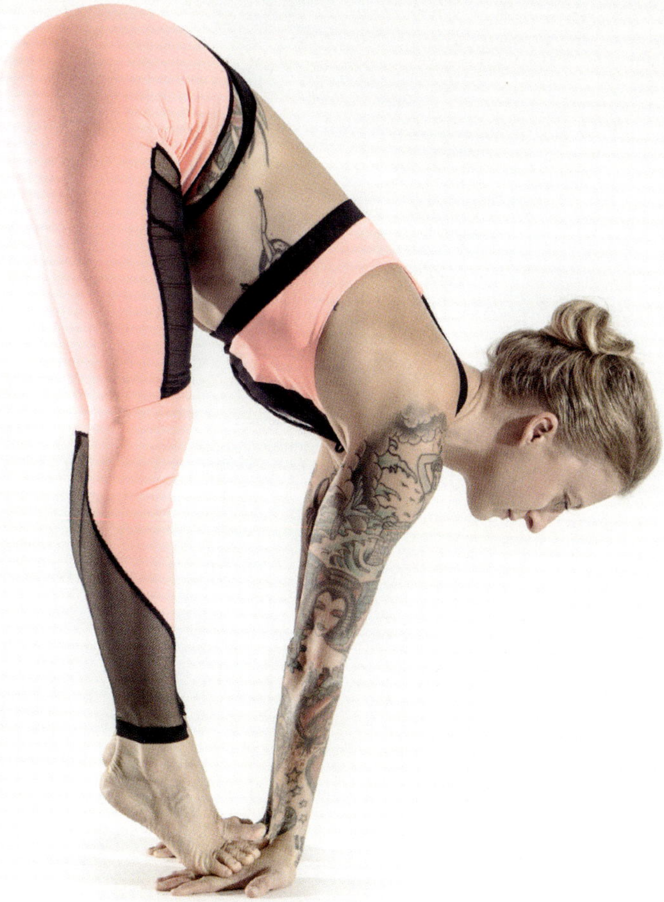

TIP

Für weniger Nervenkitzel kann diese Variante auch mit den Handrücken nach unten versucht werden.

For less of a nerve-wracking variation, try this pose with palms facing up as in the previous pose.

100 EKA PADA PARSVOTTANASANA

EINBEINIGE PYRAMIDE
FUNKY PYRAMID POSE

Die Pyramide lehrt uns Bescheidenheit, Geduld und Wertschätzung für uns selbst – auf der Matte und im Leben. Sobald diese Haltung in die Einbeinige Pyramide verwandelt wird, entsteht ein neuer Aspekt, der uns einlädt, stärker zu werden statt überdehnt.

STEP BY STEP

- Beginne mit dem rechten Bein vorn.
- Mit beiden Händen an den Hüften verkleinerst du nun die Schrittstellung (je kleiner der Schritt, desto einfacher die Asana).
- Richte beide Hüften nach vorn aus, strecke dich mit einer Einatmung und lehne dich langsam über das rechte Bein nach vorn. Setze beide Hände auf das rechte Bein oder auf zwei Blöcke oder links und rechts neben dem Bein auf die Matte.
- Verlängere deine Wirbelsäule mit jeder Einatmung und lasse dich mit jeder Ausatmung millimeterweise tiefer in die Dehnung der Rückseite des rechten Beins sinken.
- Für die einbeinige Variante: Setze deine Fingerspitzen oder Handflächen weiter zurück, bis du darauf Gewicht tragen kannst.
- Ziehe aktiv Bauch und Oberschenkel zusammen und hebe nun die linke Ferse zum Gesäß heran.
- Bleibe hier 1–5 Atemzüge und wiederhole dies auf der anderen Seite.

Pyramid Pose is a very humbling posture, which teaches us to be patient and to practice with a conscious intent to lovingly care for our bodies. Transforming this pose every now and then into a funky variation can spice up your practice and invite you to get stronger, and not only "longer".

STEP BY STEP

- Start with your right leg in front.
- Rest both hands on your hips and shorten the distance between your feet (the shorter, the easier).
- Square your hips to the front of your mat, extend your back with an inhale and lean forward, keeping your back straight as long as possible, over your right leg. Place your hand either on your right leg, on blocks or next to your foot on either side on the mat.
- Lengthen your spine from the center with every inhale and allow yourself to deepen the pose by leaning further forward into the stretch in your hamstring.
- For the Funky Variation: reach your arms back towards back foot and set your fingertips or palms down until your fingers can carry weight.
- Compress your belly and thigh and lift your left heel towards buttocks.
- Stay 1–5 breaths, repeat on the other side.

TIP

Zur Vorbereitung übe die Vorbeuge (Asana Nr. 3) und die Pyramide mit beiden Füßen am Boden.

To prep this pose, practice Forward Fold (asana no. 3) and Pyramid Pose with both feet on your mat.

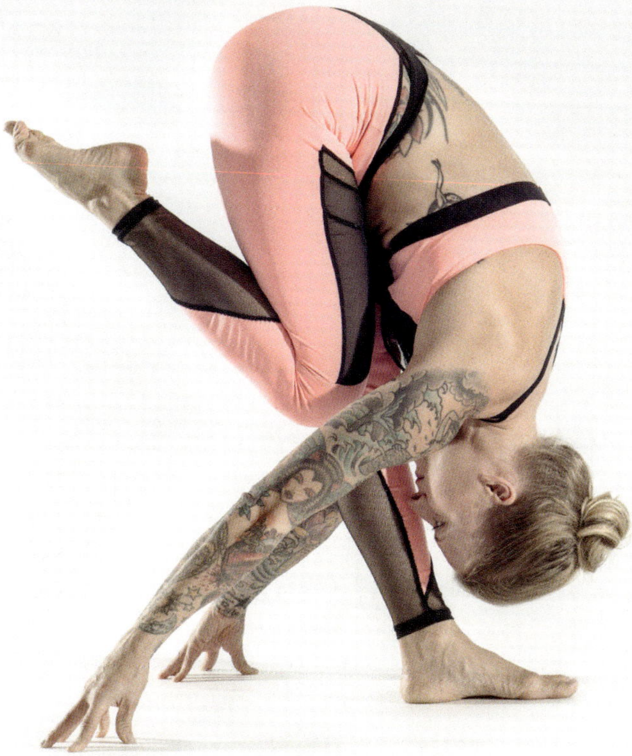

101 PRASARITA PADOTTANASANA

GEGRÄTSCHTE STEHENDE VORBEUGE WIDE LEGGED FORWARD BEND

Diese Vorbeuge dehnt die ganze rückseitige Kette und bietet verschiedene Armvarianten: mit den Händen zwischen den Füßen, mit den ersten drei Fingern die großen Zehen greifend oder mit hinter dem Rücken verschränkten Fingern.

STEP BY STEP

- Wandere über Hacken und Fersen oder springe in eine angenehme Grätsche (lange Beine dürfen den Abstand etwas vergrößern). Drehe dabei die Zehen nach vorn oder ganz leicht zueinander.
- Mit den Händen an den Hüften atme nun ein, hebe den Brustkorb und strecke dich, über eine Ausatmung lehne dich mit aktiven Oberschenkeln nach vorn. (Falls sich der Rücken sehr schnell krümmt, beuge dabei die Knie.)
- Sobald der Oberkörper parallel zum Boden angekommen ist, setze deine Fingerspitzen auf dem Boden (ggf. auf Blöcken) ab.
- Verlängere dich über den Hinterkopf, ziehe die Kniescheiben hoch und die inneren Leisten voneinander weg.
- Beuge die Arme und wandere mit den Händen zwischen deine Beine. Dabei: Körpervorderseite so lang wie möglich, Schultern weg von den Ohren. Bleibe 5 Atemzüge.

This forward bend stretches the whole backside and can be practiced with different arm variations: hands between feet on the mat, holding on to the big toes with first three fingers or interlaced fingers behind the back.

STEP BY STEP

- Walk or jump your feet into a straddle until you arrive in a comfortable standing straddle (long legs may walk their feet further away from each other).
- With hands on hips, breath in, lift your chest and extend your back, with an exhale and active thighs lean forward. (If your back rounds, bend your knees).
- As soon as your upper torso is parallel to the ground, touch your fingers to the floor (on blocks if needed).
- Lengthen through the back of your skull, pull kneecaps up and your inner groins away from each other.
- Exhale, bend your elbows and walk your hands between your legs. Keep the front of your body as long as possible and pull shoulders away from ears. Stay 5 breaths.

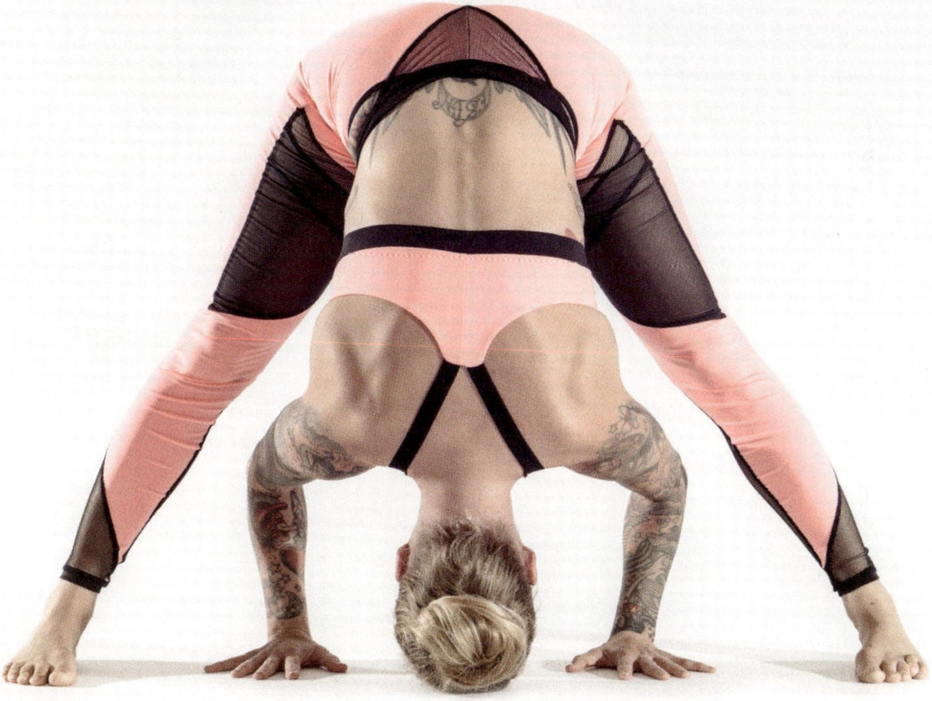

TIP

Beginner beugen die Knie und leiten den Stretch über das Kippen des Beckens in die Rückseite der Beine.

Beginners may bend the knees and guide the stretch by tilting the pelvis.

102 ARDHA PURVOTTANASANA

GEKIPPTER TISCH
REVERSE TABLE TOP

Der »Tisch mit Bauch zur Decke« kann mit gebeugten und für wagemutige Yogis mit gestreckten Beinen geübt werden. Bei der gestreckten Variante sollen die großen Zehen die Matte berühren, während die Körpervorderseite vollständig gestreckt wird. Der Gekippte Tisch, mit gebeugten Knien, wirkt als Ausgleichshaltung für Chaturanga Dandasana (Asana Nr. 32) und für Liegestütze aller Art, indem die Brust- und Schultermuskulatur gedehnt wird und ein Nach-vorn-Fallen der Schultern vermieden wird.

STEP BY STEP

- Beginne im Sitzen auf deiner Matte mit den Füßen hüftbreit vor dir.
- Setze die Hände hinter deine Hüften und lasse die Finger in Richtung Gesäß oder zur äußeren Hüfte schauen.
- Atme ein und bewege das Brustbein weg von den Händen.
- Drücke nun mit der Ausatmung die Innenkanten der Füße und Hände in die Matte und hebe dich vom Boden ab, bis dein Oberkörper und die Beine ungefähr parallel zum Boden ausgerichtet sind.
- Hebe den Brustkorb aus den Schulterblättern an und suche die beste Position für deinen Nacken.
- Bleibe 5 Atemzüge und kehre langsam zurück. Wiederhole die Schritte evtl. noch 2-mal.

Reverse Table Top can be practiced with bent knees or, for more adventurous yogis with legs straight, reaching the toes towards mat and extending the front of the body. Reverse Table Top with bent knees is a counterpose to Chaturanga Dandasana (asana no. 32) and all kinds of push-ups and arm balances by stretching chest- and shoulder muscles and reversing the process of shoulders falling forward.

STEP BY STEP

- Start sitting on your mat with your feet hip width apart in front of you.
- Place your hands underneath your shoulders behind your hips with fingers towards hips.
- Breathe in and lift your chest away from your hands.
- With an exhale press the inner feet and hands into the mat and lift your buttocks up until your torso and thighs are parallel to the floor.
- Stretch the front of the body by engaging the back of the body, lifting your chest out of your shoulder blades and find the right spot for your head.
- Stay 5 breaths and come down slowly. Repeat two more times.

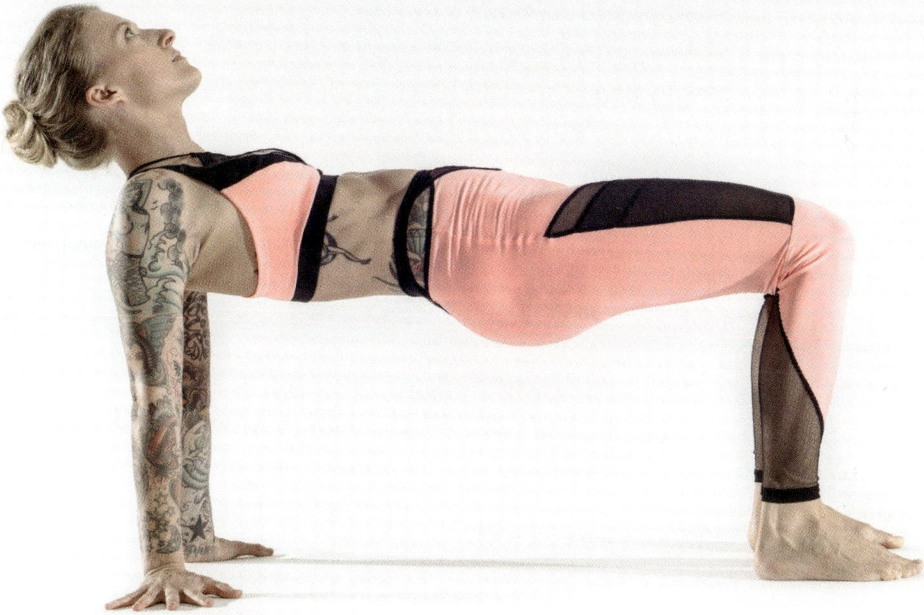

TIP

Nach hinten zu schauen ist kein Muss! Finde die beste Position für deinen Nacken, mit Blick nach vorn, oben oder hinten.

You don't have to look back! Find the best individual angle for your neck, gazing forward, up or back.

103 PASCHIMOTTANASANA

SITZENDE VORBEUGE
SEATED FORWARD BEND

Die Sitzende Vorbeuge kann Balsam für die Rückseiten der Beine sein und zudem einen aufgeregten Geist beruhigen. Beginner üben erhöht auf einer Decke und mit einem Gurt um die Füße.

STEP BY STEP

- Beginne im Sitzen und ziehe deine Knie zu dir heran.
- Greife die Kniekehlen und lege deinen Oberkörper auf den Knien ab.
- Strecke deinen Rücken und flexe die Füße.
- Drücke die Fersen in die Matte und aktiviere für einen kurzen Moment die Hamstrings, die Rückseiten der Beine.
- Entspanne die Beinrückseiten langsam und wandere auf den Fersen nach vorn. Bleibe dabei mit dem Bauch (vor allem dem unteren Bauch) in Kontakt mit deinen Oberschenkeln.
- Wandere so weit nach vorn, bis du eine Dehnung in den Hamstrings spürst. Bleibe dann dort und atme 5 Atemzüge.
- Wenn du weiter gehen möchtest: Strecke die Beine komplett, ziehe dabei die Kniescheiben hoch und die Oberschenkel zueinander. Mit jeder Einatmung verlängere dich aus der Brust in Richtung Füße und greife dein rechtes Handgelenk mit der linken Hand.

Seated Forward Fold can be bliss for your hamstrings and unwind a distracted mind. Beginners sit on a blanket and use a strap around their feet.

STEP BY STEP

- Start sitting on your mat, pull your knees towards you.
- Hold onto the crooks of your knees and lean your torso onto your knees.
- Extend your back and flex your feet.
- Press your feet into the mat and engage your hamstrings for a short moment.
- Relax the back of the legs and slowly walk your heels forward, one at a time until you feel a nice stretch in your hamstrings, still touching low belly to thighs. Stay for 5 breaths.
- To deepen the pose, extend your legs fully, engaging the thigh muscles to pull yourself forward while grabbing your right wrist with left hand.
- With each inhalation lift and lengthen yourself, with each exhalation release fully into the forward bend.

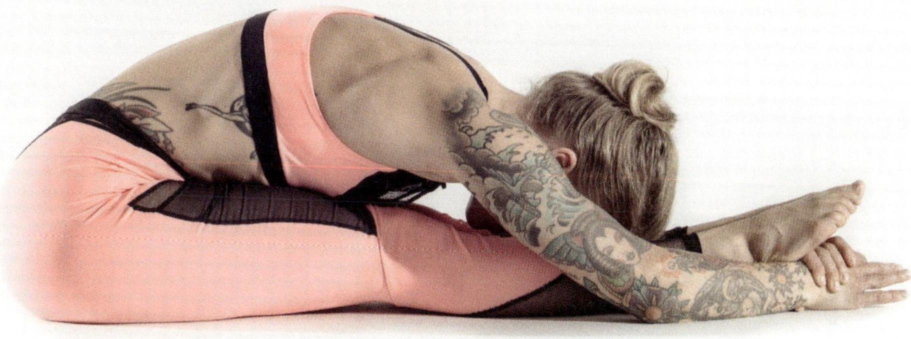

TIP

Yoga-Schüler mit Rückenverletzungen meiden diese Position oder üben sie nur unter professioneller Anleitung.

Students with back injuries avoid this pose, or practice only under professional supervision.

104 JANU SIRSASANA

KOPF-AN-KNIE-HALTUNG
HEAD TO KNEE POSE

Janu Sirsasana zählt zu den asymmetrischen Vorbeugen und sollte bei Rücken-, Knie- oder Fußgelenksproblemen gemieden oder nur unter professioneller Anleitung geübt werden. Diese Haltung dehnt die Rückseite, massiert die inneren Organe und wirkt regenerierend.

STEP BY STEP

- Beginne im Sitzen, strecke die Beine, flexe die Zehen und aktiviere Bandhas, indem du den unteren Bauch nach oben und die Innenseiten der Hüftknochen nach oben ziehst.
- Beuge das rechte Knie und setze die Fußsohle innen an den linken Oberschenkel.
- Lehne dich aus der Hüfte gebeugt nach vorn und greife mit der linken Hand das rechte Handgelenk oder dein Schienbein.
- Drehe dich dabei zum linken kleinen Zeh und den Bauchnabel zur Mitte des linken Oberschenkels. Bei Bedarf lasse die Stirn auf dem linken Schienbein ruhen.
- Bleibe 5–15 Atemzüge, hebe den Kopf mit einer Einatmung und kehre zur Ausgangsposition zurück.
- Wiederhole das Ganze auf der anderen Seite.

Janu Sirsasana belongs to the asymmetrical forward bends and should be avoided with back-, knee- or ankle injuries. This pose stretches the back, aids the digestive system and reenergizes as a restorative pose.

STEP BY STEP

- Start sitting on your mat with legs extended. Flex your feet and activate bandha by lifting the low belly and the sides of your waist.
- Bend your right knee and set the sole of the foot on the inside of left thigh.
- Guiding from your hip joints, bend forward and hold on to your right wrist with left hand behind your left foot (optional: use a strap).
- Keep twisting yourself towards little toe of left foot and navel towards middle of left thigh. Rest your forehead on your shin.
- Stay 5–15 breaths, lift your head on an inhale and come back to neutral.
- Repeat on the other side.

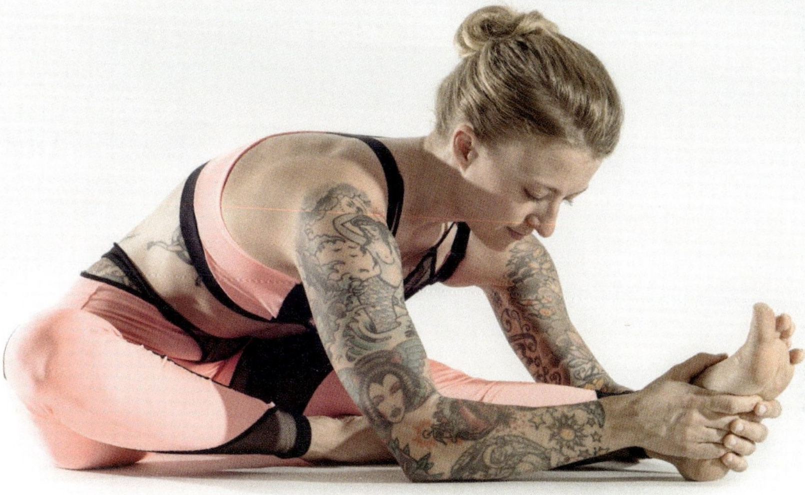

TIP

Anstatt den Rücken rund werden zu lassen, beuge das vordere Knie leicht und nutze einen Gurt um deinen Fuß.

Avoid rounding the back, rather bend front leg. Use a strap to reach towards foot.

105 MARICHYASANA

EINFACHER DREHSITZ
EASY SEATED TWIST

Dieser Drehsitz ermöglicht unkompliziert alle Vorteile von Drehungen: Massiert den Verdauungstrakt, wirkt gegen Müdigkeit und entstaucht die Wirbelsäule. Twists verbessern unsere Drehfähigkeiten, die wir auch im täglichen Leben an den Tag legen müssen. Falls der Rücken doch rund werden sollte, einfach erhöht setzen.

STEP BY STEP

- Beginne im Sitzen mit gestreckten Beinen.
- Beuge das rechte Knie und stelle den Fuß neben deinem linken Knie auf.
- Mit einer Einatmung strecke den rechten Arm nach oben aus. Drehe dich ausatmend nach rechts und setze die Fingerspitzen oder die Handfläche hinter deinem rechten Gesäß auf.
- Atme ein und strecke deinen linken Arm zur Decke aus, mit der Ausatmung beuge den Ellbogen und setze ihn als Hebel an die Außenseite deines rechten Knies.
- Mit jeder Einatmung wachse über den Scheitel, um den Rücken zu strecken.
- Mit jeder Ausatmung verschraube dich mehr über die Bandhas und deinen aktiven Beckenboden.
- Das Kinn kann über dem Brustbein ausgerichtet bleiben oder in Drehrichtung nach rechts.
- Komme nach 5 Atemzügen zurück und wiederhole das Ganze auf der anderen Seite.

This twist is accessible for most Yoga students, which makes it easy to enjoy the benefits of uncomplicated (not worrying about balance here) twists: addressing the digestive system, general stimulation of body and nervous system and strengthening back muscles that support spinal elongation. This Easy Seated also works well at the end of class as a counterpose for forward folds and backbends.

STEP BY STEP

- Start sitting on your mat.
- Bend your right knee and set your foot down next to your left knee.
- On an inhale extend your right arm up towards the ceiling, on an exhale rotate your torso to the right and set fingertips or palm flat behind your buttocks.
- Inhale and extend your left arm up and bend the elbow on an exhale and bring it to the outside of right knee.
- With every inhale sit tall to extend your back.
- With every exhale twist deeper using core/bandhas, engaging your pelvic floor.
- Your chin is either above your chest or looking towards the direction of the twist to the right.
- Come back after 5 breaths to center and repeat on the other side.

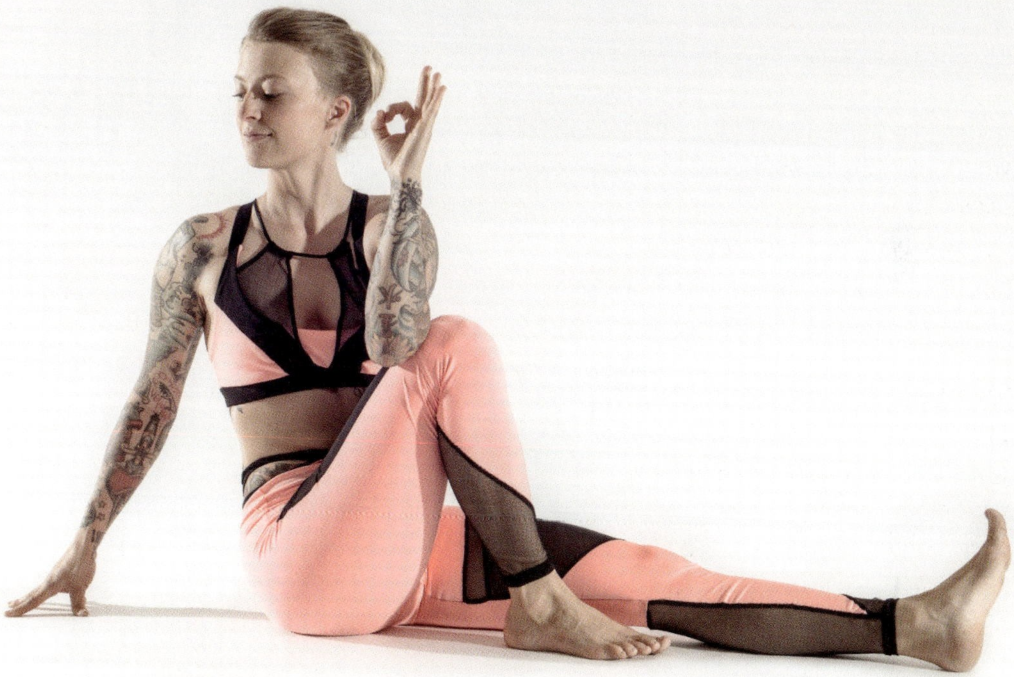

TIP

Setze dich mit dem gebeugten Knie an eine Wand und helfe dir mit der hinteren Hand an der Wand, um den Twist zu vertiefen. Bei Bedarf kannst du dich für diese Haltung auch erhöht setzen.

Sit with your bent leg in front of a wall, and use the wall to help twisting with your hands. If necessary, sit on a block or blanket and use your hand instead of the elbow to twist from the bent knee.

106 ARDHA MATSYENDRASANA

DREHSITZ MIT HÜFTÖFFNER SEATED TWISTED HIP OPENER

Der Drehsitz mit Hüftöffner kann von Anfängern wie Fortgeschrittenen geübt werden: Mithilfe der Hand oder des Ellbogens am Knie oder eines Binds. Die Asana stimuliert die inneren Organe, dehnt Schultern und Hüften und wirkt vitalisierend auf die Wirbelsäule.

Seated Twisted Hip Opener can be practiced by advanced beginners and advanced students: deepen the twist by holding on to the front knee with your hand or with a bind. This asana stimulates the inner organs, stretches shoulders and hips and energizes the spine.

STEP BY STEP

- Beginne im Sitzen mit gestreckten Beinen.
- Beuge deine Knie und schiebe die linke Ferse zur Außenseite vom rechten Gesäß.
- Setze den rechten Fuß an die Außenseite des linken Oberschenkels. Erde den Ballen vom rechten großen Zeh und das rechte Gesäß.
- Strecke den rechten Arm nach oben aus, drehe dich ausatmend nach rechts und setze die Fingerspitzen oder die Handfläche hinter deinem rechten Gesäß auf.
- Atme ein und strecke deinen linken Arm zur Decke aus, mit der Ausatmung beuge den Ellbogen und setze ihn als Hebel an die Außenseite deines rechten Knies.
- Mit jeder Einatmung wachse über den Scheitel, um den Rücken zu strecken.
- Mit jeder Ausatmung verschraube dich mehr über deinen aktiven Beckenboden.
- Das Kinn kann über dem Brustbein ausgerichtet bleiben oder in Drehrichtung nach rechts.

STEP BY STEP

- Start sitting on your mat.
- Bend your knees and slide your left heel towards outside of right hip.
- Slide your right foot on outside of left thigh. Ground ball of big toe on right foot and push your right sitting bone down.
- Ground your sit bones into the mat, lengthen your spine by reaching crown of the head up.
- On an inhale extend your right arm up towards the ceiling, on an exhale rotate your torso to the right and set fingertips or palm flat behind your buttocks.
- Inhale and extend your left arm up and bend the elbow on an exhale and bring it to the outside of right knee.
- With every inhale sit tall to extend your back.
- With every exhale twist deeper using core/bandhas, engaging your pelvic floor.
- Your chin is either above your chest or looking towards the direction of the twist to the right.

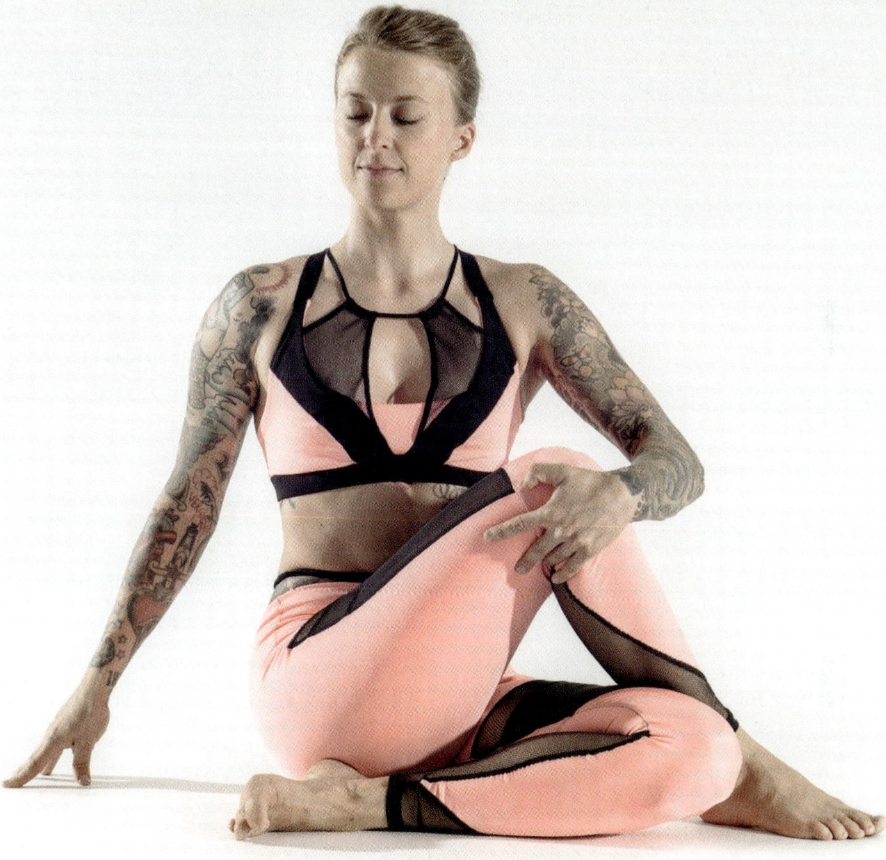

TIP

Falls die rechte Hüfte nicht am Boden ankommt, übe den Einfachen Twist.

If your right hip keeps lifting, practice Easy Seated Twist instead.

107 ADHO MUKHA JATARA PARIVARTANASANA

DREHUNG IN BAUCHLAGE
BELLY DOWN TWIST

So gut wie jede Yogastunde beinhaltet gegen Ende eine Sequenz mit Drehungen, um einen Ausgleich zu schaffen zwischen der »guten« und der »schlechten« Seite: ein Versuch, mögliche Defizite der unterschiedlich starken Körperseiten aufzuheben. Diese Drehung bedarf des Fingerspitzengefühls, um genau an den Stellen zu »arbeiten«, die gerade mehr Aufmerksamkeit brauchen.

STEP BY STEP

- Beginne im 90/90-Hüftöffner (Asana Nr. 38), Beine auf der rechten Seite der Matte.
- Drehe deinen Oberkörper nach links zum kurzen Mattenende.
- Lasse deine Beine im 90/90-Winkel oder ziehe das rechte Knie über das untere linke Knie, um den Twist zu vereinfachen.
- Wandere mit der rechten Hand zur Mitte der Matte und mit der linken Hand nach außen zu deiner Linken.
- Drücke dich mit den Händen ab, um deine Wirbelsäule zu strecken.
- Bleibe hier und genieße den Stretch.
- Um die Haltung zu vertiefen: Komme auf deine Unterarme oder lege die Brust ganz am Boden ab.
- Bleibe 5–25 Atemzüge und wiederhole das Ganze auf der anderen Seite.

Almost every yoga class incorporates a twisting sequence towards the end, to counterbalance our "good" and "bad" sides: We're trying to even out any differences in strength or length of our left and right side. This twist needs distinctive sensitivity and care to guide its effects into our individual spots that need more attention and breath work.

STEP BY STEP

- Start in 90/90 Hip stretch (asana no. 38) with your legs facing to the right side of your mat.
- Twist your torso by turning to the left towards the front edge of the mat.
- Keep legs in 90/90 or pull right knee on top of bottom left knee to simplify the twist.
- Walk your right hand to the center of your mat, stepping the left hand to the outside on your left.
- Push into your hands and lengthen your spine.
- Stay here if this step offers you the most pleasant release.
- Deepen the pose by bringing forearms or chest down to your mat.
- Stay for anything between 5–25 breaths and repeat on the other side.

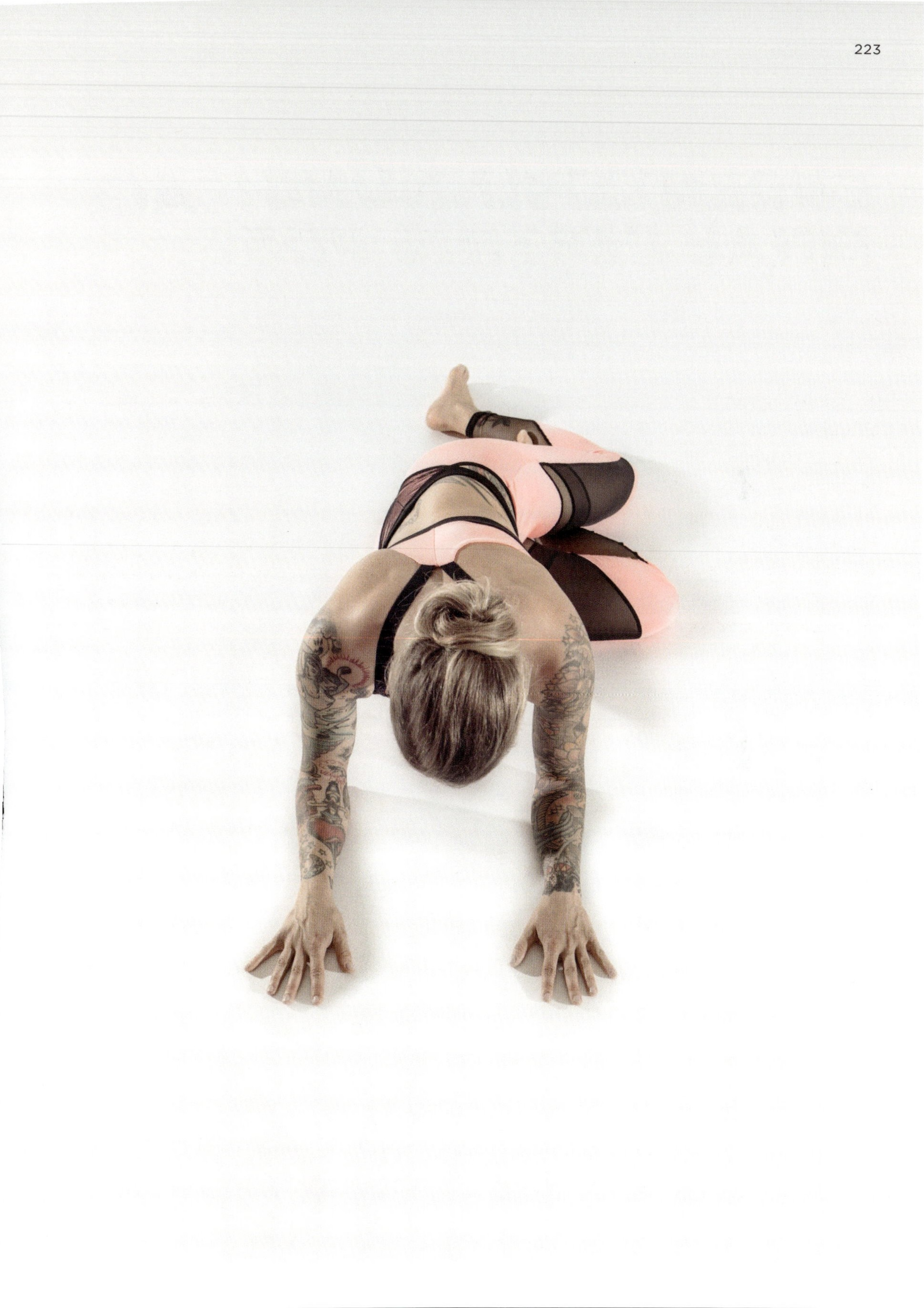

108 SAVASANA

ENDENTSPANNUNG
FINAL RESTING POSE

Die natürliche Zahl 108 ist in Hinduismus, Buddhismus und asiatischen Religionen eine heilige Zahl. Eine Mala (Yogische Gebets-kette) hat zum Beispiel aus diesem Grund 108 Perlen. Manche sagen, Savasana sei die schwierigste aller Asanas, da sie einen Zustand der bewussten Wachheit und gleichzeitig der totalen Entspannung erfordert. Diese Haltung wird nach einer Yogapraxis eingenommen, um so komplett zu entspannen und Körper und Geist einen Moment zu gönnen, in dem das Geübte verarbeitet werden kann.

STEP BY STEP

- Lege dich in Rückenlage auf deine Matte.
- Strecke die Arme zu den Seiten aus und ziehe die Schultern weg von den Ohren.
- Strecke die Beine von dir weg und lasse die Füße einfach zu den Seiten fallen.
- Atme tief in den Bauch hinein und lasse dann mit der Ausatmung jegliches Gefühl von Spannung in deinem Körper einfach gehen. Lasse den Atem von allein kommen und gehen.
- Bleibe hier 3–20 Minuten.

108 is a natural and a sacred number in Hinduism, Buddhism and Asian religions. A mala (yogi necklace for mantra recitation) is made out of 108 beads for this reason. Savasana, final resting pose, is our 108th Asana. Some say it is the most difficult because it requires a state of being fully awake, yet completely relaxed. This pose is being practiced after a yoga session to calm down and allow body and mind to assimilate the benefits of the physical practice.

STEP BY STEP

- Lie down on your back.
- Extend your arms to the sides next to you and pull your shoulders away from ears.
- Extend your legs forward and allow the feet to gently fall to the sides.
- Breathe into your bellybutton and release all possible tension in your body with your exhale. Then allow your body to breathe by itself.
- Stay for about 3–20 minutes.

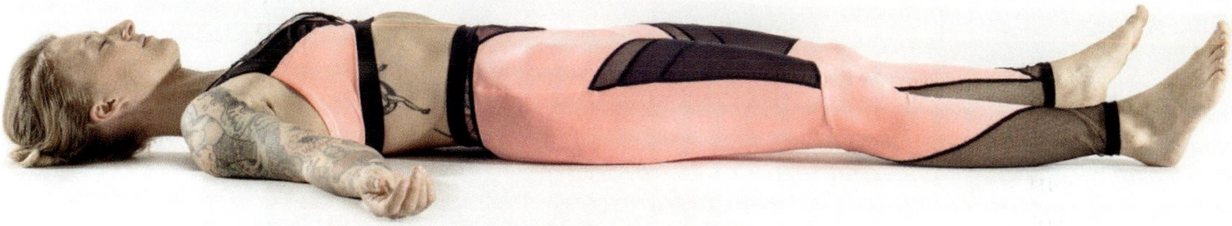

TIP

Für mehr Entlastung im unteren Rücken kann eine aufgerollte Decke unter die Knie gelegt werden.

For more support in the low back, you may place a rolled up blanket underneath your knees.

YOGACOACH

Jelena Lieberberg

In ihrem früheren Leben moderierte Jelena Lieberberg fürs Musikfernsehen und tourte als Sängerin durch die Weltgeschichte. Vor mehr als 10 Jahren hat sie mit ihrer eigenen Yogapraxis begonnen und lebt heute als zertifizierte Yogalehrerin, Heilpraktikerin, Sprecherin, Buchautorin und Kolumnistin in Berlin.

Ihre eigene Kolumne Dies.Das.Asanas schreibt Jelena mittlerweile seit 4 Jahren für das Yoga Journal Germany. Sie unterrichtet fordernde und fließende Yogaeinheiten, gekennzeichnet von Klarheit und Authentizität. Ihren Yogastil hat sie KICK ASS YOGA getauft und tourt damit im Rahmen von Workshops durch ganz Europa.

2017 ist ihr erstes gleichnamiges Buch erschienen. Ihre Schüler & Schülerinnen sind Yogis & Nicht-Yogis, Athleten und Bewegungsfreudige, die davon profitieren, die yogische Beweglichkeit mit geschmeidigen Abläufen zu verbinden, um mehr Bewusstsein in Ausrichtung und Haltung zu bekommen.

After working as a presentress for german tv and touring as a singer, Jelena has been practicing Yoga for more than a decade. She currently lives in Berlin as a certified Yoga instructor, writer, naturopath and speaker.

Jelena teaches workshops all around Europe with her own KICK ASS YOGA style and her first book introducing this style got published in 2017.

Among her students are Yogis & Non-Yogis, Athletes and movers, who benefit most from incorporating yogic mobility with graceful movements gaining more awareness of their alignment and posture.

www.kickassyoga.net

www.facebook.com/kickassyoga

www.instagram.com/kickassyoga

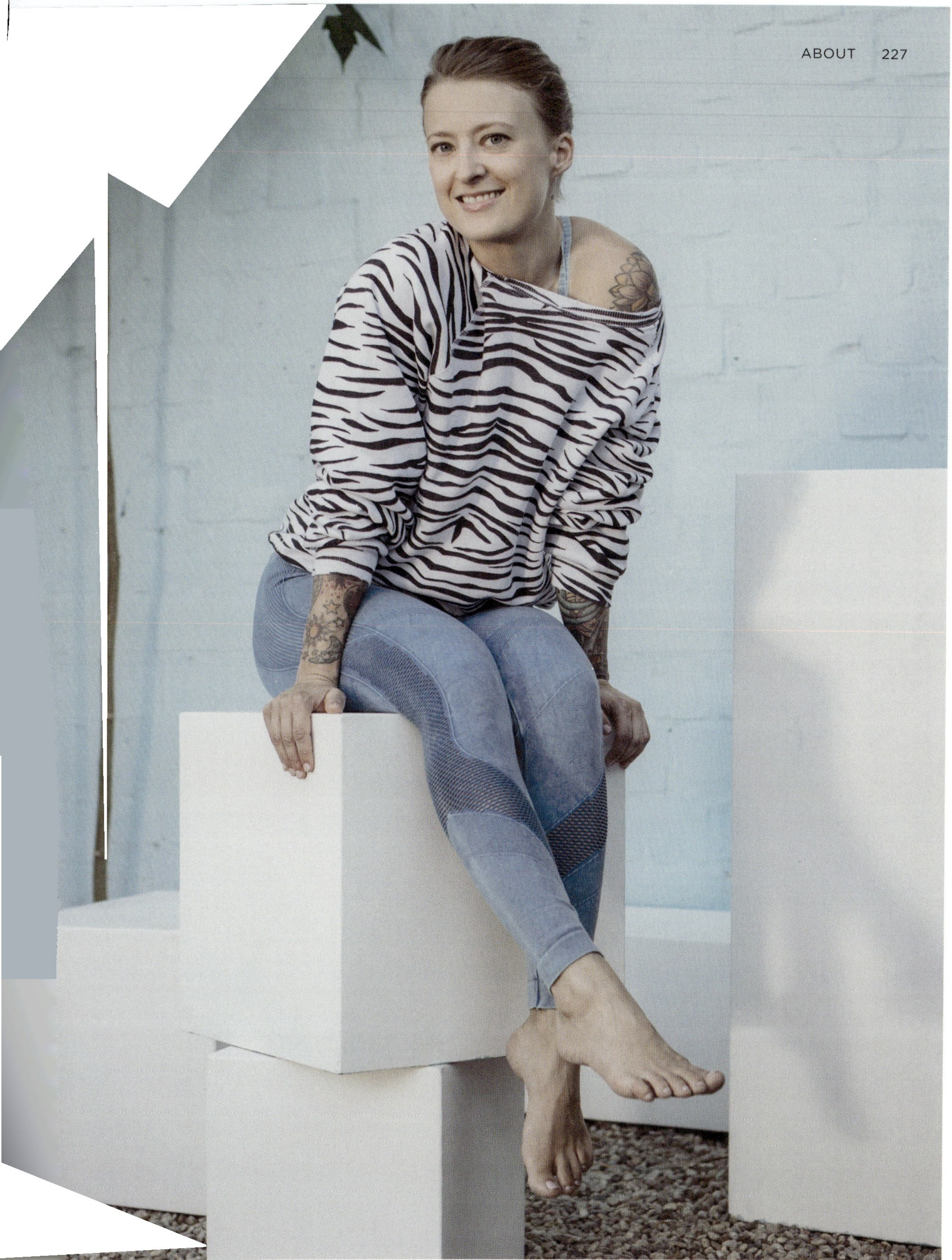

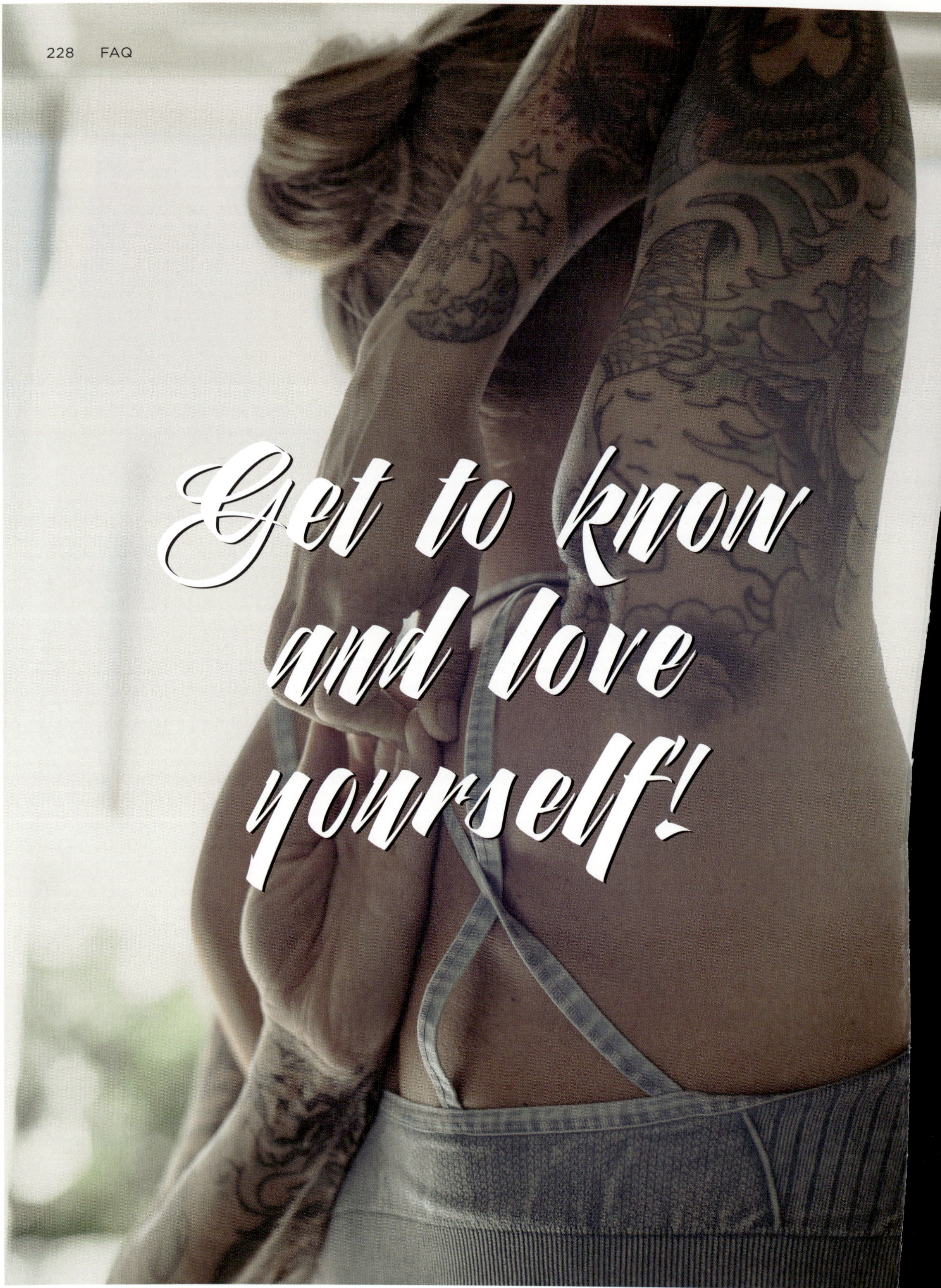
Get to know
and love
yourself!

FAQ

Social Media ist für viele eine Möglichkeit, sich mit Gleichgesinnten zu verbinden oder einfach nur um sich köstlich über Katzen-Memes zu amüsieren. Dort beantworte ich auch Fragen, die mich in Nachrichten erreichen und deren Antworten vielleicht auch dir auf deinem Yogaweg weiterhelfen werden. Hier eine Sammlung von FAQs:

WIE FANGE ICH AM BESTEN MIT YOGA AN?

Jelena Am besten ist es, seinen Yogaweg mit Anfängerkursen in einer Yogaschule zu bestreiten. Wenn kein Yogastudio in der Nähe ist, können das Internet (gib bei Youtube KICKASSYOGA ein) und Bücher als gute Ressource dienen. Dazu können on top Workshops oder Yogaretreats besucht werden, um das Wissen und vor allem die Ausrichtung zu verbessern (gehe auf www.jelenalieberberg.com/yoga für aktuelle Workshop-Dates). Allein zu üben ist vor allem auf Reisen praktisch, jedoch kann sich dabei auch der eine oder andere Fehler einschleichen.

WELCHE MATTE IST DIE BESTE?

Jelena Diese Frage ist gar nicht so einfach zu beantworten, da Hände, vor allem die Handflächen, sehr verschieden sein können. Und genau aus diesem Grund gibt es (zum Glück) heutzutage auch eine enorme Vielfalt an Materialien und Mattenoberflächen. Mein Tipp: Gehe in ein Yogastudio oder auf eine Yogamesse und probiere Matten aus, bevor du eine kaufst. Für alle, die an den Händen sehr schwitzen, wird eine Matte benötigt, die Schweiß aufsaugt oder diesen nutzt, um mehr Grifffestigkeit entstehen zu lassen. Da gibt es zum Beispiel Matten, die sich weich und samtig anfühlen und vor allem im Hot Yoga zum Einsatz kommen. Andere Matten wiederum wirken sehr glatt, werden jedoch in Kombination mit Handschweiß rutschfest. Für jemanden mit eher trockenen, rauen Händen wird eine Matte benötigt, die von sich aus schon rutschfest ist, die vielleicht aus Naturkautschuk (biologisch abbaubar) hergestellt oder mit Leinen verarbeitet wurde. Denn: Je mehr Plastik, desto fieser riecht die Matte meist und desto schlechter ist sie für die Umwelt. Für alle, die es ernst meinen mit ihrer Yogapraxis, empfehle ich eine schwerere Matte für zu Hause und eine leichtere für unterwegs (eine sogenannte Travel Mat).

KICKASSYOGA KLINGT GEFÄHRLICH. SOLLTE ICH MICH DAVOR FÜRCHTEN?

Jelena KickAssYoga ist als freundliche, direkte Motivation zu verstehen. Jeder kennt das Gefühl der Trägheit, wenn man es nicht selbst schafft, sich aufzuraffen und vom Sofa aufzustehen um sich zu bewegen. Da steckt auch ein kleines Augenzwinkern im Namen (kick ass) und er hat nichts mit Aggressivität oder physischer Gewalt zu tun. Ich habe den Namen erfunden und für mich gewählt, weil ich auf der Suche nach etwas war, das mich aufweckt, wenn ich in Träumen schwelge und dabei Raum und Zeit vergesse. Bei KickAssYoga wird die Yogapraxis zu einer runden Ganzkörperschule, bei der allein das eigene Körpergewicht, Vinyasa Abfolgen und High Intensity Intervalle genutzt werden. Der Atem bildet als klassische Qualität dabei die Grundlage.

IST ES MÖGLICH, WÄHREND DER MENSTRUATION YOGA ZU ÜBEN?

Jelena Traditionell gesehen ist der Körper während der Menstruation anders eingestellt als sonst. Das bedeutet, dass Yoga in dieser Zeit, mitunter auch bei Voll- und Neumond, von klassischen Yogastilen nicht empfohlen wird. Die weiblichen, körperlichen Strukturen werden in dieser Zeit weicher, wir neigen eher dazu, uns zu übernehmen, und gehen dadurch leider ein erhöhtes Verletzungsrisiko ein. Sanftes Yoga ohne Umkehrhaltungen kann in den ersten Tagen wohltuend sein. Höre auf dich und dein Bauchgefühl.

WAS KANN ICH TUN, UM MEINEN RÜCKEN ZU STÄRKEN?

Jelena Im Yoga können wir mit Rückbeugen den Rücken kräftigen und ihn mittels Vorbeugen dehnen, um ein Verkürzen zu vermeiden. In Sonnengrüßen wechseln sich diese Stationen immer wieder ab. Die Topübungen für den Rücken sind: Kobra, Heuschrecke und der Herabschauende Hund. Sei vorsichtig mit intensiven Vorbeugen. Diese sind bei bestehenden Rückenproblemen kontraindiziert.

WIE FANGE ICH AN ZU MEDITIEREN?

Jelena Am besten »klein« anfangen. Sich eine kurze, jedoch regelmäßige Meditationspraxis anzueignen hilft, dieses Thema in den Alltag zu integrieren - bis zu dem Punkt, wo es sich fast komisch anfühlt, auch nur eine Session auszulassen. Manche meditieren lieber morgens 5, 10, 15 Minuten oder mehr, andere bevorzugen dies vor dem Schlafengehen. Du kannst unter anderem unter den folgenden Meditationsformen wählen: die Atemmeditation (zum Beispiel im Sitzen), Stille-Meditation (zum Beispiel im Liegen) oder die dynamische Form (zum Beispiel im Gehen).

Es gibt kein Geheimnis, kein perfektes Setting (außer vielleicht allein in einem staubfreien Raum) welches hilft, um zu meditieren. Du kannst zu Hause üben, im Hotel oder sogar am Flughafen. Beginne damit, dass du dein Handy ausschaltest oder stumm stellst, deinen Nacken entspannst und einfach nur zuhörst. Höre deinem eigenen Atem zu, dem Vogelgezwitscher draußen oder einfach nur deinen eigenen fröhlich gluckenden Organen. Dein Nervensystem und dein Herzschlag werden dir dankbar sein.

KANN ICH IN EINEM MONAT HANDSTAND LERNEN?

Jelena Menschen, die ihr Leben lang Sport getrieben haben und einen soliden Background besitzen, können vielleicht (wenn sie täglich üben) in der Lage sein, so schnell in das Gefühl für die Balance in den Fingern zu gelangen, da sie ihren Körper besser spüren und in einer Linie halten können. Für Normalsterbliche ist 1 Monat nicht machbar. Realistischer ist, für sehr sportliche und ehrgeizige Schüler, sich 1 Jahr oder mehr Zeit dafür zu nehmen, bis sich all die kleinen, wichtigen Details wie Puzzleteile setzen und verfestigen und der Handstand von der Idee in die Realität umgesetzt wird.

Wie immer, pass auf dich auf!

FAQ

Social Media is a great opportunity to connect with likeminded people or just to fuel your heart and laughter with cat memes. I receive many messages, which I love and enjoy replying to, because it shows that my work matters to so many out there. Here's a collection of these FAQ's, which might help you on your yoga journey as well:

HOW CAN I START WITH YOGA?

Jelena If possible, start by joining a Yoga- or Fitness Studio that offers yoga classes. If there is no accessible studio around, start by practicing online (search for kickassyoga on youtube) or with books. On top, find out if your favourite teachers are teaching workshops, to broaden your knowledge and refine your alignment (check www.jelenalieberberg.com/yoga for my workshop schedule). Practicing by yourself is great and convenient, especially when traveling, but sometimes tiny mistakes may cause injuries over time.

WHICH MAT DO YOU RECOMMEND?

Jelena There is no one correct answer to this question, because our hands, especially our palms, are so different. Luckily, today we can find a variety of mats with different structures, materials and purposes. My tip: go to a yoga store, studio or convention and try them out! You won't know, until you feel the mat under your hands and feet in Downdog! If your palms are sweaty, you will need a mat that absorbs sweat or uses sweat to create more friction. These mats can be soft and silky, like Hot Yoga mats, or very smooth. If your hands are rather dry, you will need a sticky mat that sticks right from the start. Prefer biodegradable mats to plastic mats, because plastic can be smelly, plus it's bad for our environment. I highly recommend all yoga enthusiasts to get a heavier, thicker mat for home practice and a lighter travel mat when attending workshops.

KICKASSYOGA SOUNDS DANGEROUS. SHOULD I BE SCARED?

Jelena KickAssYoga is meant as a friendly and direct motivation. Everyone knows that feeling of laziness (tamas), which prevents you from getting off the sofa. With a little eye wink, Kick Ass is meant to make you get off your tushy and not as an aggressive act of violence. I have invented and branded this name when I was looking for something to motivate myself and wake me up from daydreaming. KickAssYoga is a school for body and mind, where we practice with our bodyweight only in vinyasa style sequences and high intensity intervals. The breath, as a classic quality, is our basis for all movement.

IS IT POSSIBLE TO DO YOGA WHILE MENSTRUATING?

Jelena If we like it or not, the body changes during menstruation. This has led certain yoga styles to ban women on their periods (or during full/new moon) from yoga classes. The female structures of the body get softer during this time, which can easily lead to injuries due to overstraining ourselves. Soft yoga without inversions may be best during the first couple of days. Listen to yourself and your belly.

**MY BACK IS SO WEAK.
HOW CAN I STRENGTHEN IT?**

Jelena In Yoga we can strengthen our back with back bends, and stretch the back with forward bends. These stations intelligently alternate during sun salutations, a good reason why this basic sequence is so effective and popular. The top 3 exercises for a healthy back are: Cobra, Locust and Downdog. Avoid intense forward bends, these can be contraindicated with back injuries.

HOW CAN I START MEDITATING?

Jelena Start small. Incorporate short meditation sessions into your day, until you can't imagine life without these islands of calmness and bliss. These short sessions will help you get into the groove and reward you with a higher success rate, rather than 30 minutes or longer once in a couple of months. Some people like to meditate in the morning, 5, 10, 15 minutes or more, others prefer meditation prior to bed time to get into the Zen mode and prepare themselves for their 8 hours of regeneration.

You can choose your favourite form: breath meditation (i.e. sitting down), quiet meditation (lying on your back) or dynamic meditation (walking). There is no magic to it, no perfect setting. You can meditate at home, in a hotel or even at the airport. Start by turning your phone off or silent, relaxing your neck and listening. Listen to your breath, the chirping outside or even the happily bubbling sounds of your own organs. Your nervous system and heart rate are going to thank you.

CAN I LEARN HANDSTANDS IN A MONTH?

Jelena Super Humans that have practiced sports their whole life, with a big background in movement, are capable of learning handstands in 4 weeks if they practice daily, because they are more aware of their bodies. All "normal mortals" might not be able to do this in such a short time. It's more likely that the ambitious student might understand handstands in 6–12 months, until all puzzle pieces settle in and a solid straight handstand becomes reality.

HOW CAN I BE LIKE YOU?

Jelena A sentence that is meant as a compliment, but needs to be addressed with clarity: Avoid being like someone else. Get to know and love yourself. Try to be your best self.

As always, stay safe!

*Be yourself.
Everyone else is already taken.*

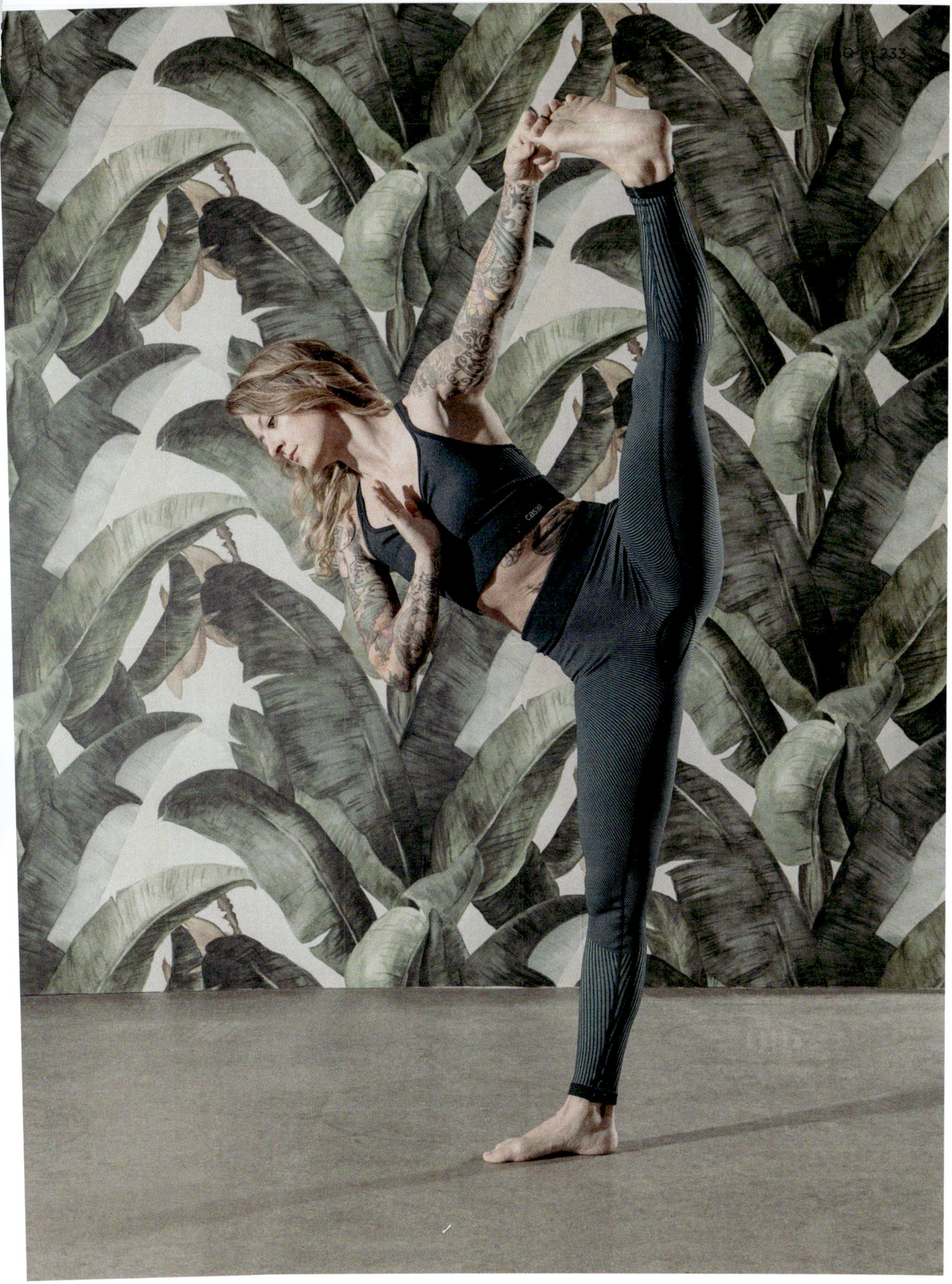

15 GUTE GRÜNDE SICH IN YOGA ZU VERLIEBEN

Yoga ist mittlerweile seit über einem Jahrzehnt ein wichtiger Bestandteil meines Lebens. Deswegen habe ich daran zurückgedacht, weshalb ich diesen Weg in erster Linie damals überhaupt gegangen bin. Hier sind ein paar Vorzüge, die mich maßgeblich mit Yoga verbunden haben oder die das Leben als Yogini einfach nur umso schöner machen.

1. Die Nackenmassage danach (= Himmel auf Erden).
2. Mit Güte und Respekt behandelt werden.
3. Das Gefühl danach: wie ein heißes, ausgewrungenes, sauberes Handtuch.
4. Der kurze Moment des Friedens mit sich selbst und der Welt.
5. In der Lage zu sein, sich an den ungewöhnlichsten Körperstellen zu erreichen.
6. Party-Tricks für Freunde aufführen zu können, wie Uddhyana oder Ashtavakrasana.
7. Mehr Atemvolumen als andere Menschen zu haben. 100 Luftballons aufpusten? Kein Problem!
8. Man strahlt eine Ruhe aus, die sich auf andere überträgt.
9. Die Prioritäten zeigen sich: im eigenen Körper und im Leben generell.
10. In Gesprächen mit anderen Yoga Friends wird über alles was bio, öko und fairtrade ist geschnackt.
11. Deine Füße werden dir dankbar für befreite Zehen sein.
12. Du hast endlich einen Grund, die Matte zu benutzen, die dir deine Eltern oder dein Partner mal geschenkt haben.
13. Du kannst in den verschiedensten Positionen in den unbequemsten Situationen sitzen (zum Beispiel im Flugzeug, im Zug oder im Auto).
14. Urlaubsbilder sprühen plötzlich nur so vor Lebensfreude, wenn du am Strand Yoga machst.
15. Dein Körper wird mit der Zeit stärker und beweglicher und du fühlst dich mindestens 5 Jahre jünger.

15 REASONS TO FALL IN LOVE WITH YOGA

Yoga has been a part of my life for more than a decade. That made me think back and remember why I started this journey in the first place. Here's a collection of reasons that have made an impact for me or just make life much more fun as a Yogini.

1. The neck massage after (= bliss).
2. Being treated with kindness and respect.
3. The way the body feels afterwards: like a hot, steamy, clean towel.
4. The brief moment of being totally at peace.
5. Being able to touch yourself in all kinds of weird positions and places.
6. You can perform party tricks for your friends, like Uddhyana or Ashtavakrasana.
7. You can take much longer breaths than most people.
   Meaning, you can use your lungs to their full capacity.
8. Hopefully you will radiate calmness that rubs off on others.
9. Over time you will be more aware of where your priorities are: in your body and in life.
10. Conversations with your Yoga Friends will be all about organic,
    fair trade accessories and clothes.
11. Your feet will be thankful for spending some time in freedom spreading their toes.
12. You will finally get to use the mat your parents or partner got you years ago for your birthday.
13. You will think of many variations to sit in uncomfortable situations
    (like on planes, trains or in cars ...).
14. Holiday pictures will suddenly look more lively when you do yoga poses on the beach.
15. Your body will get more flexible and strong over time which will make you feel
    5 years younger at least.

Candystorm - Thanks a million

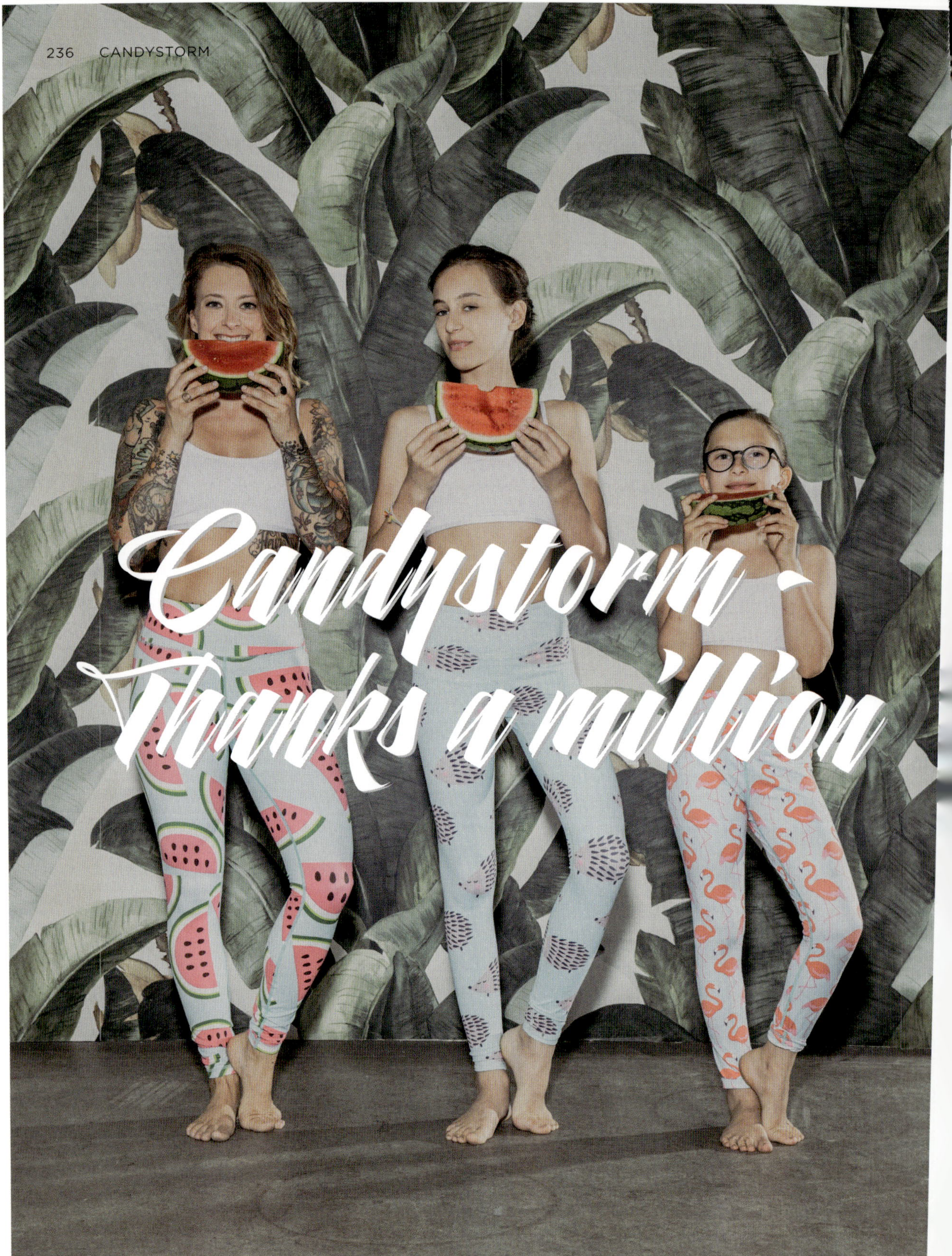

It is not happy people who are thankful. It is thankful people who are happy.

Tausend Dank gilt all meinen wissbegierigen Schülern und begeisterten Followern bei Instagram und Facebook. Ohne Euch und Euer liebevolles Feedback, die vielen positiven Kommentare und ehrlichen Nachrichten würde meine Arbeit wenig Sinn machen. Ihr inspiriert mich und zeigt mir dass ich auf dem richtigen Weg bin.

Ich danke meiner erstgeborenen Ivy, meiner kleinen Lotusblüte, die kraftvoll erstrahlt und so schön blüht wie keine. Ich bewundere Dein Bewegungstalent und ich verehre Dich dafür dass Du alles besser kannst und können wirst als ich. Danke meiner begabten Mina, die mich mit ihrer Ehrlichkeit und scharfen Auffassungsgabe immer wieder verblüfft und auf den Boden der Tatsachen holt. I love you both always and forever. Danke Daniel für Deine heilsame Unablässigkeit, dass Du mir Zettel mit kleinen Blümchen an's Fahrrad hängst und an uns glaubst. Ze ta'im. Ich danke meinem Bruder Nejc und seiner Family, der schon in Kindertagen Partner Yoga Übungen mit mir geübt hat, ohne dass wir wussten, dass wir Acro Yoga machen. Ich danke meinem Papa, der als mein Seeräuber Papa seine Pipi Langstrumpf durch die kroatischen Meere in's Taka Tuka Land lotst und die Liebe zur südlichen See teilt. Meiner Familie in Kroatien und Slowenien, meiner künstlerlisch talentierten Mutter und meinen Schwestern. Ein Riesen Dank für Deine Unterstützung und kreativen Beistand an Henryk, dem ich blind vertrauen konnte und der mich seit dem Design meines Logos begleitet hat. Ich danke Herrn Oberhuber von Appl für die Mühe und Einladung zum Druckstart. Danke Gordon für die Lust und Deine Toleranz mein Pensum beim Fotoshooting für's Buch durchzuziehen und Uli, die mich schon bei meinem ersten Buch mit ihrem Make Up und Hairstyling verzaubert hat. Auf weitere 10 Bücher mit Euch allen! Ich danke Barbara & Joe für's geduldige lektorieren und hoffe Euch mal auf der Matte begrüssen zu dürfen. Dank gilt der betsen Assistentin Eve und ihrem Vater Willie, der es möglich gemacht hat. Ich bedanke mich sehr für die herzliche Unterstützung von Bee/ BeeAthletica, die schon in meinem ersten Buch für die Outfits und auch in diesem für meine Looks gesorgt hat, genau so wie Janka von Hey Honey und Sandra von Dresp. Ich danke dem Yoga Journal und der Yogaworld, Nina & Alex von OGNX und ihrer Crew, und Flying Lovebirds für ihren liebevollen Support. Ich danke meiner grössten Kritikerin, meiner Herz aller liebsten Uli für unsere jahrelange Freundschaft seit dem ich mich in die blonde Wuschelmähne Deines Babies verliebt habe. Du päppelst mich mit Deiner Stärke und Willenskraft immer wieder auf und ich möchte Dich nie missen, und ich danke deinen Liebsten Smilla, Malte und Thorsten, die immer für mich da sind. Dank an meine Tigerin Anita für ihren Beistand und ihren Fleiss mit dem sie allen Frauen beispielhaft vorangeht. Ich danke Sascha, der mit seinem the Gym & Loft als Pionier vorangeht und seine Liebe zum Handstand mit der Welt teilt. Meine ultimative Inspiration in Sachen Leichtigkeit auf einer Hand und unendlicher Dank für dieses Licht am Ende des Tunnels geht an Yuval on Hands. Ich danke dem ganzen Team Fenriz, Robert für die Schulter zum voll heulen und Felipe und sein ganzes Gracie Jiu Jitsu Berlin Team. Dank gilt all meinen Lehrern, die mich auf meinem Yoga und Movement Weg inspiriert haben: Ana Forrest, Max Strom, Duncan Wong, Johannes Kwella für seine Kettlebell Skills und seinen Humor, der sofort überspringt, Ich danke meinen Vorgängern und den bedeutendsten Begründern des Yoga: Krishnamacharya, Iyengar, Pathabi Jois, Desikachar, Sriram und allen, die Yoga zu dem gemacht haben was wir leben und unterrichten. Ich danke meinen geliebten Pateneltern Siggi und Udo und meiner Patentante Gaby und Patenonkel Dirk. Ihr habt mich bedingungslos geliebt und mir schon als Baby Geborgenheit geschenkt, die mich zu der liebevollen Mutter gemacht hat, die ich heute bin. Aus tiefstem Herzen Danke.

Ich widme dieses Buch meinem Grossvater Franc Jakopin. In meiner Kindheit haben wir viele Stunden zusammen verbracht, am und im Meer, im Garten in Ankaran am Lagerfeuer, in Ljubljana bei frischem Erdbeermus mit Sahne hast Du mir Slowenisch, Französisch, Latein und Kyrillisch beigebracht. Wir haben uns auf Französisch Briefe geschrieben und Du hast mich im Geiste beim Schreiben dieses Buchs begleitet und ich wünschte ich hätte Dir meine wundervollen Kinder vorstellen können. Die Lust am Lernen hast Du mich gelehrt. Dafür Danke ich Dir für immer.

Thanks a million to all my knowledgeable students and keen followers on Instagram and Facebook. Without you and your loving feedback, the many positive comments and honest messages, my work would be quite meaningless. You inspire me and show me that I am on the right path.

I thank my first born Ivy, my little lotus flower, that blooms so perfectly and like no other. I admire your talented moves and I adore you for being better at everything. Thank you Mina, for amazing me with your honesty and for pulling me to the bottom of the facts with your sharp apprehension. I love you both always and forever. Thank you Daniel for your healing stubbornness and for leaving tiny messages with flowers on my bike. Ze ta'im. I am thankful for my brother who practiced Acro Yoga with me, without knowing what we did. I am grateful for my Dad, who's my pirate captain sailing the seas with his Pipi Longstockings into the croatian Taka Tuka Islands and for sharing your love for the southern seas. My croatian & slovenian Family, my artistically talented mother and my sisters. A giant Thank You for your massive creative support for Henryk, who I can blindly trust and who has been supporting me since the design of my logo. Thank you to Mister Oberhuber of Appl for your work and invitation to the printing start of my book. I am thanking Gordon for his engagement and for tolerating my eagerness during our photoshoot and Uli for enchanting me with her Hair & Make Up skills. Let's create 10 more books guys! Thank you Barbara & Joe for your patient proofreads. I am mega grateful for my best assistent Eve and her dad Willie for making it possible. Hope to meet you on your mats sometime. Thanks a million to Bee & Beeathletica for supporting me with all looks from my first book and this one, as well as Janka from Hey Honey. Thank you Yoga Journal Germany, Yogaworld, Nina & Alex and OGNX. A million thanks to my biggest critic, my beloved Uli for our years of friendship since I fell in love with your baby's hair. You lift me up whenever I'm down with your courage and strength and I'm grateful for your loved ones Smilla, Malte and Thorsten for taking care of me. Thank you to my tigress Anita for your assistance and your seemingly effortless hard work and devotion with which you're walking ahead as an example for all women. I am grateful for Sascha and his the Gym & Loft, a pioneer in modern gyms and dedicated in sharing his love for handstands with the world. My endless thank you's reach out to my ultimate inspiration when it comes to ease on one arm Yuval on Hands. Thank you whole Team Fenriz; Robert for your big shoulders to cry on and Felipe and his whole Gracie Jiu JItsu Berlin team. Thanks a ton to my teachers who have led my way into teaching the way I do: Ana Forrest, Max Strom, Duncan Wong, Johannes Kwella for his Kettlebell skills and his contagious humor, We Are Athlets for creating a sense for Beauty in Strength. I am thankful for all Yogis who came before me and pathed the way: Krishnamacharya, Iyengar, Pathabi Jois, Desikachar, Sriram and all who experimented, created and loved what they were doing. I am endlessly greateful for my godparents Siggi & Udo, Gaby & Dirk. You loved me unconditionally and gave security as a Baby, which made me the loving mother that I am today. I thank you from the bottom of my heart.

I am dedicating this piece of work to my grandfather Franc Jakopin. I was lucky to have spent many hours in my childhood, by the sea and in the ocean, in your garden in Ankaran at an open fire and with homemade strawberry mousse with whipped cream in Ljubljana. You taught me Slovenian, French, Latin and Russian and we were pen pals with letters in french. You guided me in writing this book, and I wished you would have met my beautiful daughters. You taught me that learning is fun and essential to being human. I am grateful for ever and after.

Gratitude makes sense of our past, brings peace for today and creates a vision for tomorrow.

MELODY BEATTIE

IMPRESSUM
IMPRINT

1. Auflage 2018

Texte: Jelena Lieberberg
Lektorat: Barbara Kohl
Gestaltung: Henryk Berlet
www.variante-b.de
Bildnachweis: Gordon Schirmer
www.foto-me.de
Satz und Layout: Henryk Berlet
Hair & MakeUp: Ulrike Schock
Yogakleidung:
Outfit hellblau, weiss, grün, blau
www.beeathletica.com
Outfits schwarz + rosa: www.dresp.com
Outfit blau: www.hey-honey.de
Druck: aprinta druck GmbH
86650 Wemding
Printed in the EU

ISBN: 978-3-9820049-0-7

Jelena bei Instagram: @kickassyoga
Jelena bei Facebook: /kickassyoga
Jelena's Website: www.kickassyoga.de
Jelena's Youtube: zu finden unter Kick Ass Yoga

1. Print 2018

Author: Jelena Lieberberg
Proofread: Barbara Kohl
Design: Henryk Berlet
www.variante-b.de
Photographs: Gordon Schirmer
www.foto-me.de
Internal design: Henryk Berlet
Hair & MakeUp: Ulrike Schock
Yoga gear:
Outfit light blue, white, green, blue
www.beeathletica.com
Outfit black + pink: www.dresp.com
Outfit blue stars: www.hey-honey.de
Print: Druck: aprinta druck GmbH
86650 Wemding
Printed in the EU

ISBN: 978-3-9820049-0-7

Jelena bei Instagram: @kickassyoga
Jelena bei Facebook: /kickassyoga
Jelena's Website: www.kickassyoga.de
Jelena's Youtube: search for Kick Ass Yoga

Kick Ass
Yoga